Atlas of Cutaneous Adnexal Tumors

皮膚付属器腫瘍アトラス

編集	安齋　眞一	PCL JAPAN 飯田橋病理・細胞診センター 日本医科大学武蔵小杉病院皮膚科・非常勤講師
	後藤　啓介	カロリンスカ大学病院病理科皮膚病理部門

執筆 (執筆順)	安齋　眞一	PCL JAPAN 飯田橋病理・細胞診センター 日本医科大学武蔵小杉病院皮膚科・非常勤講師
	後藤　啓介	カロリンスカ大学病院病理科皮膚病理部門
	古賀　佳織	福岡大学病院病理部・講師
	伊東　慶悟	日本医科大学医学部皮膚科学・講師 日本医科大学武蔵小杉病院皮膚科
	高井　利浩	兵庫県立がんセンター皮膚科・部長
	加来　洋	京都大学医学部附属病院皮膚科
	荻田あづさ	日本医科大学武蔵小杉病院皮膚科・准教授
	阿南　隆	札幌皮膚病理診断科・院長
	福本　隆也	福本皮フ病理診断科・院長
	三砂　範幸	元 中尾医院皮膚科
	小川　浩平	奈良県立医科大学皮膚科学・学内講師

協力	認定NPO法人 皮膚病理発展推進機構 札幌皮膚病理診断科 福本皮フ病理診断科

医学書院

皮膚付属器腫瘍アトラス

発　行	2018年 6 月 1 日　第 1 版第 1 刷 ⓒ
	2023年 4 月 1 日　第 1 版第 2 刷

編　集　安齋眞一・後藤啓介
　　　　　あんさいしんいち　ごとうけいすけ

発行者　株式会社　医学書院
　　　　代表取締役　金原　俊
　　　　〒113-8719　東京都文京区本郷 1-28-23
　　　　電話　03-3817-5600（社内案内）

印刷・製本　アイワード

本書の複製権・翻訳権・上映権・譲渡権・貸与権・公衆送信権（送信可能化権を含む）は株式会社医学書院が保有します．

ISBN978-4-260-03546-0

本書を無断で複製する行為（複写，スキャン，デジタルデータ化など）は，「私的使用のための複製」など著作権法上の限られた例外を除き禁じられています．大学，病院，診療所，企業などにおいて，業務上使用する目的（診療，研究活動を含む）で上記の行為を行うことは，その使用範囲が内部的であっても，私的使用には該当せず，違法です．また私的使用に該当する場合であっても，代行業者等の第三者に依頼して上記の行為を行うことは違法となります．

JCOPY 〈出版者著作権管理機構　委託出版物〉
本書の無断複製は著作権法上での例外を除き禁じられています．複製される場合は，そのつど事前に，出版者著作権管理機構（電話 03-5244-5088，FAX 03-5244-5089，info@jcopy.or.jp）の許諾を得てください．

はじめに

　多くの教科書や論文にも書かれているように，皮膚付属器腫瘍の病理診断はしばしば困難を伴います．それは，症例数が限られていること，腫瘍細胞の分化の診断がHE染色だけではしばしば困難であること，そして，同じ腫瘍でもその病理組織像に非常に多くのバリエーションがあるためだと考えています．

　皮膚付属器腫瘍の病理診断は，1980年代以前は，HE染色標本（もちろん現在でもこれが基本です），電子顕微鏡的検討，酵素組織化学によって行われていました．しかし，電子顕微鏡的検討や酵素組織化学をすべての施設で手軽に行えるわけではなく，実践臨床の場では，特に良性腫瘍を中心に"診断不確定"の状況で流された例もたくさんあったと思われます．1980年代に入り，酵素抗体法が広く行われるようになりましたが，まだ，最初は大学病院などごく一部の機関でしか行えない状況でした．それが，1990年代から，一般臨床施設にも普及しはじめ，多くの施設で実施されるようになり，いくつかの皮膚付属器腫瘍の診断も比較的容易になったようです．しかし，それに伴って，逆に疾患概念の誤解による誤診も増えたような気もします．これらの問題を解決するためには，日本語による皮膚付属器腫瘍に関するアトラスを作る必要があると20年ほど前からずっと考えていました．

　そんな中，2015年11月に札幌で，Ackerman記念札幌皮膚病理研究所主催の皮膚付属器腫瘍に関するセミナーが開催されました．そこには，各自がもっている症例の他，札幌皮膚病理診断科がもつ膨大な標本ライブラリーの中から，多数の貴重な症例が供覧されました．せっかくこれだけの症例が収集されたので，それをこのセミナーだけのことにしてはもったいないと思い，Ackerman記念札幌皮膚病理研究所所長および札幌皮膚病理診断科理事長（当時）の木村鉄宣先生にご快諾をいただき，それらの症例を中心に，日本語による皮膚付属器腫瘍のアトラスを作ることを企画しました．編者として，そのセミナーの主要な講師であった後藤啓介先生にも参加していただき，その他セミナーで講師を務めておられた，福本隆也先生，阿南隆先生，高井利浩先生を中心に，参加者であった伊東慶悟先生，古賀佳織先生，加来洋先生，小川浩平先生，荻田あづさ先生にも執筆していただきました．

　今回のこの書籍の編集に関しては，後藤啓介先生の獅子奮迅の活躍がなければ，完成はあり得ませんでしたし，その内容や文章表現の統一，最新情報の取り入れにおける彼の貢献は計り知れないものがあります．怠惰であった編者の1人として，最大限の感謝を捧げたいと思っています．また，彼や，他の著者と原稿の内容を議論していく過程で，さまざまな新しい知識を得ることができ，また，自分がもっていた多くのあやふやな知識をはっきりしたものとし，たくさんの誤った知識を正すことができたと思います．その点についても感謝したいと思います．

　本書では，各項の初めに「定義および概念」という項を設けました．これは各腫瘍がどのような所見や概念によってそう診断できるのかということを表したものです．また，項によっては，歴史的疾患概念の変遷を記したものもあります．そのような内容を読んでいただき，少しでも皮膚付属器腫瘍の病理診断の困難さを克服していただければ幸いです．

はじめに

　本書発刊の経緯でも述べたように，本書で使用された症例は，その多くが札幌皮膚病理診断科の症例です．それらとても多くの症例の提供を快くご承諾いただいた木村鉄宣先生や阿南隆先生，それらの症例の検索やファイルの抽出にご尽力いただいた札幌皮膚病理診断科やAckerman記念札幌皮膚病理研究所の事務の方たちのご協力にも感謝いたします．

　このような，ある意味マニアックな書籍の発刊を引き受けてくださった医学書院，および，われわれのたくさんのわがままをお聞き届けいただき，本書の発刊に大変なご尽力をいただいた医学書院の天野貴洋さんにも最大限の謝辞を送りたいと思います．

　最後に，本書作成の発端となったセミナーで主要な講師のお一人であった三砂範幸先生は，この書籍の執筆が始まった頃には，すでに体調を崩されており，実際の執筆には加わっていただけませんでした．三砂先生とは，20年ほど前から，皮膚付属器腫瘍の本を一緒に作ろうと誓い合って，やっと，実現しそうになったときに病に倒れられてしまい，無念な思いで一杯です．しかしながら，セミナーで提示された症例や図の使用を快くご承諾いただきましたので，共著者のお一人に加えさせていただきました．

　三砂先生は，本当に残念ながら2017年8月にご逝去されました．この本の完成した姿をご覧いただけなかったことが，何より残念でなりません．この本を捧げ，ご冥福をお祈りしたいと思います．

2018年陽春

安齋眞一

目次

第1章 エクリン器官・アポクリン器官系病変および乳腺様器官系病変

1	エクリン器官，アポクリン器官，肛門外陰部乳腺様器官の正常組織		安齋眞一	2
2	エクリン器官・アポクリン器官系病変および乳腺様器官系病変の概要		安齋眞一	5
3	エクリン器官，アポクリン器官，肛門外陰部乳腺様器官およびそれらの関連病変の免疫組織化学的所見		後藤啓介	7
4	Supernumerary Mammary Tissue	副乳	古賀佳織	12
5	Eccrine Hidrocystoma	エクリン汗嚢腫	伊東慶悟	14
6	Syringofibroadenomatous Hyperplasia	汗管線維腺腫様過形成	高井利浩	15
7	Eccrine Angiomatous Hamartoma	エクリン血管腫様過誤腫	加来 洋	17
8	Porokeratotic Adnexal Ostial Nevus	角化性付属器開口部母斑	後藤啓介	19
9	Benign Poroid Neoplasms (Poroma and Its Subtypes) 良性汗孔新生物（汗孔腫とその亜型）		伊東慶悟	21
10	Hidradenoma	汗腺腫	後藤啓介	26
11	Syringoma	汗管腫	加来 洋	30
12	Spiradenoma, Cylindroma, Spiradenocylindroma らせん腺腫，円柱腫，らせん腺円柱腫		安齋眞一	32
13	Tubulopapillary Cystic Adenoma with Apocrine Differentiation (Syringocystadenoma Papilliferum, Tubular Papillary Adenoma, and Apocrine Gland Cyst) アポクリン分化を伴う管状乳頭状嚢胞状腺腫（乳頭状汗管嚢胞腺腫，管状乳頭状腺腫，アポクリン腺嚢腫）（悪性型を含む）		安齋眞一	36
14	Mixed Tumor of the Skin, Eccrine Type	エクリン型皮膚混合腫瘍	安齋眞一	41
15	Mixed Tumor of the Skin, Apocrine Type アポクリン型皮膚混合腫瘍（悪性型を含む）		安齋眞一	43
16	Cutaneous and Soft Tissue Myoepithelial Tumors 皮膚および軟部組織筋上皮腫瘍		後藤啓介	46
17	Fibroadenoma and Phyllodes Tumors	線維腺腫と葉状腫瘍	後藤啓介	53
18	Nipple Adenoma	乳頭腺腫	荻田あづさ	56
19	Hidradenoma Papilliferum	乳頭状汗腺腫	後藤啓介	58
20	Porocarcinoma	汗孔癌	後藤啓介	60
21	Hidradenocarcinoma	汗腺腫癌	後藤啓介	63

22	Malignant Neoplasms Arising from Preexisting Spiradenoma, Cylindroma, and Spiradenocylindroma　らせん腺腫，円柱腫，らせん腺円柱腫由来悪性腫瘍	加来　洋	65
23	Apocrine Carcinoma　アポクリン癌	後藤啓介	67
24	Primary Cutaneous Cribriform Carcinoma　皮膚篩状癌	後藤啓介	69
25	Primary Cutaneous Adenoid Cystic Carcinoma　皮膚腺様囊胞癌	荻田あづさ	71
26	Microcystic Adnexal Carcinoma　微小囊胞性付属器癌	伊東慶悟	73
27	Mucinous Carcinoma of the Skin　皮膚原発性粘液癌	後藤啓介	76
28	Endocrine Mucin-Producing Sweat Gland Carcinoma　内分泌性粘液産生性汗腺癌	後藤啓介	79
29	Digital Papillary Adenocarcinoma　指趾乳頭状腺癌	後藤啓介	81
30	Extramammary Paget's Disease, Primary Cutaneous　皮膚原発性乳房外 Paget 病	阿南　隆	84
31	その他の稀なエクリン・アポクリン系悪性腫瘍	後藤啓介	88
	1 Secretory Carcinoma of the Skin　皮膚分泌癌		88
	2 Squamoid Eccrine Ductal Carcinoma　扁平上皮様エクリン管癌		89
	3 Primary Signet-Ring Cell/Histiocytoid Carcinoma of the Eyelid　眼瞼原発印環細胞/組織球様癌		90
	4 Low-Grade Neuroendocrine Carcinoma of the Skin　低異型度皮膚神経内分泌癌		91
	5 Mucoepidermoid Carcinoma of the Skin　皮膚粘表皮癌		92
	6 Polymorphous Sweat Gland Carcinoma　多型汗腺癌		93

第2章　毛器官系病変

1	毛器官の正常組織	福本隆也・三砂範幸	96
2	毛器官系病変の概要	福本隆也・三砂範幸	100
3	毛器官および毛器官系病変の免疫組織化学的所見	後藤啓介・三砂範幸	103
4	Follicular Cyst, Infundibular Type　毛包囊腫，漏斗部型	阿南　隆	107
5	Dilated Pore　毛包開大腫	阿南　隆	109
6	Follicular Cyst, Isthmus-Catagen Type　毛包囊腫，峡部-退縮期型	福本隆也	110
7	Vellus Hair Cyst　軟毛囊腫	阿南　隆	112
8	Hybrid Cysts　ハイブリッド囊腫	荻田あづさ	113
9	Basaloid Follicular Hamartoma　基底細胞様毛包過誤腫	福本隆也	114
10	Hair Follicle Nevus　毛包母斑	福本隆也	116
11	Trichofolliculoma　毛包腫	安齋眞一	118
12	Folliculo-Sebaceous Cystic Hamartoma　毛包脂腺性囊腫性過誤腫	安齋眞一	120
13	Nevus Comedonicus　面皰母斑	小川浩平	122
14	Fibrous Papule　線維性丘疹	小川浩平・三砂範幸	123

15	Trichoblastoma	毛芽腫	高井利浩	125
16	Panfolliculoma	汎毛包腫	小川浩平	130
17	Pilomatricoma	毛母腫	小川浩平	132
18	Trichilemmoma	外毛根鞘腫	小川浩平	136
19	Proliferating Trichilemmal Tumors	増殖性外毛根鞘性腫瘍	高井利浩	138
20	Keratoacanthoma and Its Malignant Forms	ケラトアカントーマおよびその悪性型	高井利浩	141
21	Tumor of Follicular Infundibulum	毛包漏斗部腫瘍	福本隆也	147
22	Pilar Sheath Acanthoma	毛鞘棘細胞腫	福本隆也	148
23	Trichoadenoma	毛包腺腫	古賀佳織	149
24	Inverted Follicular Keratosis	反転性毛包角化症	阿南　隆	150
25	Basal Cell Carcinoma	基底細胞癌	安齋眞一	152
26	Pilomatrical Carcinoma	毛母癌	後藤啓介	160
27	Trichilemmal Carcinoma	外毛根鞘癌	阿南　隆	162
28	Infundibular Squamous Cell Carcinoma	毛包漏斗部型有棘細胞癌	高井利浩	164

第3章　脂腺器官系病変

1	脂腺器官の正常組織		安齋眞一・三砂範幸	168
2	脂腺器官系病変の概要		安齋眞一・三砂範幸	170
3	脂腺器官および脂腺器官系病変の免疫組織化学的所見		安齋眞一	171
4	Ectopic Sebaceous Glands	異所性脂腺	加来　洋	175
5	Steatocystoma	脂腺囊腫	阿南　隆	177
6	Sebaceous Gland Hyperplasia	脂腺増殖症	福本隆也	178
7	Sebaceous Mantle Hyperplasia	脂腺マントル過形成	後藤啓介	179
8	Nevus Sebaceus	脂腺母斑	安齋眞一	181
9	Fibrofolliculoma/Trichodiscoma	線維毛包腫/毛盤腫	福本隆也・三砂範幸	185
10	Reticulated Acanthoma with Sebaceous Differentiation　脂腺分化を伴う網状棘細胞腫		小川浩平	188
11	Sebaceoma	脂腺腫	安齋眞一	189
12	Sebaceous Adenoma	脂腺腺腫	安齋眞一	193
13	Sebaceous Borderline Neoplasm	脂腺系境界悪性新生物	安齋眞一	195
14	Sebaceous Carcinoma	脂腺癌	安齋眞一	197
15	脂腺分化を伴うその他の腫瘍		古賀佳織	201

第 4 章　皮膚付属器腫瘍の鑑別診断の要点

1	皮膚付属器腫瘍 vs 転移性皮膚腫瘍	後藤啓介	206
2	Porocarcinoma vs Squamous Cell Carcinoma　汗孔癌 vs 有棘細胞癌	後藤啓介	212
3	Extramammary Paget's Disease, Primary vs Secondary 皮膚原発性乳房外 Paget 病 vs 二次性乳房外 Paget 病	高井利浩	216
4	Microcystic Adnexal Carcinoma vs Desmoplastic Trichoepithelioma vs Morphoeic/Infiltrative Basal Cell Carcinoma 微小囊胞性付属器癌 vs 線維形成性毛包上皮腫 vs モルヘア/浸潤型基底細胞癌	古賀佳織	220
5	Trichoblastoma vs Basal Cell Carcinoma　毛芽腫 vs 基底細胞癌	古賀佳織	224
6	表皮内腫瘍胞巣をみたら	伊東慶悟	228
7	真皮内に散在する管腔形成性腫瘍胞巣をみたら	古賀佳織	231
8	囊腫構築をみたら	阿南　隆	235
9	クレーター状構築をみたら	荻田あづさ	240

あとがき	後藤啓介	245
索引		247

装丁デザイン：長谷川周平

第1章 エクリン器官・アポクリン器官系病変および乳腺様器官系病変

1 エクリン器官，アポクリン器官，肛門外陰部乳腺様器官の正常組織

エクリン器官(eccrine apparatus)は，漏出分泌(merocrine secretion)により汗を分泌する皮膚付属器であり，外耳道や皮膚粘膜移行部の例外を除き，被髪頭部から手掌・足蹠までのほぼすべての皮膚に存在する．

アポクリン器官(apocrine apparatus)は，特徴的な断頭分泌/離出分泌(decapitation secretion/apocrine secretion)を示す．腋窩，外陰部，乳暈，臍周囲に存在し，ときに顔面にも存在する．耳垢腺(cereminous glands)とMoll腺はそれぞれ外耳道と眼瞼に存在するアポクリン器官である．

また，この両者の性格をもつアポエクリン器官(apoeccrine apparatus)が腋窩や外陰部，nevus sebaceusで観察されるという報告もある．この構造は基本的に，エクリン腺(eccrine glands)がアポクリン化することにより形成されるとされている[1]．

エクリン器官(eccrine apparatus)

エクリン管/エクリン器官導管部(eccrine ducts/ductal portion of eccrine apparatus)(図1-1-1)

エクリン管は，エクリン腺近傍の曲部真皮内エクリン管(図1-1-1a)から直部真皮内エクリン管(図1-1-1b)となり，表皮内エクリン管を形成して皮表へ開口する(図1-1-1c)．表皮内エクリン管は表皮内をらせん状に貫通する．

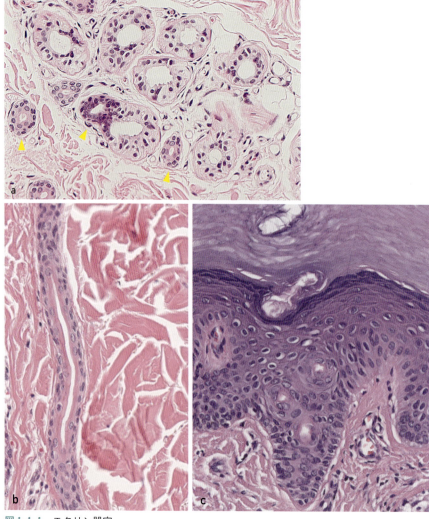

図1-1-1 エクリン器官
a：エクリン腺と曲部真皮内エクリン管(矢頭)．b：直部真皮内エクリン管．c：表皮内エクリン管．

正常エクリン管は，管腔側の比較的豊富な好酸性細胞質をもつ有棘細胞様細胞である管腔細胞(luminal cells)と，基底膜側の細胞質に乏しい基底細胞様細胞である外周細胞(peripheral cells)で構成されている．管腔細胞の管腔側には，好酸性の小皮(cuticle)の形成がみられる．表皮内エクリン管の開孔部付近では，管腔細胞がケラトヒアリン顆粒を有する(図1-1-1c)．

管腔細胞と外周細胞はそれぞれporoid neoplasmsでみられる小皮縁細胞(cuticular cells)と孔細胞(poroid cells)に類似している．

エクリン腺/エクリン器官分泌腺部(eccrine glands/ secretory glandular portion of eccrine apparatus) (図1-1-1a)

エクリン腺は皮下脂肪組織内にあり，三次元的には，毛糸玉のような構築であるため，切片においては，近接して多くの腺腔面が観察される．エクリン腺は，細胞質内に好塩基性顆粒をもつ暗調細胞(主に腺腔側に分布する)と細胞質の明るい明調細胞(主に基底膜側に分布する)，そしてその周囲の筋上皮細胞で構成されている．

筋上皮細胞は非連続性にエクリン腺を取り囲んでおり，アポクリン腺に比べて発達が悪い．エクリン腺の明調細胞間には特徴的に細胞間小管腔(intercellular canaliculi)があり，中央の大きな腺腔に連続している．

アポクリン器官(apocrine apparatus)(図1-1-2)

アポクリン管/アポクリン器官導管部(apocrine ducts/ductal portion of apocrine apparatus)

アポクリン管は直部真皮内アポクリン管を経て，毛包漏斗部を直線的に貫通し，脂腺開孔部の直上で毛包内に開口する点(図1-1-2a)がエクリン管と異なる．ただし，アポクリン管とエクリン管の構成成分に形態的な差はないとされている．

アポクリン腺/アポクリン器官分泌腺部(apocrine glands/secretory glandular portion of apocrine apparatus)

アポクリン腺は，エクリン腺より大型の腺構造で，通常1層の腺上皮細胞とそれを取り囲む紡錘形の筋上皮細胞で構成される．一般にはエクリン腺よりも深い皮下脂

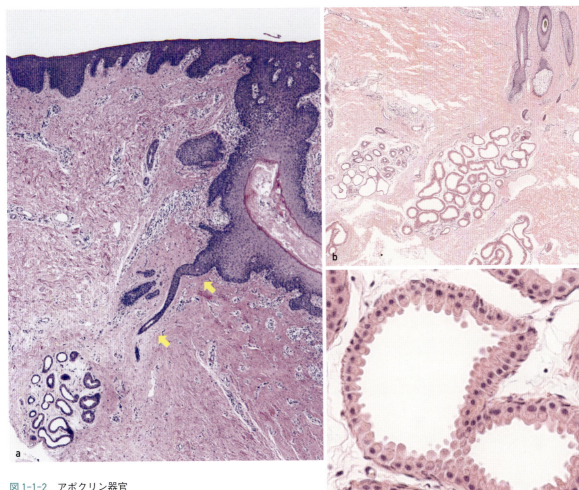

図1-1-2 アポクリン器官
a：毛包漏斗部に連続するアポクリン管(矢印)．
b, c：アポクリン腺．

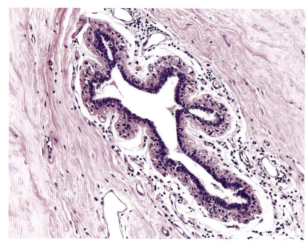

図1-1-3 肛門外陰部乳腺様器官

肪組織内にある．アポクリン腺は，細かく分岐しながら毛糸玉のような構築を形成している．

アポクリン腺の腺上皮細胞の特徴的所見として断頭分泌像が最も重要である．断頭分泌像とは，細胞質の一部が管腔内へ突出する所見で，突出部の細胞質内に好酸性あるいは両染性の顆粒がみられる[2]．次いで特徴的なのが，細胞質内の好酸性顆粒である．この顆粒は核の上局側にあり，ジアスターゼ抵抗性PAS染色陽性である[3]．

肛門外陰部乳腺様器官/肛門外陰部乳腺様腺（anogenital mammary-like apparatus/ anogenital mammary-like glands）（図1-1-3）

1872年にHartungらにより初めて記載され，1990年代前半にvan der Putteによりその詳細が明らかにされた．肛門外陰部に正常に存在する乳腺様の腺組織である[4]．女性に多くみられ，主に大陰唇と小陰唇の境界部に存在するとされている．組織学的には，断頭分泌像を伴う腺構造で，周囲に筋上皮細胞を伴う．分岐のない単一腺にみえることもあるが，乳腺に類似した複合腺のこともある．導管は通常，直上の表皮内に開口する[5]．

乳頭部の表皮基底層に存在するCK7陽性のToker細胞と同様の細胞が，この導管の通っている表皮の基底層に孤在性あるいは小胞巣を形成して存在することが知られている．

参考文献

1) Kazakov DV, et al: So-called apoeccrine glands and apoeccrine lesions. In Kazakov DV, et al (eds): Cutaneous Adnexal Tumors. pp7-8, Wolters Kluwer/Lippincott Williams & Wilkins, Philadelphia, 2012
2) Requena L, et al: Common denominators for diagnosis. Neoplasms with apocrine differentiation. pp29-40, Lippincott-Raven, Philadelphia, 1998
3) Kazakov DV, et al: Common denominators for diagnosis of lesions with apocrine or eccrine differentiation. In Kazakov DV, et al (eds): Cutaneous Adnexal Tumors. pp4-7, Wolters Kluwer/Lippincott Williams & Wilkins, Philadelphia, 2012
4) Kazakov DV, et al: Anatomy and histology of anogenital mammary-like glands and the approach to lesions thereof. In Kazakov DV, et al (eds): Cutaneous Adnexal Tumors. pp455-457, Wolters Kluwer/Lippincott Williams & Wilkins, Philadelphia, 2012
5) van der Putte SC: Anogenital "sweat" glands. Histology and pathology of a gland that may mimic mammary glands. Am J Dermatopathol 13: 557-567, 1991

2 エクリン器官・アポクリン器官系病変および乳腺様器官系病変の概要

エクリン器官，アポクリン器官，乳腺様器官の各部に相当する分化所見

エクリン管またはアポクリン管への分化所見

Poroid neoplasms などのように孔細胞(poroid cells)の結節状増加と小皮縁細胞(cuticular cells)による管腔構造の形成がみられる場合と，syringoma などのように，管腔細胞(luminal cells)と外周細胞(peripheral cells)が正常エクリン管あるいはアポクリン管類似の構築を形成する場合がある．

エクリン腺への分化所見

エクリン腺分化を証明するのに特異的な所見はないとされている．断頭分泌(decapitation secretion)像のない比較的小型の分泌腺がある場合，エクリン腺分化の可能性があると考えられる．ただし，従来よりエクリン系腫瘍とされてきたものの多くは，エクリン管またはアポクリン管への分化を示す腫瘍，あるいは断頭分泌像が明らかでないアポクリン系腫瘍と考えられることもある．

アポクリン腺への分化所見

決定的な所見は，腺腔を形成する腺上皮細胞に断頭分泌像がみられることである[1]．断頭分泌像とは，細胞質の一部が管腔内へ突出する所見で，突出部の細胞質内に両染性の顆粒があることが重要である．さらに，細胞質内の好酸性顆粒も特徴的とされている[2]．

これ以外にも，比較的大型の屈曲蛇行する管腔があること，淡明な細胞質の細胞があること，後述するような筋上皮細胞への分化所見を伴うこと，毛包や脂腺への分化所見を伴うことなどがアポクリン分化を支持するものであるが，これらの所見だけでは，腫瘍のアポクリン分化は確定できない[1]．

筋上皮細胞への分化所見または筋上皮細胞の介在

Apocrine type mixed tumor of the skin や myoepithelioma では，筋上皮細胞への分化を示す腫瘍細胞が類上皮細胞(epithelioid cells)，紡錘形細胞(spindle cells)，形質細胞様細胞(plasmacytoid cells)，淡明細胞(pale cells)として結節状に増殖する．

また，tubulopapillary cystic adenoma with apocrine differentiation や hidradenoma papilliferum などでは，腺上皮の外側に紡錘形あるいは立方状の筋上皮細胞が介在している．

肛門外陰部乳腺様器官[3]への分化所見

この腺組織は，乳腺と類似しているため，外陰部に生じた乳腺腫瘍と類似の腫瘍は，肛門外陰部乳腺様腺に分化しているあるいは起源をもつと判断できる．具体的には，primary cutaneous extramammary Paget's disease や hidradenoma papilliferum, fibroadenoma, phyllodes tumors などが相当する．

エクリン器官，アポクリン器官，肛門外陰部乳腺様器官の腫瘍性病変の分類

良性腫瘍

腫瘍細胞の分化や特徴的な形態，および腫瘍組織構築をもとに分類されている．たとえば，孔細胞の結節状増加と小皮縁細胞による管腔形成を特徴とするものは，poroid neoplasms としてまとめられ，その構築により4亜型に細分類される．Spiradenoma と cylindroma は，類似の成分で構成され，しばしば合併することが知られており，同一スペクトラムの腫瘍と考えられている．Syringocystadenoma papilliferum, tubular papillary adenoma, apocrine gland cyst についても同じ構成要素からなり，しばしば合併することから，tubulopapillary cystic adenoma with apocrine として統合させる考え方が提唱されている．本書では，その他，目次に示すような分類に基づいて各腫瘍の解説を加える．

悪性腫瘍

Poroid neoplasms, hidradenoma に関しては，それぞれ同様の腫瘍組織構築と腫瘍細胞分化をもつ悪性腫瘍型(malignant counterpart)が，porocarcinoma, hidradenocarcinoma として知られている．これらは，良性病変内に悪性病変が生じることがあるが，はっきりとした良性病変を伴わずに de novo に生じることもある．

Spiradenoma, cylindroma, apocrine type mixed tumor of the skin, syringocystadenoma papilliferum, tubular papillary adenoma, hidradenoma papilliferum についても，良性病変内に悪性腫瘍を生じることがあるが，その分化は必ずしも良性腫瘍とは一致しない．たとえば，malignant mixed tumor には，apocrine carcinoma の形態をとるものや myoepithelial carcinoma の形態をとるものなどがあるが，それらが混在することはない．

Primary cutaneous adenoid cystic carcinoma, mucinous carcinoma of the skin, endocrine mucin-producing sweat gland carcinoma に関しては，同様の腫瘍組織構築と腫瘍細胞分化をもつ良性腫瘍型（benign counterpart）は知られていないが，皮膚以外の他臓器において相同の腫瘍型が存在する．Primary cutaneous cribriform carcinoma と digital papillary adenocarcinoma に関しては，良性腫瘍型も他臓器における相同腫瘍型も知られていない．

Primary cutaneous extramammary Paget's disease は，肛門外陰部乳腺様器官のみならず，エクリン器官・アポクリン器官発生を含めて，最も頻度の高い悪性腫瘍である．Apocrine carcinoma は，アポクリン分化を示す悪性腫瘍のうち，前述のような確立した疾患概念を除いたものである．

参考文献

1) Requena L. et al: Common Denominators for Diagnosis. Neoplasms with Apocrine Differentiation. pp29-40, Lippincott-Raven, Philadelphia, 1998
2) Kazakov DV, et al: Common denominators for diagnosis of lesions with apocrine or eccrine differentiation. In Kazakov DV, et al (eds): Cutaneous Adnexal Tumors. pp4-7, Wolters Kluwer/Lippincott Williams & Wilkins, Philadelphia, 2012
3) Kazakov DV, et al: Anatomy and histology of anogenital mammary-like glands and the approach to lesions thereof. In Kazakov DV, et al (eds): Cutaneous Adnexal Tumors. pp455-457, Wolters Kluwer/Lippincott Williams & Wilkins, Philadelphia, 2012

3 エクリン器官，アポクリン器官，肛門外陰部乳腺様器官およびそれらの関連病変の免疫組織化学的所見

エクリン器官およびアポクリン器官と肛門外陰部乳腺様器官に関連する腫瘍の免疫組織化学的特徴を理解するため，本項ではまずそれらの正常組織の免疫組織化学的所見について解説する．内容は少し重複するが，次いでいくつかのマーカーの特徴を各論的に触れ，最後に免疫染色が必要となる代表的な状況を挙げてそれぞれの要点を述べる．

正常のエクリン器官，アポクリン器官，肛門外陰部乳腺様器官の免疫組織化学的所見

エクリン器官

エクリン管とエクリン腺に分けて，それぞれの免疫組織化学的発現の特徴を解説する．

エクリン管の管腔細胞(luminal cells)は，CK5/6，CK17，CD117に陽性であり，CK7にも弱陽性となる．一方，エクリン管の外周細胞(peripheral cells)は，CK5/6，p40，p63，CD117などに陽性である．

エクリン腺の腺上皮細胞には，CK7，CK18，CK19，GCDFP15，mammaglobin，CD117，BerEP4などがびまん性に陽性となり，SOX10陽性の腺上皮細胞も散在している．一方，アポクリン腺の腺上皮細胞に陽性となるGATA3はエクリン腺上皮細胞には陰性あるいは弱陽性である[1]．筋上皮細胞(myoepithelial cells)は，CK5/6，CK7，CK17，S100 protein，SOX10，α-SMA，calponin，GFAP，p40，p63，vimentinなどによく染色される．

エクリン腺やエクリン管の内腔面には，CEA，CA19-9，EMA，GCDFP15などが膜状に染色されるが，CA19-9は特にエクリン管の内腔面によく発現している．また，エクリン腺に特有な構造物である細胞間小管腔(intercellular canaliculi)には，CEAやEMAも染まるが，DOG1が特異的によく染まる[2,3]．

アポクリン器官

アポクリン管は基本的にエクリン管に似た発現形質を示す．アポクリン腺の腺上皮細胞には，CK7やGCDFP-15などが陽性となり，mammaglobinも散在性に陽性となるが，エクリン腺の腺上皮細胞に陽性となるSOX10は陰性である．一方，エクリン腺にほとんど陰性のGATA3はアポクリン腺の腺上皮細胞に陽性である[1]．筋上皮細胞はエクリン腺のそれと同様の所見を呈する．アポクリン腺やアポクリン管の内腔面にはエクリン腺と同様にCEAなどが発現している．

肛門外陰部乳腺様器官

基本的にエクリン器官やアポクリン器官によく似た発現パターンを示す．分泌部の腺上皮細胞はアポクリン腺と同様に，GATA3陽性である．

主な免疫染色マーカー

CEA, EMA, CA19-9

エクリン器官あるいはアポクリン器官への分化を表現した管腔構造なのか，細胞変性やアーチファクトなどによって形成された空胞なのか，判断に迷う構造物にしばしば遭遇するが，これらのマーカーが管腔内面に膜状に染色されると真の管腔構造であることが支持される(図1-3-1)．一方，細胞質への染色性に対してはあまり診断的意義を与えないほうがよい．

DOG1

DOG1はエクリン腺に特有に存在する細胞間小管腔(intercellular canaliculi)によく染まり，主腺腔の内面にはあまり染まらないため，この構造物の同定に役立つ(図1-3-2)[2]．筋上皮細胞にも陽性となりうるが，肛門外陰部乳腺様腺や乳腺の筋上皮細胞にはよく発現しているのに対して，エクリン腺や唾液腺の筋上皮細胞での発現は非常に弱い[2]．

p40, p63

いずれも筋上皮細胞や導管外周細胞に陽性となる核染マーカーである(図1-3-3a)．この正常組織への反応性を反映して，多くのエクリン・アポクリン系腫瘍でも少なくとも部分的に陽性となることが多い．またapocrine carcinomaなどのp63陰性のエクリン・アポクリン系腫瘍もあるが，その場合も既存の筋上皮細胞や導管部外周細胞に陽性となるため，in situ腫瘍成分の把握や皮膚原発病変であることの証明には有用である(図1-3-3b)．皮膚や皮膚以外のsquamous cell carcinoma(有棘細胞癌/扁平上皮癌)にも陽性である．

第1章 エクリン器官・アポクリン器官系病変および乳腺様器官系病変

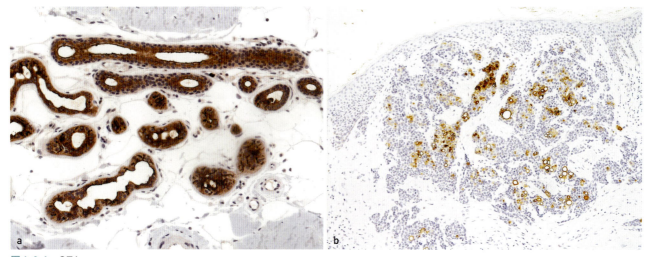

図 1-3-1　CEA
a：エクリン管やエクリン腺の内腔面に膜状に陽性となるが，細胞質にもいくらか発現していることが多い．またエクリン腺の細胞間小管腔にも陽性となる．
b：Porocarcinoma の管腔構造に一致して陽性になる．

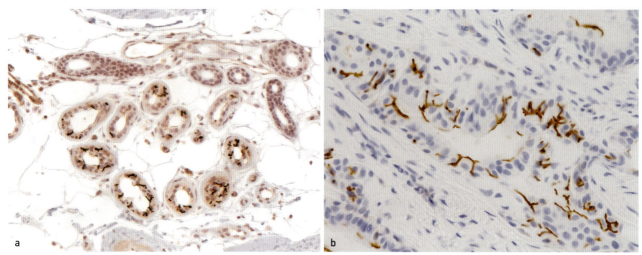

図 1-3-2　DOG1
a：エクリン腺の細胞間小管腔によく染まる．
b：Apocrine type mixed tumor of the skin でも細胞間小管腔が認識されることがある．

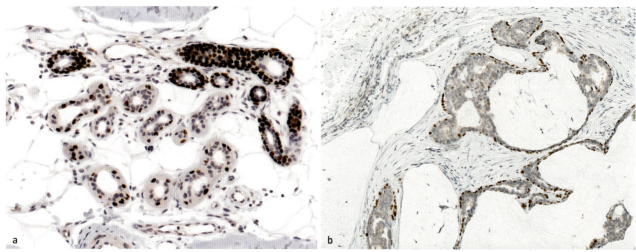

図 1-3-3　p63
a：外周細胞や筋上皮細胞によく染まる．
b：Mucinous carcinoma of the skin などで *in situ* 腫瘍成分を検出するのに有用である．

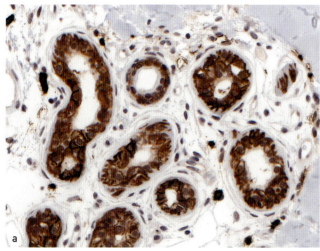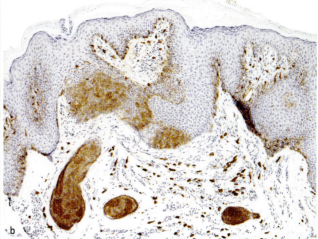

図 1-3-4 CD117
a：エクリン器官やアポクリン管によく発現している．
b：Poroma における CD117 染色性は非常に限局的なことも多いが，この例では CD117 が比較的よく染まっている．

CD117(c-KIT)

　エクリン器官やアポクリン管に染まるが，アポクリン腺上皮細胞や筋上皮細胞にはあまり染まらない（図 1-3-4a）[4]．これを反映して多くのエクリン・アポクリン系腫瘍でも CD117 はさまざまな程度に陽性となるが，アポクリン分化が顕著な apocrine carcinoma や mucinous carcinoma of the skin などには CD117 陰性である[4]．また，表皮近傍のエクリン管には CD117 が染まりにくいため，syringoma には CD117 が陰性のことが多く，poroid neoplasms への染色性も一般に限局的となる（図 1-3-4b）[4]．また，脂腺系腫瘍，pilomatricoma，Merkel cell carcinoma（メルケル細胞癌），malignant melanoma（悪性黒色腫），種々の血液腫瘍の他，正常メラノサイトや肥満細胞にも CD117 陽性となる[4]．また，細胞膜と細胞質に染まるマーカーであるが，細胞膜に染まっていない場合には，陽性と判断するのを躊躇しなければならない．

SOX10

　核に染まったときに限って意義のある陽性所見と判断するべきである．メラノサイトマーカーあるいは筋上皮マーカーとしてよく知られているが，筋上皮細胞のみならずエクリン腺上皮細胞にも散在性に染色される（図 1-3-5a）[3]．さらに，多くのエクリン・アポクリン系腫瘍で筋上皮分化のない領域も含めて陽性となるが（図 1-3-5b），導管分化が主体の poroid neoplasms や syringoma，明瞭なアポクリン分化を示す apocrine carcinoma などには染まらないことが多い[3]．また，脂腺系腫瘍や毛包系腫瘍では陰性である[3]．

　S100 protein も SOX10 に似た発現パターンを示すが，エクリン腺上皮細胞への反応性はほとんどなく，筋上皮細胞に限られている．それを反映して一部のエクリン・アポクリン系腫瘍において，非筋上皮細胞への S100 protein 発現は SOX10 に比べて非常に弱いか，あるいはまったくみられない．また，S100 protein は脂肪細胞や炎症細胞などの他の細胞への反応性も SOX10 以上に多くみられる傾向にある．

GATA3

　核染マーカーである．アポクリン腺上皮細胞によく染まるが（図 1-3-6），エクリン腺上皮細胞やエクリン・アポクリン管上皮細胞にはあまり染まらない．これを受けてアポクリン分化を示す腫瘍によく発現している[1]．ただし，表皮，毛包，脂腺への分化を示す腫瘍にもよく染まる．

MYB

　MYB は adenoid cystic carcinoma の他，spiradenoma，cylindroma，mucinous carcinoma，endocrine mucin-producing sweat gland carcinoma などに陽性となるが，脂腺系腫瘍には染まらない[5]．Basal cell carcinoma（BCC）にも陽性となりうるが，一般的に他の毛包系腫瘍には染色されにくい[5]．

免疫染色が必要となりうるシチュエーション

上皮性腫瘍の分化方向を確認する（エクリン・アポクリン分化の有無を確認する）

　皮膚付属器腫瘍が疑われるような上皮性腫瘍を診断する際に，その分化方向を確認したい状況にしばしば遭遇する．汗孔分化の証明には，CEA，EMA，CA19-9 などのマーカーが内腔面に膜状に染色されることを確認す

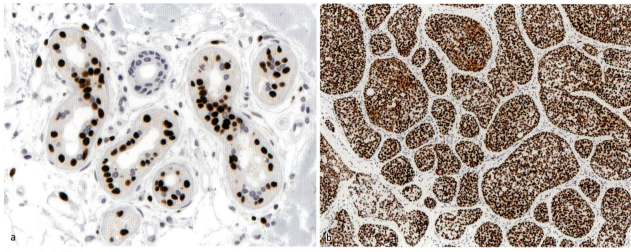

図 1-3-5　SOX10
a：エクリン腺の腺上皮細胞の一部と筋上皮細胞に陽性になる．
b：Cylindroma では筋上皮細胞を含む SOX10 陽性細胞が散在性に観察される．

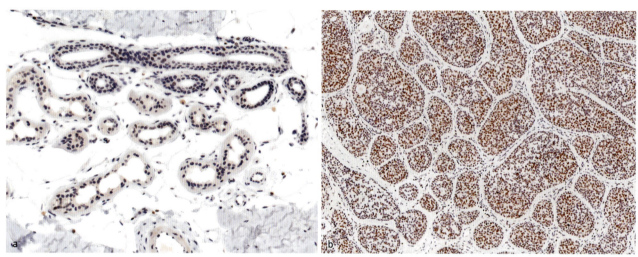

図 1-3-6　GATA3
a：エクリン腺にはあまり発現していない．
b：Cylindroma はアポクリン分化が優位な腫瘍とも考えられており，GATA3 によく染まる．

ることが有用である[6]．CD117 の陽性所見はエクリン・アポクリン分化あるいは脂腺分化を支持し[6]，SOX10 の陽性所見はエクリン・アポクリン系腫瘍を示唆する[3]．また，adipophilin や factor XIIIa（clone AC-1A1 mouse monoclonal）で脂腺細胞分化を証明する[7]など，他の腫瘍を積極的に診断するマーカーを用いて，間接的にエクリン・アポクリン分化を否定できることもある．

エクリン・アポクリン系腫瘍と転移性腺癌を鑑別する

腺管や導管への分化所見が疑われる病変に対して，それがエクリン・アポクリン分化を示している皮膚原発病変なのか，他臓器からの転移性腺癌なのかを確認したい状況にしばしば遭遇する．この場合には CEA などが内腔面に膜状に染色される所見は両者の鑑別に役立たない．

一方，CD117[4]，GATA3[1,5]，SOX10[3]，CK5/6，p63（p40）[8] の陽性所見は皮膚原発を示唆する根拠となりうるため，有用なことがある．また，D2-40, calretinin, CK15, CD23, nestin, MYB なども皮膚原発を示唆するマーカーとしてその有用性が報告されている[5,8]．

Porocarcinoma と Squamous Cell Carcinoma を鑑別する

CEA，EMA，CA19-9 などのマーカーを使用して汗孔分化があることを証明することが肝要である．また CD117 の陽性所見は，たとえわずかな染色性であっても porocarcinoma の診断を支持する[4]．

Sclerosing Adnexal Neoplasms（硬化性皮膚付属器腫瘍）を鑑別する

　Microcystic adnexal carcinoma（MAC），desmoplastic trichoepithelioma（線維形成性毛芽上皮腫），morphoeic/infiltrative BCC（モルヘア/浸潤型基底細胞癌）はsclerosing adnexal neoplasms として包括的にとらえられることがあるが，これらの鑑別にはしばしば頭を悩まされる．簡易な鑑別法としては，ある程度の腫瘍量が採取された検体で検索できた場合に，BerEP4 が腫瘍に陰性かつ CK20 陽性 Merkel 細胞が腫瘍胞巣内にみられなければ MAC と診断可能である．一方，BerEP4 が腫瘍に陽性かつ CK20 陽性 Merkel 細胞が腫瘍胞巣内にみられなければ BCC と診断可能である．それ以外は desmoplastic trichoepithelioma と判断されるが，特に小さな生検材料ではこのアルゴリズム診断法による結果を過信するべきではない．

Myoepithelial Tumors を診断する

　形態学的に myoepithelial tumors が疑われた際には，上皮マーカー発現に加えて次に述べる筋上皮に特徴的なマーカー発現を免疫組織化学的に証明する必要がある[9]．上皮マーカーとしては一般的に CK や EMA が選択され，少なくとも一方の発現が必須条件である．場合によっては p63 や p40 を代用させることも可能かもしれない．そしてこれらの上皮マーカー発現に加えて，S100 protein かつ/あるいは平滑筋マーカーの発現が確認できなければ，myoepithelial tumors の診断は避けられるべきであろう．最近は S100 protein に代わって SOX10 もよく用いられるが，エクリン・アポクリン系腫瘍においては S100 protein よりも幅広く反応性を示すため，その解釈には注意が必要である．また GFAP も筋上皮分化を支持するマーカーとして利用されることがある．

Extramammary Paget's Disease を診断する

　Bowen's disease や malignant melanoma が除外されて extramammary Paget's disease の診断がついた際には皮膚原発性か二次性（他臓器癌からの進展）かの鑑別をしなければならない．この鑑別に有用なマーカーとしては，GATA3〔ほとんどの皮膚原発例と膀胱癌で陽性[10]〕，p63（多くの膀胱癌で陽性），CK20（膀胱癌や直腸癌で陽性となりうる），CDX2（一部の直腸癌で陽性），PSA〔ほとんどの前立腺癌と約半数の皮膚原発例で陽性[11]〕，CD117（皮膚原発例の約半数で陽性）などが挙げられる．HER2 は皮膚原発性の他に膀胱癌や前立腺癌でも陽性となることがある．

参考文献

1) Mertens RB, et al: GATA3 expression in normal skin and in benign and malignant epidermal and cutaneous adnexal neoplasms. Am J Dermatopathol 37: 885-891, 2015
2) Goto K: The role of DOG1 immunohistochemistry in dermatopathology. J Cutan Pathol 43: 974-983, 2016
3) Lezcano C, et al: Sox10 and DOG1 expression in primary adnexal tumors of the skin. Am J Dermatopathol 39: 896-902, 2017
4) Goto K, et al: CD117 (KIT) is a useful immunohistochemical marker for differentiating porocarcinoma from squamous cell carcinoma. J Cutan Pathol 43: 219-226, 2016
5) Pardal J, et al: GATA3 and MYB expression in cutaneous adnexal neoplasms. Am J Dermatopathol 39: 279-286, 2017
6) Goto K: Immunohistochemistry for CD117 (KIT) is effective in distinguishing cutaneous adnexal tumors with apocrine/eccrine or sebaceous differentiation from other epithelial tumors of the skin. J Cutan Pathol 42: 480-488, 2015
7) Tjarks BJ, et al: Evaluation and comparison of staining patterns of factor XIIIa (AC-1A1), adipophilin and GATA3 in sebaceous neoplasia. J Cutan Pathol 45: 1-7, 2018
8) Mahalingam M, et al: The diagnostic utility of immunohistochemistry in distinguishing primary adnexal carcinomas from metastatic adenocarcinoma to the skin: An immunohistochemical reappraisal using cytokeratin 15, nestin, p63, D2-40, and calretinin. Mod Pathol 23: 713-719, 2010
9) Hornick JL, et al: Myoepithelial tumors of soft tissue: A clinicopathologic and immunohistochemical study of 101 cases with evaluation of prognostic parameters. Am J Surg Pathol 27: 1183-1196, 2003
10) Morbeck D, et al: GATA3 expression in primary vulvar Paget disease: A potential pitfall leading to misdiagnosis of pagetoid urothelial intraepithelial neoplasia. Histopathology 70: 435-441, 2017
11) Inoguchi N, et al: Expression of prostate-specific antigen and androgen receptor in extramammary Paget's disease and carcinoma. Clin Exp Dermatol 32: 91-94, 2007

4 Supernumerary Mammary Tissue
副乳

同義語・類義語 accessory mammary gland

定義および概念
乳腺堤原基の退縮が不十分で，乳房以外の milk line 上に残存した乳管・乳腺小葉組織である．

臨床的事項
頻度 成人女性の1～6%に出現し，新生児の検討では2.4%の頻度が報告されている[1]．東洋系人種に多いとされる．

好発年齢・性 小児期には気づかれないことが多いが，思春期以降，もしくは産褥期に乳腺組織が発達して発見されることが多い．大きな性差はないが，成人では女性に比較して男性での頻度はやや低い．

好発部位 腋窩から外陰部にかけての milk line 上のいずれの部位にも発生しうるが，胸腹部に最も好発し，腋窩や鼠径部にも出現する．

臨床像の特徴 片側に出現する皮下腫瘤(図1-4-1)のことが多いが，両側性のこともある．乳頭と乳暈を伴う場合は，表面に色素沈着や隆起がある．二次的に乳腺疾患を生じた場合は，発赤や潰瘍を伴うことがある．

病理組織学的事項
病変の発育様式
皮下脂肪組織に膠原線維の増加を伴って分布する(図1-4-2a)．

構成細胞の形態および分化
病変は拡張した乳管および乳腺小葉組織で構成される(図1-4-2b)．管腔構造は，立方状から円柱状の腺上皮

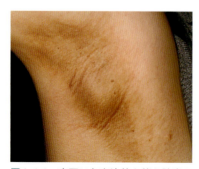

図1-4-1 表面に色素沈着を伴う腋窩の皮下腫瘤

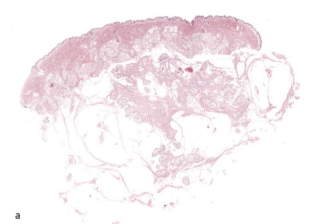
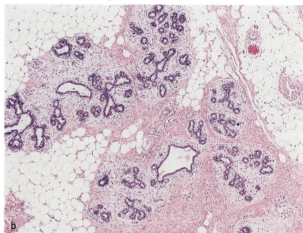
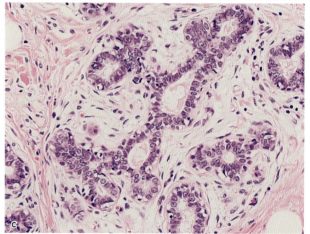

図1-4-2 Supernumerary mammary tissue
a：アポクリン腺下部の皮下脂肪組織にある病変である．
b：拡張した乳管と不完全な小葉組織である．
c：立方状の腺上皮細胞と淡明な細胞質をもつ筋上皮細胞との二相性を示す乳腺小葉組織が観察される．

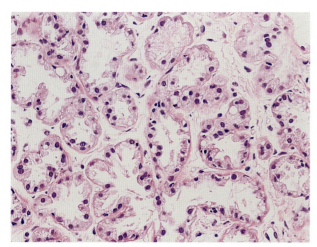

図 1-4-3　授乳期の乳腺小葉

細胞を好酸性から淡明な細胞質をもつ筋上皮細胞が裏打ちし，二相性を示す（図 1-4-2c）．症例によってさまざまな構成要素を示し，乳頭のみのもの，乳頭から乳輪および乳腺実質を有するもの，乳頭部はなく乳腺実質のみからなるものがある．

診断の手がかりとなる所見

・浅在性のエクリン器官やアポクリン器官と混在する乳管，乳腺小葉組織

その他の病理組織学的所見

Mastopathy（乳腺症），fibroadenoma，phyllodes tumors，乳癌など二次的に乳腺疾患を生じることがある．乳癌は 40 歳代で腋窩に発生する症例が多い[1,2]．

副乳は妊娠・授乳期にしばしば顕在化することがあるが，その組織像も乳腺組織と同様の変化を示す．授乳期の乳腺では，腺房が拡張して腺上皮細胞の細胞質が腺房内腔に突出し，鋲釘（hobnail）状となる（図 1-4-3）．

免疫組織化学的所見

正常乳腺と同一の免疫染色態度を示す．

病理組織学的鑑別疾患と鑑別の要点

■ Axillary Tail of Spence（乳房の腋窩尾部）

腋窩側まで拡がった正常乳腺組織で，副乳と異なり深在性組織なので，皮膚付属器組織との混在はない．

■ Hidradenocarcinoma

副乳に乳癌が発生したときに hidradenocarcinoma をはじめとする皮膚付属器由来の癌が鑑別となる．形態的に，そして免疫組織化学的態度も類似性が高いため，鑑別が困難なことがある．既存の副乳組織との混在，移行があれば副乳由来の病変であることを推測できる．

参考文献

1) Hoda SA, et al: Rosen's Breast Pathology. 4th ed. pp29-31, Lippincott Williams & Wilkins, Philadelphia, 2014
2) 森谷卓也：副乳．黒住昌史，他（編）：腫瘍病理鑑別アトラス．pp174-176，文光堂，2010

5 | Eccrine Hidrocystoma
エクリン汗嚢腫

同義語・類義語 hidrocystoma

定義および概念

エクリン管が囊腫様に拡張した，貯留囊胞（retention cyst）と考えられている．

臨床的事項

- **頻度** やや稀である．
- **好発年齢・性** 中年女性に多い．
- **好発部位** 顔面，特に眼囲に好発する（図1-5-1）．
- **臨床像の特徴** 直径2〜3 mmの皮膚色の小丘疹が集簇性に多発する．夏季に増悪し，冬季に消退する．

病理組織学的事項（図1-5-2）

病変の発育様式

真皮内の単房性あるいは少房性の囊腫である．集簇性に多発することが多い．

構成細胞の形態および分化

壁は2層からなり，内腔側の管腔細胞（luminal cells）と外側の外周細胞（peripheral cells）で構成される．

診断の手がかりとなる所見

・真皮内の単房性あるいは少房性の囊腫

免疫組織化学的所見

CEAやCA19-9，EMAなどが，管腔面に陽性になる．

病理組織学的鑑別疾患と鑑別の要点

■ Apocrine Gland Cyst

アポクリン腺の囊腫である．囊腫壁は腺細胞と筋上皮の2層で構成され，種々の程度に細胞増殖を伴い，断頭分泌（decapitation secretion）像も観察される．顔面に単発することが多い．

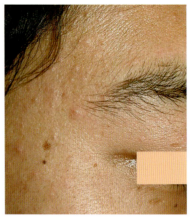

図1-5-1 外眼角外側の病変

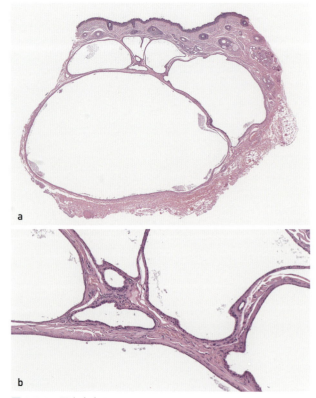

図1-5-2 巨大病変のeccrine hidrocystoma
a：真皮に少房性の囊腫状構築がある．
b：囊腫壁は2層の細胞よりなる．

6 Syringofibroadenomatous Hyperplasia
汗管線維腺腫様過形成

同義語・類義語 | eccrine syringofibroadenoma(Mascaro), eccrine syringofibroadenomatosis, acrosyringeal adenomatosis, reactive eccrine syringofibroadenoma

定義および概念

エクリン管に類似した管腔構築を含む索状の上皮と豊富な間質からなる良性腫瘍として，1963年にMascaroが初めて記載した[1]．

しかし，種々の腫瘍性あるいは炎症性の皮膚疾患において随伴所見として見出されうること[2,3]，また局所性に多発することがあり（eccrine syringofibroadenomatosisと称される），病態として真の腫瘍性病変であるのか論争があり，近年は反応性病態との考えが有力である[4]．そのため，本項ではsyringofibroadenomatous hyperplasiaの名称で取り扱う．

臨床的事項

頻度 非常に稀である．

好発年齢・性 高齢者に好発するとされる．特に性差があるとの記載はない[5]．

好発部位 四肢の遠位に好発する．

臨床像の特徴 通常は3cm程度までの表面粗糙な淡紅色あるいは常色，ときに暗赤色の結節を呈する．

病理組織学的事項

病変の発育様式

表皮と連続しながら下方に向かって細い上皮索が伸展し，網目状につながりあう（図1-6-1a）．上皮索が太くなったり結節状を呈したりすることはあまりない．上皮索は下端で不規則に下方へ伸びることがあるが，浸潤性増殖は示さない[4]．

構成細胞の形態および分化

構成細胞は小型で均一な立方状細胞で，少量の好酸性あるいは淡明な細胞質を有する．核異型はみられない．上皮索が網状あるいは有窓状に癒合する交差の部分で，エクリン管に類似した管腔構造がみられることがある（図1-6-1b）．

診断の手がかりとなる所見

・細長く伸びた上皮索が網状あるいは有窓状に癒合する増殖パターン
・交差の部分における管腔構造の存在

その他の病理組織学的所見

間質は比較的豊富で，血管や膠原線維を含み，ときに浮腫状を呈する．外的刺激の加わった病変では，間質に

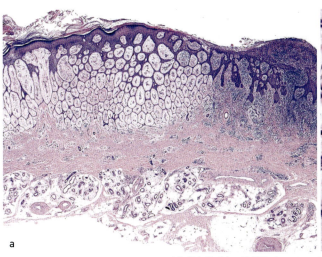
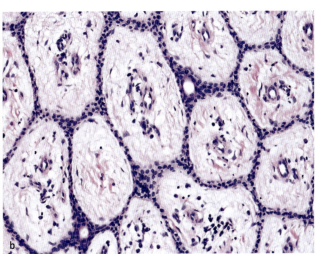

図1-6-1 Squamous cell carcinoma（有棘細胞癌）に随伴したsyringofibroadenomatous hyperplasia
a：表皮と連続して下方へ細い上皮索が伸びて網目状につながるが不規則な浸潤は示さない．それと連続して標本の右端にsquamous cell carcinomaがあり，前者の病変が反応性に生じた可能性を示唆する．
b：小型で均一な楕円形細胞からなる上皮索で，交差部分に管腔構造がある．細胞の異型性は明らかでない．

強い浮腫や血管増生，リンパ球や形質細胞といった炎症細胞の浸潤を高度に伴うことがある．

病理組織学的鑑別疾患と鑑別の要点

■ Fibroepithelioma of Pinkus

表皮と連続した上皮索の網状あるいは有窓状増殖を示すことで本疾患と類似するが，構成細胞がよりN/C比の高い上皮細胞であり，正常の毛芽に類似した上皮索辺縁の柵状配列や，上皮と密に関連した間質の紡錘形細胞の増殖がみられる点で異なる．また上皮索内の管腔構造は伴わない．

■ Poroma

孔細胞（poroid cells）と小皮縁細胞（cuticular cells）が索状に延長して網状あるいは有窓状に癒合する構築を呈することがあるが，病変全体の構築は均一ではなく，上皮索が太く幅をもつ部分や結節状となる部分がある点で，syringofibroadenomatous hyperplasiaと鑑別される．

参考文献

1) Mascaro JM: Considerations sur les tumeurs fibro-épithéliales: le syringofibroadenome eccrine. Ann Dermatol Syphiligr 90: 146-153, 1963
2) Tey HL, et al: Leprosy-associated eccrine syringofibroadenoma of Mascaro. Clin Exp Dermatol 32: 533-535, 2007
3) Lowell DL, et al: Multiple eccrine syringofibroadenoma of Mascaro of the lower extremity. J Am Podiatr Med Assoc 106: 433-438, 2016
4) Kazakov DV, et al: Eccrine syringofibroadenoma. In Kazakov DV, et al (eds): Cutaneous Adnexal Tumors, pp159-162, Wolters Kluwer/Lippincott Williams & Wilkins, Philadelphia, 2012
5) McNiff J, et al: Benign tumours with apocrine and eccrine differentiation. In LeBoit PE, et al (eds): World Health Organization Classification of Tumours, p142, IARC Press, Lyon, 2006

7 Eccrine Angiomatous Hamartoma
エクリン血管腫様過誤腫

同義語・類義語 eccrine nevus, sudoriferous angioma

定義および概念

エクリン器官と血管（主として毛細血管）が増生する皮膚の過誤腫である．

より大きな分類として eccrine nevus（エクリン母斑）の亜型と考えられることもある．Eccrine nevus は成熟したエクリン器官の過誤腫的増生を特徴とするが，純粋にエクリン器官のみで構成される病変と，エクリン器官に加えて血管成分の増生を伴う病変があり，後者が eccrine angiomatous hamartoma に相当する．

臨床的事項[1]

頻度 比較的稀である．

好発年齢・性 生下時から小児期までの発症がほとんどである．性差はない．

好発部位 四肢末端，特に手掌・足底に最も好発するが，顔面，体幹の発症もありうる．

臨床像の特徴 単発の結節あるいは局面であることがほとんどである（図 1-7-1）．一方で多発症例の報告もある．色調は紅色・紫紅色・黄色・茶褐色・皮膚色などさまざまである[1]．通常は緩徐に増大する．病変部に痛みや多汗を伴うこともある．

病理組織学的事項

病変の発育様式

主として真皮の中層から深層でエクリン器官と血管が増生する．比較的境界明瞭であるが，被膜はない．

構成細胞の形態および分化

成熟したエクリン器官が，主として壁の薄い毛細血管とともに増生する（図 1-7-2，1-7-3）．種々の程度に血管の内腔が拡張する．

その他の病理組織学的所見

エクリン器官と血管だけでなく，脂肪組織[2]・毛包[3]・アポクリン器官の増生や著明なムチン沈着[4]を伴うことがある．また，稀に疣状の表皮過形成を伴う症例がある[5]．

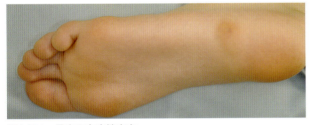

図 1-7-1　足底の有痛性病変
足底は最好発部位である．

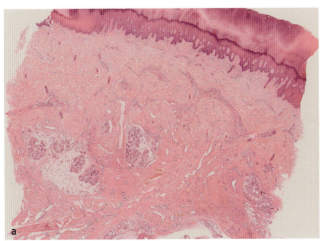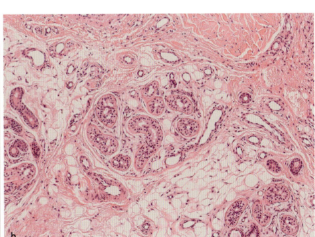

図 1-7-2　Eccrine angiomatous hamartoma
a：真皮から皮下にかけてエクリン器官と血管が増生している．
b：増生血管は毛細血管とそれよりやや太い小血管である．

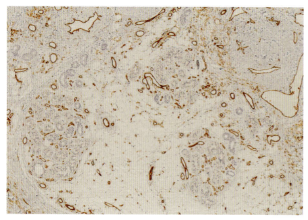

図 1-7-3　CD31
エクリン器官とともに増生する多数の小血管が明瞭になっている．

病理組織学的鑑別疾患と鑑別の要点

■ その他の血管腫

エクリン器官の要素の有無が鑑別点である．

参考文献

1) Michelle T, et al: Eccrine angiomatous hamartoma. J Am Acad Dermatol 47: 429-435, 2002
2) Donati P, et al: Eccrine angiomatous hamartoma: A lipomatous variant. J Cutan Pathol 16: 227-229, 1989
3) Velasco JA, et al: Eccrine-pilar angiomatous nevus. Dermatologica 177: 317-322, 1988
4) Tsunemi Y, et al: Eccrine angiomatous hamartoma with massive mucin deposition. Eur J Dermatol 15: 291-292, 2005
5) Galan A, et al: Eccrine angiomatous hamartoma with features resembling verrucous hemangioma. J Cutan Pathol 34: 68-70, 2007

8 Porokeratotic Adnexal Ostial Nevus
角化性付属器開口部母斑

同義語 類義語 | porokeratotic eccrine ostial and dermal duct nevus(PEODDN), porokeratotic eccrine and hair follicle nevus (PEHFN)

定義および概念

Porokeratotic adnexal ostial nevus(PAON)は，エクリン管や毛包の開口部に生じる非遺伝性の母斑病変である．以前より報告されていた2つの概念，porokeratotic eccrine ostial and dermal duct nevus(PEODDN)と porokeratotic eccrine and hair follicle nevus(PEHFN)が統合されてPAONという名称が提唱された[1]．他の皮膚疾患や全身疾患との関連性はあまりないとされているが，ときに他疾患に伴い発症することもある．

臨床的事項[1]

頻度 きわめて稀である．

好発年齢・性 生下時あるいは乳幼児に発生する．若年成人での遅発例もある．

好発部位 手足を含めた四肢遠位側に好発するが，皮疹が広範な症例では四肢の近位側や体幹，頸部にも拡がる．多発性のことが多く，両側性のこともある．

臨床像の特徴 色素沈着を伴う角化性丘疹がBlaschko線に一致して列序性に配列する(図1-8-1)．

病理組織学的事項

病変の発育様式

病変は皮膚表層部にあり，特にエクリン管や毛包の皮表開口部に局在して異常所見がみられる(図1-8-2a, 1-8-3a)．それに伴って皮膚付属器の深部側の内腔が拡張することもある．

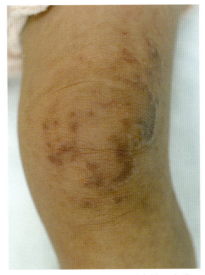

図1-8-1 生下時から膝に列序性に出現していた角化性丘疹

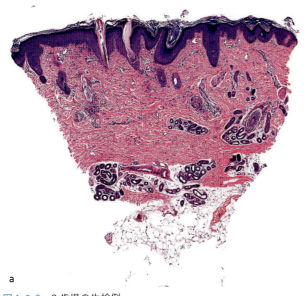
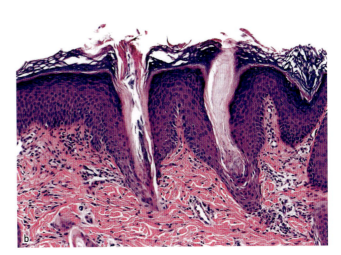

図1-8-2 0歳児の生検例
a：真皮内にほとんど変化はみられない．
b：Cornoid lamellaは本例よりも明瞭な錯角化を示すことが多い．

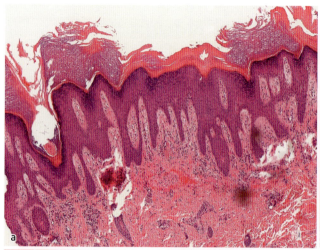
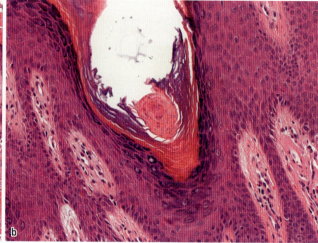
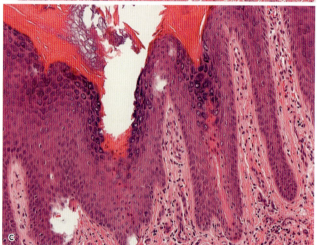

図1-8-3 別の2歳児の生検例
a：皮膚付属器の皮表開口部に一致したcornoid lamellaとともに表皮全体の肥厚がみられる.
b：毛包あるいはエクリン管の開口部にcornoid lamellaがみられる.
c：別のエクリン管の皮表開口部にもcornoid lamellaがみられる.

診断の手がかりとなる所見

- エクリン管や毛包の皮表開口部に一致したcornoid lamella〔1つの生検材料内に多発して観察される（図1-8-2b, 1-8-3）. ただし，これらの開口部に一致しないcornoid lamellaも出現しうる. これらの所見を得るためには切片を追加で薄切する労力を惜しんではならない〕

その他の病理組織学的所見

Cornoid lamellaを形成していない部分の表皮は，わずかに肥厚するかあるいはほとんど変化がない. 真皮には炎症細胞浸潤はあまりみられないが，拡張したエクリン管あるいは毛包が破綻して，その周囲に肉芽腫性炎症を付随することもある.

病理組織学的鑑別疾患と鑑別の要点

■ Porokeratosis（汗孔角化症）

特にlinear porokeratosisは臨床像も組織像もPAONに類似するため，両者の鑑別はしばしば問題となる. Porokeratosisでは皮膚付属器開口部に一致したcornoid lamellaがあまりみられず，1つの生検材料内にcornoid lamellaが3つ以上多発してみられることもないため，PAONと組織学的に鑑別可能である. ただし，follicular porokeratosis（毛包性汗孔角化症）という亜型も報告されている[2,3]. それらのなかにはPAON例が混在している可能性も否定できないが，基本的にfollicular porokeratosisは線状配列を示さない.

参考文献

1) Gooddard DS, et al: Widespread porokeratotic adnexal ostial nevus: Clinical features and proposal of a new name unifying porokeratotic eccrine ostial and dermal duct nevus and porokeratotic eccrine and hair follicle nevus. J Am Acad Dermatol 61: 1060. e1-e14, 2009
2) De Almeida HL Jr, et al: Follicular involvement in porokeratosis. J Eur Acad Dermatol Venereol 21: 109-111, 2007
3) Pongpudpunth M, et al: Follicular porokeratosis: distinct clinical entity or histologic variant? J Cutan Pathol 36: 1195-1199, 2009

9 Benign Poroid Neoplasms (Poroma and Its Subtypes)
良性汗孔新生物（汗孔腫とその亜型）

同義語・類義語　poroma, eccrine poroma, hidroacanthoma simplex, dermal duct tumor, poroid hidradenoma

定義および概念

　表皮内や真皮内のエクリンあるいはアポクリン管への分化を示す良性腫瘍である．導管外側の外周細胞（peripheral cells）に類似する小型で基底細胞様の孔細胞（poroid cells）と，導管内側の管腔細胞（luminal cells）に類似する好酸性の豊富な細胞質をもつ有棘細胞様の小皮縁細胞（cuticular cells）が結節状に病変を形成する．小皮縁細胞の増殖巣の中に小型の管腔が形成されるのが特徴である．

　Poroma（汗孔腫）（Pinkus型），hidroacanthoma simplex（単純性汗棘細胞腫）（Smith-Coburn型），dermal duct tumor（真皮汗管腫瘍）（Winkelmann-McLeod型），poroid hidradenoma（汗孔様汗腺腫／孔細胞汗腺腫）（Mayer型）の4組織亜型は1つの病変内に混在することも多いことから，一括してbenign poroid neoplasmsと呼ばれる[1]．Porocarcinomaの発生母地になることがある．

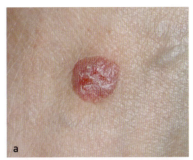

図1-9-1　Poroma（Pinkus型）の臨床像
a：足背の症例．b：大腿の症例．

臨床的事項[1]

頻度　比較的よくみられる腫瘍である．皮膚検体全体の約1％を占めるとされる[1]．

好発年齢・性　切除時年齢は平均64歳（12～98歳）．年代別にみると70歳代が31％と最も多く，次に60歳代が23％，50歳代が17％である．男女比は1：1で，性差はない[2]．

好発部位　下肢が43％と最も多く，体幹，頭頸部，上肢の順である．下肢のうち足（足関節より遠位の部分）が全体の23％を占めるが，足底は5％と意外に少ない[2]．

臨床像の特徴　病変の大きさは，平均8.2 mm（2～43 mm）と報告されている．全体では，亜有茎性47％，ドーム状34％，皮内・皮下結節19％であるが，組織亜型によって，その典型像は異なる[2]．

　Poromaでは，亜有茎性に外方向性発育する腫瘍，あるいはドーム状に扁平に隆起する腫瘍を呈する（図1-9-1）．紅色調のことが多く，pyogenic granuloma（化膿性肉芽腫）やその他の血管腫，amelanotic melanoma（無色素性黒色腫）と臨床診断されることがある[2]．

　Hidroacanthoma simplexは，常にドーム状の扁平な

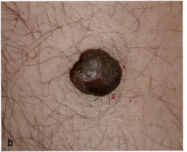

図1-9-2　Hidroacanthoma simplex（Smith-Coburn型）の臨床像
前腕の症例．

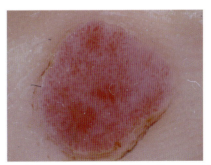

図1-9-3　足底のporoma（Pinkus型）のダーモスコピー像
Whitish-pink networkとhairpin vesselsがみられる．

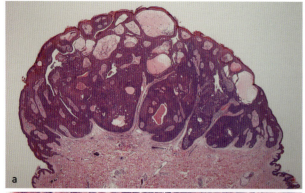
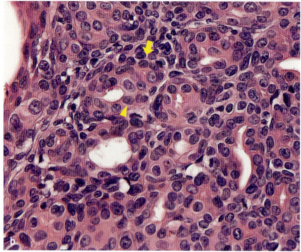

図 1-9-4　Poroma(Pinkus 型)
a：亜有茎性の病変である．
b：孔細胞(矢印)と小皮縁細胞(矢頭)から構成されている．

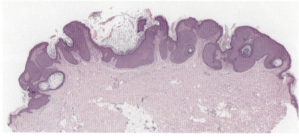

図 1-9-5　Hidroacanthoma simplex(Smith-Coburn 型)

病変を形成する．臨床像は seborrheic keratosis(脂漏性角化症)や Bowen's disease と類似する[2](図 1-9-2)．

Poroid hidradenoma や dermal duct tumor は，皮内から皮下の結節性病変として認識される．

ダーモスコピー像では，whitish-pink network を背景として，紅色領域に hairpin vessels，flower-like vessels がみられる(図 1-9-3)．Whitish-pink network は，組織像の表皮の網状吻合に対応し，紅色領域は組織像の間質の膠原線維の硝子化と毛細血管増生に対応する．

病理組織学的事項

腫瘍の発育様式

組織亜型によって，その全体構築は異なる．

Poroma では，腫瘍胞巣が表皮と連続しながら真皮に向かって索状に伸び，それらは互いに吻合する(図 1-9-4)．腫瘍胞巣の周囲に正常な角化細胞が介在しないもので，最も多い亜型である[1]．

Hidroacanthoma simplex は，表皮内に周囲との境界が明瞭な胞巣を形成する病変(図 1-9-5)で，腫瘍胞巣の周囲に正常な角化細胞が確認される．

Dermal duct tumor は，小さな腫瘍胞巣が表皮と連続せず真皮内で島嶼状に散在する病変である(図 1-9-6)．

Poroid hidradenoma は，真皮から皮下組織にかけて大型の充実性あるいは充実嚢胞状の結節構造をとる病変である．真皮から皮下組織にかけて大型の充実性結節を形成する nodular type(図 1-9-7)と充実性結節とともに嚢胞状構築が目立つ solid-cystic type に分けられる(図 1-9-8)．

また，上記の 4 つの組織亜型が種々の割合で 1 つの病変内に混在するものもある(図 1-9-9)．

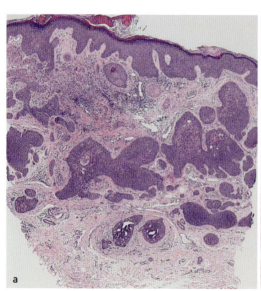
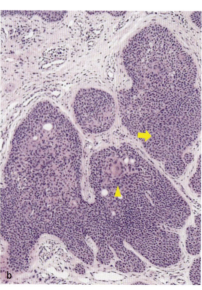

図 1-9-6　Dermal duct tumor(Winkelmann-McLeod 型)
a：腫瘍胞巣が真皮内に島嶼状に分布する．
b：孔細胞(矢印)と小皮縁細胞(矢頭)から構成されている．

腫瘍細胞の形態および分化

いずれの組織亜型にも共通して，小型で基底細胞様の孔細胞と，好酸性の豊富な細胞質をもつ有棘細胞様の小皮縁細胞が結節状に増殖する．小皮縁細胞の増殖部に導管様の管腔形成が観察される（図 1-9-4b，1-9-6b，1-9-7b）．また小皮縁細胞は細胞質内管腔を伴うこともある．ときに細胞質が淡明な細胞も出現する．

診断の手がかりとなる所見

- 基底細胞様の孔細胞と有棘細胞様の小皮縁細胞の結節状増殖
- 管腔形成

その他の病理組織学的所見

■ Bowenoid Change[3]

Bowen's disease の所見のように，大型異型核の腫瘍細胞や多核の腫瘍細胞（clumping cells）が出現することがある．このような bowenoid change は benign poroid neoplasms の約 10%で観察される（図 1-9-10）．Bowenoid change が小型で異型のない腫瘍細胞と混じりながら一部のみにみられる場合は良性腫瘍と判断されるが，小型で異型のない腫瘍細胞と混じることなく領域性に出現している場合には porocarcinoma を疑う必要がある．

■ 塊状壊死（Necrosis en Masse）[3]

Benign poroid neoplasms では，特徴的な塊状壊死が 34%に観察されると報告されている（図 1-9-11）．これは周囲の腫瘍細胞と明瞭に境された大型壊死巣であり，seborrheic keratosis では出現しないため，両者を鑑別するうえで価値がある．

■ Pigmented Poroid Neoplasms[3]

病変を構成する腫瘍細胞の細胞質内にメラニン顆粒を有する症例で，メラノサイトの増殖を伴う．27%の症例

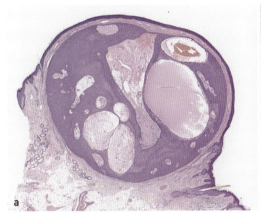
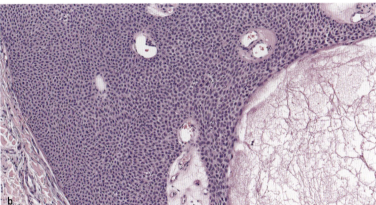

図 1-9-7　Nodular type の poroid hidradenoma（Mayer 型）
a：真皮内に充実性結節が形成されている．
b：孔細胞が充実性に増殖している．

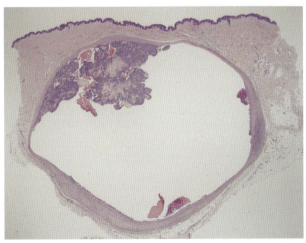

図 1-9-8　Solid-cystic type の poroid hidradenoma（Mayer 型）

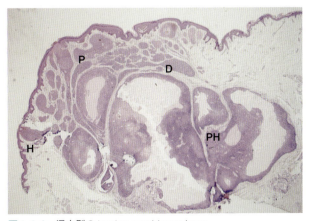

図 1-9-9　混在型の benign poroid neoplasm
同一標本内に，poroma（P）と hidroacanthoma simplex（H）と dermal duct tumor（D）と poroid hidradenoma（PH）の 4 組織亜型が混在している．

第1章　エクリン器官・アポクリン器官系病変および乳腺様器官系病変

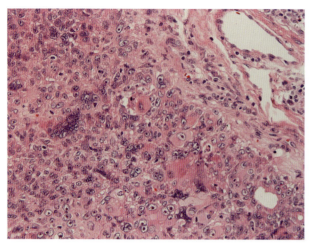

図 1-9-10　Bowenoid change

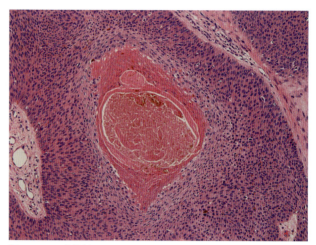

図 1-9-11　塊状壊死

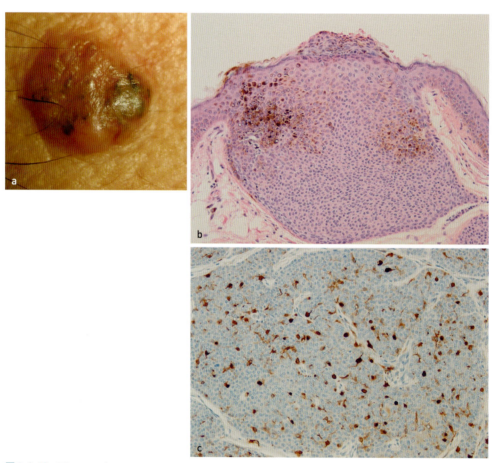

図 1-9-12　Pigmented poroma
a：臨床像．b：病理組織像．c：S100 protein 陽性のメラノサイトの混在．

にみられるとの報告がある[3]（図 1-9-12）．

■ 間質の変化[3]

　腫瘍間質において，しばしば膠原線維の硝子化や毛細血管の増生を伴う．また，腫瘍周囲にいわゆる線維化した肉芽組織が形成されると，morphoeic/infiltrative basal cell carcinoma（モルヘア/浸潤型基底細胞癌）のように腫瘍細胞が浸潤性に増殖しているようにみえる（図 1-9-

13）．このような病変では，porocarcinoma との鑑別が難しくなるが，その部分の腫瘍細胞に核異型や核分裂像がないことで鑑別できる．

■ Apocrine Type Poroid Neoplasms[4, 5]（図 1-9-14）

　アポクリン分化を示す benign poroid neoplasms が，全体の 25～30％存在する．拡張しながら屈曲・蛇行する大型のアポクリン型の腺管が存在し，その内腔面に断

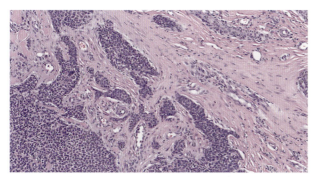

図 1-9-13　線維化した肉芽組織内に小型の腫瘍胞巣がみられる poroma

頭分泌（decapitation secretion）像が確認される．混在型を含むすべての組織亜型で観察されるが，特に poroid hidradenoma と dermal duct tumor で多くみられる．Apocrine type は男性にやや多く，non-apocrine type に比べて，皮下・皮内型の割合が高く，腫瘍径が大きい傾向にある．また，外陰部，頭皮，体幹に多い．

免疫組織化学的所見

管腔面には，CEA，CA19-9，EMA などが陽性となる．孔細胞には lumican が陽性になり，seborrheic keratosis との鑑別に有用である[6]．CD117 が少なくとも一部に染まることも seborrheic keratosis との鑑別に利用される．

病理組織学的鑑別疾患と鑑別の要点

■ Seborrheic Keratosis

特に，clonal type seborrheic keratosis と hidroacanthoma simplex の鑑別が問題となる．塊状壊死がみられるのは poroid neoplasms の可能性が高い．この鑑別には，lumican が有用であると報告されている[6]．

■ Hidradenoma

Poroid hidradenoma と通常の hidradenoma は，孔細胞の有無によって鑑別するが，しばしばその鑑別は困難を伴う．

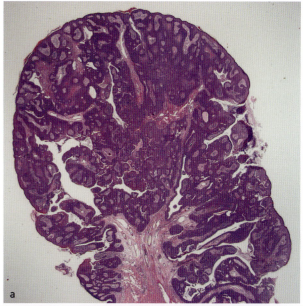
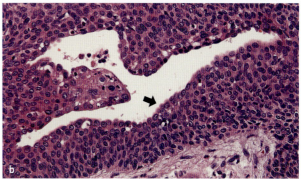

図 1-9-14　Apocrine type poroma
a：屈曲・蛇行する拡張した大型のアポクリン型の腺管が存在する．
b：管腔に面した小皮縁細胞に断頭分泌像が観察される（矢印）．

参考文献

1) 伊東慶悟，他：Poroid cell neoplasms　421 例の臨床病理学的検討　第 1 報：4 組織亜型．日皮会誌　118：2429-2434，2008
2) 伊東慶悟，他：Poroid cell neoplasms　421 例の臨床病理学的検討　第 2 報：臨床的データ．日皮会誌　118：3069-3074，2008
3) 伊東慶悟，他：Poroid cell neoplasms　421 例の臨床病理学的検討　第 4 報：病理組織学的随伴所見．日皮会誌　119：173-182，2009
4) 伊東慶悟，他：Poroid cell neoplasms　421 例の臨床病理学的検討　第 3 報：Apocrine type poroid cell neoplasms．日皮会誌　119：33-38，2009
5) Ito K, et al: Clinicopathological analysis of 384 cases of poroid neoplasms including 98 cases of apocrine type case. J Dermatol 44: 327-334, 2017
6) Takayama R, et al: Expression of lumican in hidroacanthoma simplex and clonal-type seborrheic keratosis as a potent differential diagnostic marker. Am J Dermatopathol 36: 655-660, 2014

10 Hidradenoma
汗腺腫

同義語 類義語　nodular hidradenoma, solid cystic hidradenoma, clear cell hidradenoma, apocrine hidradenoma, eccrine acrospiroma, clear cell myoepithelioma

定義および概念[1,2)

　Hidradenomaは充実性あるいは充実囊胞状の構築を示す良性のエクリンあるいはアポクリン系腫瘍であり，一部に導管や腺管構造を伴う．多彩な形態を示す腫瘍細胞から構成されるが，腫瘍内に筋上皮細胞は介在しない．ちなみに，poroid hidradenomaはporoid neoplasmsの一型であり，hidradenomaとは本質的に異なる腫瘍型である．

臨床的事項

頻度　比較的よく遭遇する腫瘍である．
好発年齢・性　幅広い年齢層に発生する．目立った性差はない．
好発部位　頭頸部に最も多いが，体幹や四肢などにも発生する．
臨床像の特徴　3 cm大までの皮内あるいは皮下の結節であることが多いが，巨大化することもある．稀に表層に潰瘍を伴う．

病理組織学的事項

腫瘍の発育様式[1,2)（図 1-10-1）

　腫瘍は真皮から皮下浅層に主座があり，しばしば被覆表皮と連続する（図 1-10-2）．腫瘍構築の主体は周囲組織と境界明瞭な単結節性あるいは分葉状・多結節性の大型充実性腫瘍胞巣であるが（図 1-10-1a），種々の程度に囊腫状構築も伴い，それが目立つ例ではsolid cystic hidradenomaと呼ばれることもある（図 1-10-1b）．比較的小型の腫瘍胞巣が主体となる症例もある（図 1-10-1c）．腫瘍は大小の管腔構造（図 1-10-3a）を形成し，しばしば断頭分泌（decapitation secretion）像（図 1-10-3b）や細胞質内管腔（intracytoplasmic lumen）（図 1-10-3c）も観察される．

腫瘍細胞の形態および分化[1,2)（図 1-10-4）

　腫瘍細胞は形態学的に多様であり，好酸性の多稜形細胞（polygonal cells/polyhedral cells）（図 1-10-4a），淡明細胞/澄明細胞（pale cells/clear cells）（図 1-10-4b），扁平上皮様細胞/表皮様細胞（squamoid cells/epidermoid cells）（図 1-10-4c），好酸性細胞/オンコサイト（oxyphil-

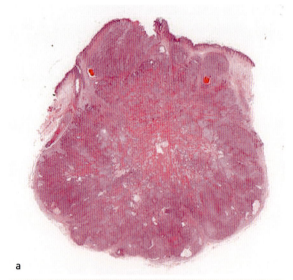

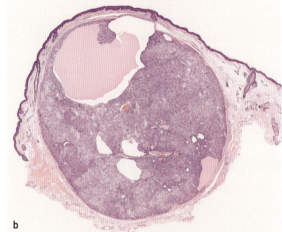

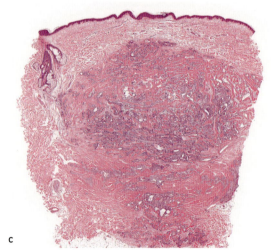

図 1-10-1　Hidradenomaの腫瘍構築の多様性
a：大型充実性腫瘍胞巣からなる病変．
b：solid cystic typeと称される充実囊胞状構築の病変．
c：硬化性間質とともに細かい不整形腫瘍胞巣からなる病変．

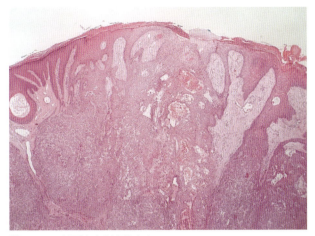

図 1-10-2　被覆表皮と連続する hidradenoma

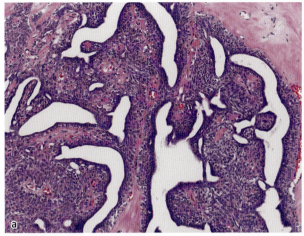
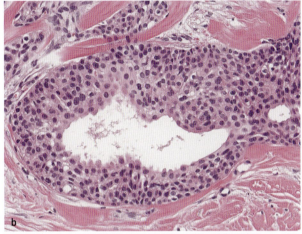
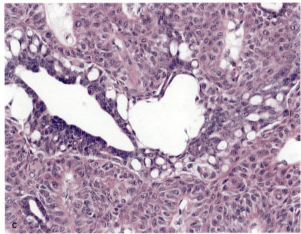

図 1-10-3　腫瘍内の管腔構造
a：導管様の管腔構造．b：断頭分泌様の所見を示す腺腔構造．
c：細胞質内管腔．

ic cells/oncocytic cells)（図 1-10-4d），粘液細胞(mucinous cells)（図 1-10-4e），さらにはそれらの腫瘍細胞から移行する中間細胞/移行細胞(intermediate cells/transitional cells)（図 1-10-4f）などが種々の割合で混在しうる．多稜形細胞，淡明細胞，中間細胞が優位なことが多く，淡明細胞が優位な例は clear cell hidradenoma と呼ばれることがある．多稜形細胞が形態学的に筋上皮細胞に類似することがあるが，免疫組織化学的に筋上皮分化は証明されない．

診断の手がかりとなる所見
- 大型充実性あるいは充実嚢胞状の構築
- 多稜形細胞・淡明細胞・扁平上皮様細胞・中間細胞を主体とする腫瘍細胞，硝子様間質

その他の病理組織学的所見
ほとんどの症例で腫瘍間質に硝子様変化が観察される．また，その硬化性の膠原線維を伴いながら偽浸潤像を示すことがある（図 1-10-5）．

免疫組織化学的所見
α-SMA や calponin などの平滑筋マーカーは陰性であり，筋上皮細胞は確認できない．良悪性の判断に Ki-67 や p53 が補助的に利用されることもある．悪性と判断するうえで，Ki-67 陽性率＞11％ は1つの簡便な目安となり，良性ではそれ以下である[3]．また，良性では基本的にほとんど p53 陰性である．

分子生物学的知見
ほとんどの症例で MAML2 遺伝子転座が証明され，そのなかには唾液腺の mucoepidermoid carcinoma（粘表皮癌）でも共通して観察される t(11；19)CRTC1-MAML2 や t(11；15)CRTC3-MAML2 などが含まれる[4,5]．

病理組織学的鑑別疾患と鑑別の要点

■ Poroid Hidradenoma
腫瘍の構築はよく似るが，構成細胞が異なる．Poroid hidradenoma は poroid neoplasms の1つであり，孔細胞(poroid cells)が優位に増殖しながら小皮縁細胞(cuticular cells)が散在性あるいは小集塊状に分布する．MAML2 遺伝子転座はみられない．

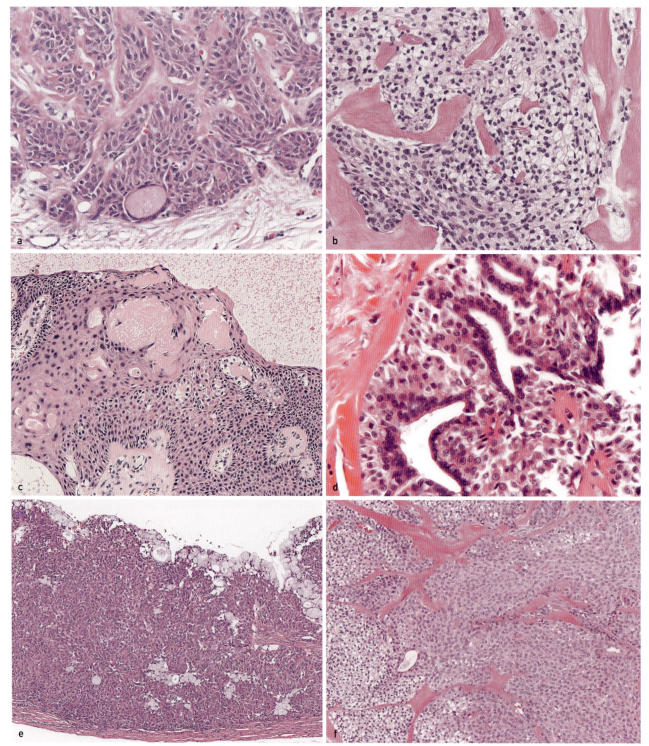

図 1-10-4　Hidradenoma の腫瘍細胞の多様性
a：好酸性の多角形細胞．b：淡明細胞．c：扁平上皮様あるいは小皮縁細胞様の細胞．d：好酸性細胞．e：粘液細胞．
f：淡明細胞から移行する中間細胞．

■ Hidradenocarcinoma

　腫瘍辺縁の不整性，浸潤性発育，深部組織（皮下中層以深）への深達，脈管侵襲，神経束周囲浸潤，塊状壊死（necrosis en masse），核多形性，顕著な核分裂像（4個以上/10 強拡野）などの悪性を示唆させる項目のうち3個以上満たされれば hidradenocarcinoma が考えられる[3]．ごく少数（1 ないし 2 個）が満たされる症例に対しては，atypical hidradenoma として暫定診断的あるいは中間悪性的な位置づけで対処されることもある[3]．

■ Metastatic Clear Cell Renal Cell Carcinoma（転移性淡明細胞型腎細胞癌）

　個々の腫瘍胞巣が小さく，腫瘍胞巣間に細かく介在す

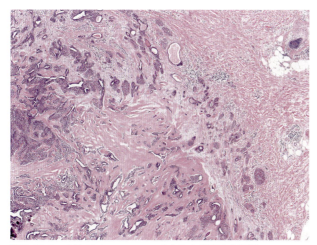

図 1-10-5　良性 hidradenoma でみられた腫瘍の偽浸潤

る血管間質がみられれば clear cell renal cell carcinoma である．Clear cell renal cell carcinoma では vimentin 強陽性であるが，hidradenoma では陰性である．

■ **Digital Papillary Adenocarcinoma**

指趾発生例では積極的に疑うべきである．Hidradenoma と異なって筋上皮細胞が少なくとも一部の腫瘍胞巣を取り囲んでいる．

■ **Hidradenoma of the Breast**

稀に乳腺内にも hidradenoma が発生することがあり，*MAML2* 遺伝子転座が証明される[6]．

参考文献

1) Nandeesh BN, et al: A study of histopathologic spectrum of nodular hidradenoma. Am J Dermatopathol 34: 461-470, 2012
2) Kazakov DV, et al: Hidradenoma. In Kazakov DV, et al (eds): Cutaneous Adnexal Tumors. pp9-23, Wolters Kluwer/Lippincott Williams & Wilkins, Philadelphia, 2012
3) Nazarian RM, et al: Atypical and malignant hidradenomas: A histological and immunohistochemical study. Mod Pathol 22: 600-610, 2009
4) Kyrpychova L, et al: Cutaneous hidradenoma: A study of 21 neoplasms revealing neither correlation between the cellular composition and CRTC1-MAML2 fusions nor presence of CRTC3-MAML2 fusions. Ann Diagn Pathol 23: 8-13, 2017
5) Kuma Y, et al: A novel fusion gene CRTC3-MAML2 in hidradenoma: Histopathological significance. Hum Pathol 70: 55-61, 2017
6) Kazakov DV, et al: Skin-type hidradenoma of the breast parenchyma with t(11;19) translocation: Hidradenoma of the breast. Am J Dermatopathol 29: 457-461, 2007

11　Syringoma
汗管腫

定義および概念
　真皮内エクリン管あるいはアポクリン管への分化を示す良性腫瘍である．英名は"管"を意味するギリシャ語のsyrinxに由来する．

臨床的事項[1]

頻度　正確な頻度は不明だが，比較的ありふれた皮膚疾患である．なお，モンゴロイド系人種は非モンゴロイド系に比べ発症頻度が高いという報告がある[1]．

好発年齢・性　患者の約70％が女性である．小児から老人まで広く発症するが，最も多いのは30歳代という報告がある[2]．

好発部位　顔面に好発する．なかでも下眼瞼（図1-11-1）に最も多い．胸部や頸部にもみられ，また外陰部（図1-11-2）も好発部位の1つである．

臨床像の特徴　通常，病変は上記の好発部位に限局した多発丘疹からなる．数mm～1cm大程度の硬い小丘疹で，皮膚色であることが多いが，紅色や褐色調の色調を呈することもある．

　稀に全身に発疹様に多発するeruptive syringoma（図1-11-3）や，孤立性の単発病変となることもある．また線状配列する症例の報告もある[3]．この他，Down syndromeに関連した症例や家族性の症例もある[4]．

病理組織学的事項

腫瘍の発育様式
　背景に膠原線維の増加を伴いながら，充実性あるいは管腔を形成する小型腫瘍胞巣が比較的均等に分布する．真皮の浅層から2/3に限局して存在することがほとんどである（図1-11-4a）．例外的に，外陰部で皮下脂肪組織にまで伸展する症例の報告がある[5]．

腫瘍細胞の形態および分化
　腫瘍胞巣は，円形・類円形・曲線状・奇妙な地図状の形態をしている．特に，"コンマ状(comma-like)"，"おたまじゃくし様(tadpole-like)"の輪郭をした腫瘍胞巣は特徴的である（図1-11-4b）．これらの腫瘍胞巣は，単調な立方状の細胞からなり，核は小さく，核小体は目立たない．核分裂像はほとんどない．腫瘍胞巣の一部は管腔を形成し，内腔に分泌物を伴うこともある．

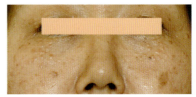

図1-11-1　下眼瞼の症例
両下眼瞼部は最好発部位であり，皮膚色の多発丘疹として出現する．

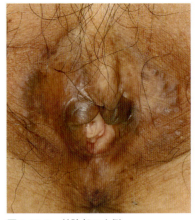

図1-11-2　外陰部の症例
外陰部も好発部位の1つである．

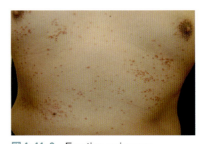

図1-11-3　Eruptive syringoma
体幹に紅色丘疹が多発している．

その他の病理組織学的所見
　石灰化や肉芽腫を伴うこともある．また，以下のような細胞学的変化や亜型が知られている．

■ Clear Cell Change
　グリコーゲンの貯留により腫瘍胞巣を構成する細胞が淡明な細胞質を示す（図1-11-5）．Syringomaにおいてしばしば部分的にこのような変化を示すことがあるが，

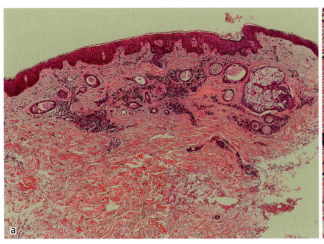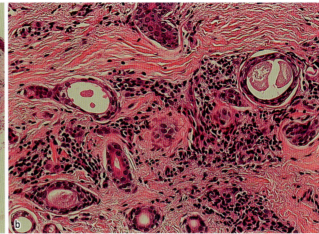

図 1-11-4　Syringoma
a：真皮浅層に管腔状や充実性の小型腫瘍胞巣が比較的均一に分布する．
b：腫瘍胞巣の一部はおたまじゃくし様の形態で，内部に好酸性の分泌物を伴う．

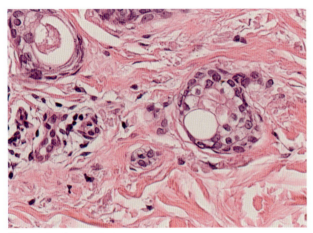

図 1-11-5　Clear cell change
しばしば部分的あるいは全体的に細胞質が淡明化する．

ほとんどの構成細胞が淡明な細胞質となる顕著な症例がある(clear cell syringoma)．こうした例では糖尿病との関連について多くの報告があるが[6]，一方で糖尿病との関連のない症例もある．

■ Milium-Like Syringoma(稗粒腫様汗管腫)

腫瘍胞巣に角化や扁平上皮化生が起こることがあり，ときにこれが顕著となって，大きな角質囊腫が目立つことがある[7]．

病理組織学的鑑別疾患と鑑別の要点

■ Basal Cell Carcinoma, Morphoeic/Infiltrative Type(モルヘア/浸潤型基底細胞癌)

細い索状の基底細胞様細胞からなる腫瘍胞巣が硬化性の線維性間質を伴い深部へ浸潤する．一部の腫瘍胞巣の辺縁で柵状配列がみられる．管腔構造はない．

■ Desmoplastic Trichoepithelioma(線維形成性毛包上皮腫)

細い索状の基底細胞様細胞からなる腫瘍胞巣，角質囊腫，線維性間質を伴う．左右対称性の構築をしており，真皮浅層から中層に存在し，深部への浸潤傾向はない．エクリン管分化はない．

■ Microcystic Adnexal Carcinoma

病変の浅部では角質囊腫が目立ち，深部にいくにつれて管腔形成を示す索状の腫瘍胞巣が浸潤傾向を示す．

■ Syringoma-Like Proliferation in Alopecia(脱毛症における汗管腫様増殖)

被髪頭部の種々の脱毛性疾患において，反応性の過程として，稀に syringoma に類似した組織像が出現することがある．

参考文献

1) Butterworth T, et al: Syringoma and mongolism. Arch Dermatol 90: 482-487, 1964
2) Ciarloni L, et al: Syringoma: A clinicopathological study of 244 cases. Ann Dermatol Venereol 143: 521-528, 2016
3) Yung CW, et al: Unilateral linear nevoidal syringoma. J Am Acad Dermatol 4: 412-416, 1981
4) Friedman SJ, et al: Syringoma presenting as milia. J Am Acad Dermatol 16: 310-314, 1987
5) Kazakov DV, et al: Vulvar syringomas with deep extension: A potential histopathologic mimic of microcystic adnexal carcinoma. Int J Gynecol Pathol 30: 92-94, 2011
6) Furue M, et al: Clear-cell syringoma. Association with diabetes mellitus. Am J Dermatopathol 6: 131-138, 1984
7) Wang KH, et al: Milium-like syringoma: A case study on histogenesis. J Cutan Pathol 31: 336-340, 2004

12 Spiradenoma, Cylindroma, Spiradenocylindroma
らせん腺腫，円柱腫，らせん腺円柱腫

同義語・類義語 eccrine spiradenoma

定義および概念

Spiradenoma は，Unna により命名された真皮あるいは皮下脂肪組織に発生するエクリンあるいはアポクリン系の良性腫瘍である[1]．1956 年，Kersting と Helwig[2] により多数例の臨床病理学的検討がなされた．一方，cylindroma も Crain と Helwig[3] によって初めて多数例の検討がなされた．これら 2 つの腫瘍はしばしば合併するため，spiradenocylindroma という名称のもと，同一スペクトラム上の腫瘍として扱われることがある[1]．

また，いずれの腫瘍も Brooke-Spiegler syndrome で出現する．この症候群では他にも多発性の trichoepithelioma を伴うことがある．本症候群の原因遺伝子は，染色体 16 q に存在する CYLD である[4]．

臨床的事項[5]

頻度 比較的稀な腫瘍である．特に本邦では cylindroma は稀である．

好発年齢・性 Spiradenoma は男女ほぼ同数あるいは女性にやや多い．本邦では，切除時平均年齢は 50 歳代前半である．Cylindroma に関しては，本邦における多数例の検討はない．

好発部位 Spiradenoma は，体幹，特にその頭側に多い．次いで，顔面に生じる例が多い．Cylindroma は顔面・被髪頭部に発生することが多い．

臨床像の特徴 Spiradenoma は，平均 15 mm 程度の皮内から皮下腫瘍で，しばしば圧痛や自発痛を伴う．ときに青灰色を示す場合もある（図 1-12-1）．Cylindroma は隆起性の結節を形成し（図 1-12-2），しばしば多発性病変を形成する．被髪頭部に多発性病変を形成するとその外観からターバン腫瘍と呼ばれることもある．

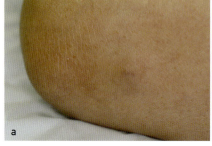 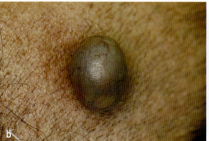 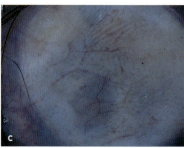

図 1-12-1 Spiradenoma
a：表面皮膚色の皮下腫瘍である．
b：青灰色の隆起性皮内腫瘍を形成する場合もある．
c：b のダーモスコピーでは，拡張した血管の増生と比較的均一な青灰色領域がみられる．

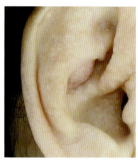

図 1-12-2 Brooke-Spiegler syndrome に生じた cylindroma
（日本医科大学武蔵小杉病院形成外科・土佐眞美子先生の厚意による）

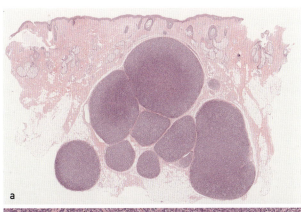
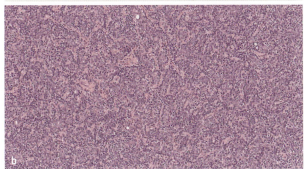

図 1-12-3　典型的 spiradenoma

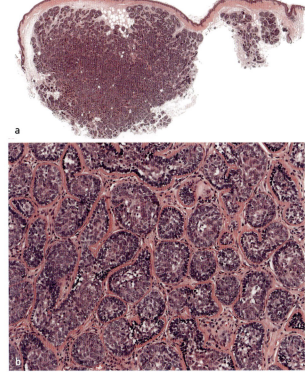

図 1-12-4　典型的 cylindroma

病理組織学的事項

腫瘍の発育様式

　真皮内，あるいは真皮から皮下脂肪組織にかけて，境界が明瞭で，辺縁平滑な1ないし数個の結節よりなる病変を形成する（図 1-12-3）．特に spiradenoma はリンパ節様の弱拡大像を呈する．また，spiradenoma ではときに囊腫様構築を伴う．

腫瘍細胞の形態および分化

　Spiradenoma は，小型の濃染核とわずかな細胞質からなる基底細胞様細胞と，比較的大型の淡染核と比較的豊富な好酸性細胞質からなる扁平上皮様細胞で構成される．基底細胞様細胞と扁平上皮様細胞は，それぞれ暗調細胞（dark cells），明調細胞（pale cells）と表現されることもある．暗調な基底細胞様細胞が明調な扁平上皮様細胞を取り囲むように配列して，網状あるいは迷路状の構築を形成する．明調な扁平上皮様細胞はときに管腔を形成し，エクリン管あるいはアポクリン管，またはエクリン腺あるいはアポクリン腺への分化像を伴う．従来は，エクリン系腫瘍と考えられていたが，ときに断頭分泌（decapitation secretion）像が確認される例があり，最近ではアポクリン系腫瘍とする考え方が一般である．また，病変内には，多数のリンパ球が浸潤している．

　Cylindroma は，明調な扁平上皮様細胞の集塊の辺縁を暗調な基底細胞様細胞が取り囲むようにして腫瘍胞巣が形成されている．大小さまざまな腫瘍胞巣はジグソーパズル様と形容されるように，敷きつめられるようにして分布する．腫瘍胞巣周囲には PAS 染色陽性の好酸性無構造物質が取り囲む（図 1-12-4）．

　Spiradenocylindroma は，これら2つの病変をさまざまな程度に混在させる（図 1-12-5）．

診断の手がかりとなる所見

■ Spiradenoma

・真皮から皮下脂肪組織にかけて分布するリンパ節様の病変
・しばしばみられる血腫形成や囊腫様構築
・病変内の著明なリンパ球浸潤
・暗調な基底細胞様細胞と明調な扁平上皮様細胞による腫瘍構成

■ Cylindroma

・ジグソーパズル様の腫瘍胞巣の分布
・腫瘍胞巣周囲の好酸性無構造物質
・暗調な基底細胞様細胞と明調な扁平上皮様細胞による腫瘍構成

その他の病理組織学的所見

　Spiradenoma では，約半数の例で囊腫様構築がみられる（図 1-12-6）．また，腫瘍内の出血や血管増生，肉芽組織の形成もほぼ半数の例でみられる（図 1-12-7）．このような例は血管増生型[5]，あるいは大型の病変を形

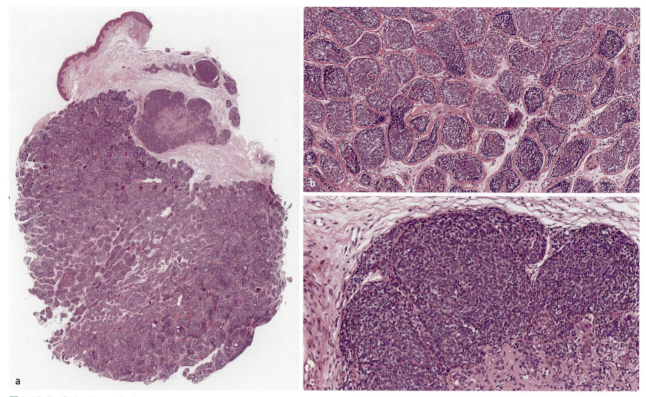

図 1-12-5　Spiradenocylindroma
a：大部分が cylindroma であるが，右上方には spiradenoma の像もみられる．b：Cylindroma 成分．c：Spiradenoma 成分．

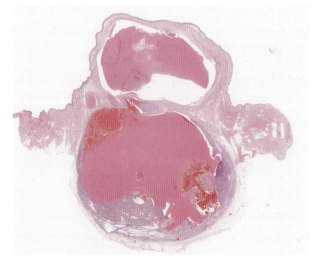

図 1-12-6　囊腫様構築を伴う spiradenoma

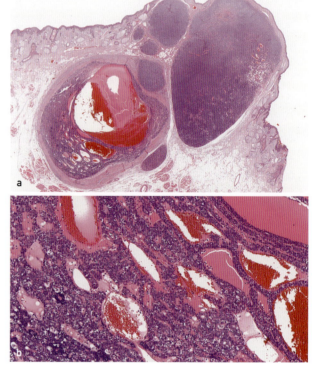

図 1-12-7　血管増生型の spiradenoma

成すると giant vascular variant[6] と呼ばれる場合もある．通常型の病変と比較して切除時年齢が高く，病変も大きい．

　Spiradenoma では，adeno(myoepithelio)matous component が出現することがある．これは，明調な腺上皮細胞を暗調な細胞が取り囲む管状構造からなる成分で，ときに断頭分泌像を伴う（図 1-12-8）．また，adenoid cystic carcinoma に類似した篩状構造がみられることもある（図 1-12-9）．

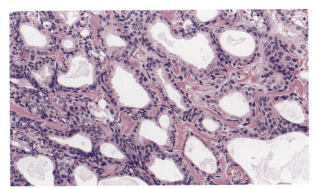

図 1-12-8　Spiradenoma にみられた，断頭分泌像を伴う adeno(myo-epithelio)matous component

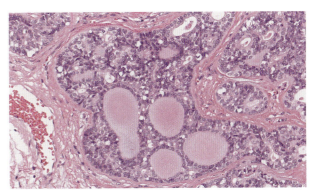

図 1-12-9　Spiradenoma でみられた adenoid cystic carcinoma 様の篩状構造

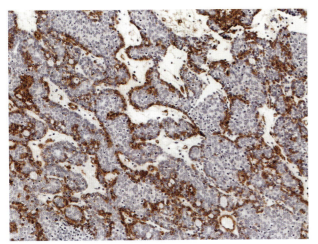

図 1-12-10　α-SMA
腫瘍胞巣の辺縁に配列する暗調な基底細胞様細胞において，すべてではないものの多くに α-SMA が陽性となる．

免疫組織化学的所見

Spiradenoma と cylindroma の免疫組織化学的所見はほぼ共通している．

上皮マーカーに関しては，CK5/6，CK7，CK14，CK19 が陽性となる．

また，腫瘍胞巣辺縁の暗調な基底細胞様細胞には，α-SMA，calponin，S100 protein，p63 などのいわゆる筋上皮マーカーが種々の程度に発現する．α-SMA や calponin はすべての暗調細胞に陽性になるわけではないものの，多くの暗調細胞に陽性である（図 1-12-10）．S100 protein 陽性所見は腫瘍胞巣内に介在する樹状細胞への反応性であるとする指摘もあるが[7]，実際には暗調細胞や明調細胞にも種々の程度に陽性となる．一方で，SOX10 は多くの症例においてびまん性に陽性となる[8]．

MYB は良性病変では陽性であるが，悪性転化するとその発現が消失するという報告もある[9]．

病理組織学的鑑別疾患と鑑別の要点

■ Hidradenoma

構成細胞は類似しているが，spiradenoma はその配列が結節状ではなく，索状あるいは迷路状をとる．Cylindroma では腫瘍胞巣がジグソーパズル様に配列して，その周囲に好酸性無構造物がみられる．

■ Sebaceoma

全体構築が類似することがあるが，その構成細胞が異なることで鑑別できる．

■ その他

唾液腺の被覆皮膚に生じた症例では，唾液腺腫瘍の皮膚への進展を鑑別する必要がある．

参考文献

1) Kazakov DV, et al: Spiradenoma, cylindroma, and spiradenocylindroma. In Kazakov DV, et al (eds): Cutaneous Adnexal Tumors. pp40-59, Wolters Kluwer/Lippincott Williams & Wilkins, Philadelphia, 2012
2) Kersting E, et al: Eccrine spiradenoma. Arch Dermatol 73: 199-227, 1956
3) Crain RC, et al: Dermal cylindroma (dermal eccrine cylindroma). Am J Clin Pathol 35: 504-515, 1961
4) Biggs PJ, et al: Familial cylindromatosis (turban tumor syndrome) gene localized to chromosome 16q12-q13: Evidence for its role as a tumor suppressor gene. Nat Genet 11: 411-443, 1995
5) 安齋眞一，他：らせん腺腫：Spiradenoma の臨床病理学的検討．日皮会誌 123：1505-1513，2013
6) Cotton DW, et al: Giant vascular eccrine spiradenoma: A report of two cases with histology, immunohistology and electron microscopy. Histopathology 10: 1093-1099, 1986
7) Iida K, et al: Immunohistochemical characterization of non-epithelial cells in spiradenoma. J Dermatol 40: 896-900, 2013
8) Cassarino DS, et al: SOX10 immunohistochemistry in sweat ductal/glandular neoplasms. J Cutan Pathol 44: 544-547, 2017
9) van der Horst MP, et al: Morphologically low-grade spiradenocarcinoma: A clinicopathologic study of 19 cases with emphasis on outcome and MYB expression. Mod Pathol 28: 944-953, 2015

13 Tubulopapillary Cystic Adenoma with Apocrine Differentiation (Syringocystadenoma Papilliferum, Tubular Papillary Adenoma, and Apocrine Gland Cyst)

アポクリン分化を伴う管状乳頭状囊胞状腺腫（乳頭状汗管囊胞腺腫，管状乳頭状腺腫，アポクリン腺囊腫）（悪性型を含む）

同義語 類義語 syringocystadenoma papilliferum, syringocystadenocarcinoma papilliferum（悪性型），tubular papillary adenoma, tubular adenoma, tubular apocrine adenoma, papillary eccrine adenoma, apocrine gland cyst, apocrine hidrocystoma, apocrine cystadenoma

定義および概念

Syringocystadenoma papilliferum（SCAP），tubular papillary adenoma（TPA），apocrine gland cyst（AGC）は，いずれもアポクリン腺上皮細胞とそれを取り囲む筋上皮細胞から構成されている点で共通しており，組織構築が異なっているのみである．しかも，これら3つの腫瘍はしばしば合併する．このため，これらを統一した概念 tubulopapillary cystic adenoma with apocrine differentiation が新たに提唱された[1]．

また，悪性型である syringocystadenocarcinoma papilliferum（SCAcP）は良性のSCAPに関連して生じ，頭頸部の nevus sebaceus に続発するものも多い[2]．

臨床的事項[1,3]

頻度 比較的稀な腫瘍である．308例の検討では，約2/3は純粋なSCAP，TPA，AGCのいずれかの病変であり，残り1/3がこれら3つの腫瘍のうちの複数の腫瘍の合併例であった．さらに，全体のなかでAGCの所見をもつものは70％，TPAは46％，SCAPは22％であったと報告されている．SCAcPはきわめて稀である．

好発年齢・性 Nevus sebaceus を伴わない例では切除時平均年齢は50歳代である．Nevus sebaceus に伴う例はやや切除時年齢が低く，40歳代である．全体としてやや女性に多い．

AGC単独例と合併例は50歳代，TPAとSCAP単独例は40歳代が切除時の平均年齢である．

好発部位 全体として顔面に最も多い．AGCは特に眼囲に多い．TPA単独例は四肢に多く，次いで頭部に好発する．SCAcPは頭頸部や胸部に多い．

臨床像の特徴 AGCは皮内の囊腫であり，しばしば透明感のある皮膚色，あるいは青色調を帯びる（図1-13-1）．TPAは皮内の硬い腫瘤であることが多く，しばしば dermatofibroma（皮膚線維腫）に似る（図1-13-2）．SCAP

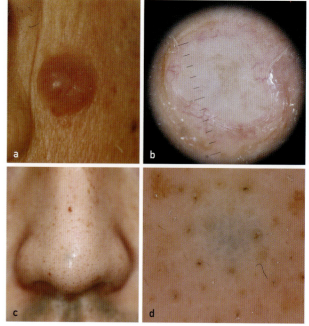

図1-13-1 AGC
a：右耳前部の透明感のある囊腫構築を示す病変である．
b：ダーモスコピーでは，白色領域とその周囲の血管拡張がみられる．
c：鼻尖部の青色調の病変である．
d：ダーモスコピーでは，白色網目状構造の下の青色領域がみられる．
（c, d：徳島大学皮膚科の厚意による）

は，湿性の疣贅状腫瘍であることが多い（図1-13-3）．合併例に関しては，主体となる腫瘍の臨床像に類似する（図1-13-4）．

病理組織学的事項[1,3]

腫瘍の発育様式

AGCおよびSCAPは囊腫を形成し，TPAは膠原線維の増加した間質内で小管腔が散在性に分布する（図1-13-5～1-13-8）．

SCAPでは，表皮と連続して外方に開く，乳頭状突起を伴う囊腫状構築が特徴であり，乳頭状突起が横断されるとしばしば島嶼状の配列となる（図1-13-8）．

13 Tubulopapillary Cystic Adenoma with Apocrine Differentiation

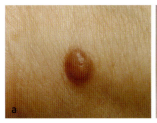
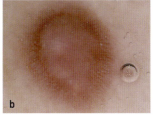

図 1-13-2　TPA
a：手関節近傍の病変が観察される．
b：ダーモスコピーでは，周辺に褐色の網状構造を伴い，中央部には白色領域がある．
（東京女子医科大学東医療センター・田中勝先生の厚意による）

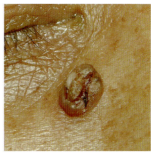

図 1-13-3　SCAP

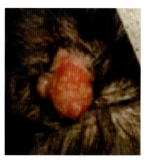

図 1-13-4　Tubulopapillary cystic adenoma with apocrine differentiation（SCAP，TPA，AGC の合併例）

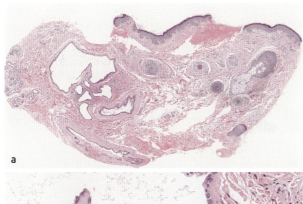
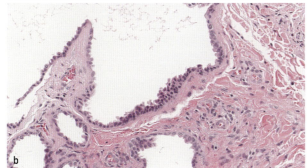

図 1-13-5　AGC

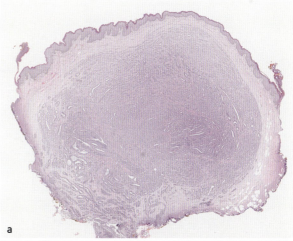
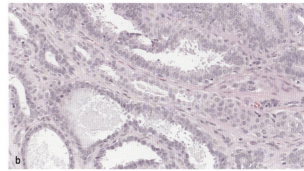

図 1-13-6　明らかな断頭分泌像を伴う TPA

　これら 3 つの腫瘍は種々の程度に合併することがある（図 1-13-9〜1-13-12）．

腫瘍細胞の形態および分化

　いずれの病型も，基本的には，断頭分泌（decapitation secretion）像を伴うアポクリン腺上皮細胞とその周囲の立方形あるいは扁平な筋上皮細胞で構成される．

　TPA の場合，管腔内に腺上皮細胞が突出するように増殖すること（図 1-13-6）や断頭分泌像が不明瞭なこともある（図 1-13-7）．

診断の手がかりとなる所見

・アポクリン腺上皮細胞とその外側の筋上皮細胞で構成された囊腫状あるいは小管腔状の構造の増加

その他の病理組織学的所見

　30％程度の例で間質にムチン（粘液）の貯留を伴う．AGC でややその割合は高い．

　疣贅状あるいは肥厚性の表皮変化は，SCAP の所見を伴う例の 90％弱と TPA の所見を伴う例の約半数でみられる．

　間質の形質細胞浸潤は，SCAP を伴う例の 80％強でみられるが，TPA あるいは AGC のみの部位では稀である．

　TPA の病変では，10％程度に角化囊腫を伴うことがある．

　SCAcP は良性の SCAP 内あるいはそれに連続するようにして発育する（図 1-13-13）．悪性成分は adenocarci-

第1章　エクリン器官・アポクリン器官系病変および乳腺様器官系病変

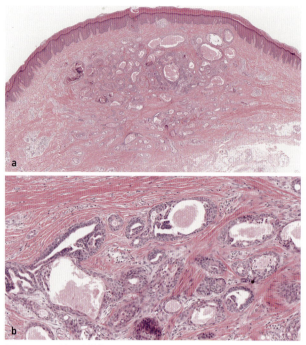

図 1-13-7　断頭分泌像が明らかでない TPA

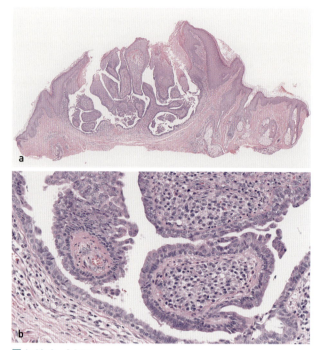

図 1-13-8　SCAP

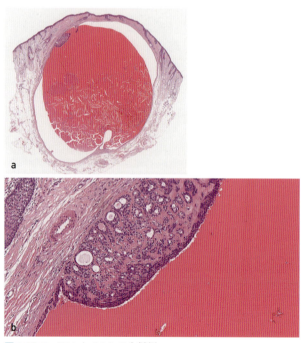

図 1-13-9　TPA と AGC の合併例

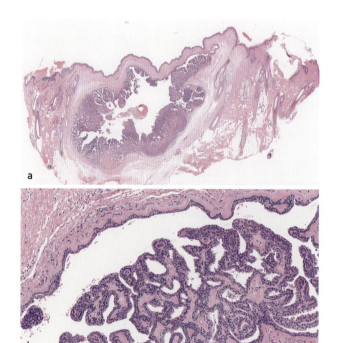

図 1-13-10　TPA と AGC の合併例

noma, not otherwise specified（NOS）（腺癌）や squamous cell carcinoma（有棘細胞癌）に相当する所見を伴う[2]．

免疫組織化学的所見

基本的には，内側の腺上皮細胞にはアポクリン腺上皮マーカーが陽性であり，外側の細胞には筋上皮マーカーが陽性である．ただし，筋上皮マーカーはすべてのマーカーが常に陽性になるとは限らない．

病理組織学的鑑別疾患と鑑別の要点

■ Eccrine Hidrocystoma

AGC との鑑別が問題となるが eccrine hidrocystoma では，断頭分泌像はみられない．

■ Hidradenoma Papilliferum

ときに SCAP との鑑別が問題となるが，hidradenoma papilliferum では比較的大型の管腔構造が集簇して増加し外方へ開口しないこと，管腔内発育のない単純な嚢腫

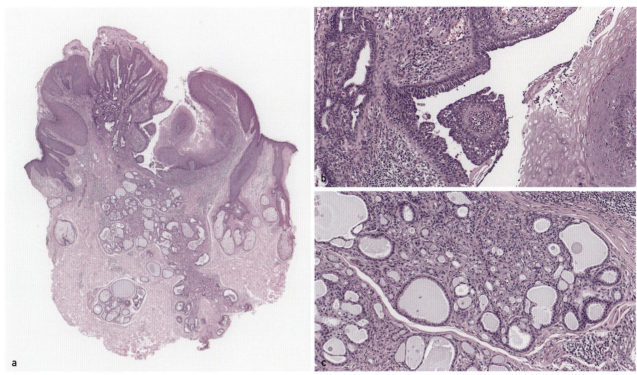

図 1-13-11　SCAP と TPA の合併例
a：全体像．b：SCAP 部．c：TPA 部．

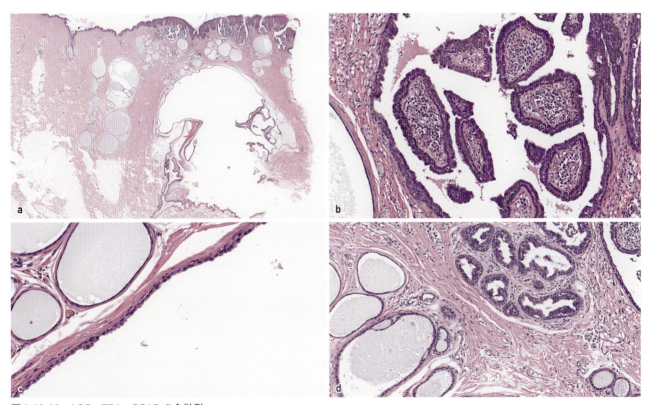

図 1-13-12　AGC，TPA，SCAP の合併例
a：全体像．b：SCAP 部．c：AGC 部．d：TPA 部．

構造を形成しないこと，そして，管腔内に乳頭状に発育するが島嶼状に上皮と間質の集塊が分布しないことが特徴である．

■ Median Raphe Cyst（正中縫線嚢腫）

陰茎から陰嚢，会陰部にかけての正中縫線上に生じる嚢腫病変である．嚢腫壁上皮は多彩であり，線毛上皮細

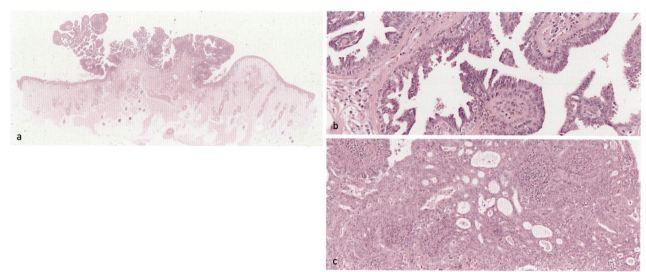

図 1-13-13　SCAcP in nevus sebaceus
a：背景に nevus sebaceus がみられる．b：2 層性の保たれた良性 SCAP 成分．c：悪性 SCAcP 成分．

胞や杯細胞，重層扁平上皮細胞などが出現しうる．ときに断頭分泌像を伴うため，AGC との鑑別が問題となる．臨床像から鑑別する．

■ **転移性腺癌**

ときに TPA との鑑別が問題になるが，核異型性や核分裂像の有無，浸潤性増殖の有無から鑑別する．

■ **Extramammary Paget's Disease（EMPD）**

この腫瘍で，腫瘍細胞の上皮内増殖が顕著になると SCAcP に類似する場合がある．明らかな EMPD の要素を確認することによって鑑別は可能である．外陰部発生の SCAcP と診断する際には，本当に EMPD ではないか再考すべきである．

参考文献
1) Ansai S, et al: Tubulopapillary cystic adenoma with apocrine differentiation: A unifying concept for syringocystadenoma papilliferum, apocrine gland cyst, and tubular papillary adenoma. Am J Dermatopathol 39: 829-837, 2017
2) Kazakov DV, et al: Syringocystadenocarcinoma papilliferum. In Kazakov DV, et al(eds): Cutaneous Adnexal Tumors, pp133-137, Wolters Kluwer/Lippincott Williams & Wilkins, Philadelphia, 2012
3) 安齋眞一，他：乳頭状汗管嚢胞腺腫：Syringocystadenoma papilliferum の臨床病理学的研究．臨皮 68：12-17，2014

14 Mixed Tumor of the Skin, Eccrine Type
エクリン型皮膚混合腫瘍

同義語・類義語 chondroid syringoma, eccrine type (with small tubular lumina)

定義および概念

Eccrine type の mixed tumor of the skin (MTS) は，間質にムチン（ムコイド）の貯留や軟骨様変化を伴いながら，枝分かれのない小管腔構造が特徴的に増加する良性腫瘍である．ただし，はっきりとしたエクリン分化もアポクリン分化も証明されていない[1]．本質的には apocrine type MTS とは異なる腫瘍と考えられている[1]．

臨床的事項

頻度 本邦においてはきわめて稀な腫瘍である．

好発年齢・性 中高年に多く，女性にやや多い[2]．

好発部位 半数以上は頭頸部，特に被髪頭部および前額に発生する．次いで，上肢に多い．

臨床像の特徴 単発性で小型の皮内から皮下の結節である．

病理組織学的事項[1~3]

腫瘍の発育様式

真皮あるいは真皮から皮下脂肪組織にかけての境界明瞭な結節状の病変である．粘液硝子様あるいは軟骨様基質の間質を背景にして，腫瘍細胞は分枝のない小型の管腔構造を散在性に形成する．ときに syringoma でみられるようなおたまじゃくし様構造を呈する．また，充実性あるいは索状の腫瘍胞巣を形成することもある（図1-14-1, 1-14-2）．

腫瘍細胞の形態および分化

腫瘍細胞は立方状または円形，あるいは星芒状である．筋上皮細胞への分化の有無については議論がある．

診断の手がかりとなる所見

・粘液硝子様あるいは軟骨様基質の間質
・分枝のない小型の管腔構造

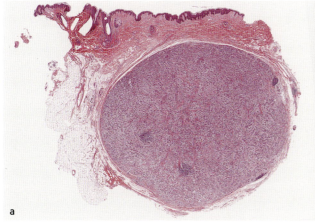
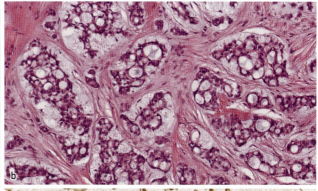
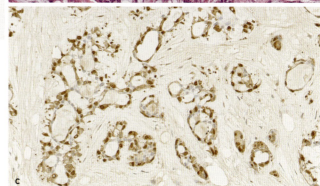

図 1-14-1　Eccrine type MTS
a：真皮から皮下脂肪組織にかけて境界明瞭な結節がある．
b：粘液硝子様基質を背景に小型の分枝しない管腔構造がある．
c：S100 protein が陽性である．

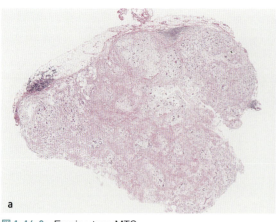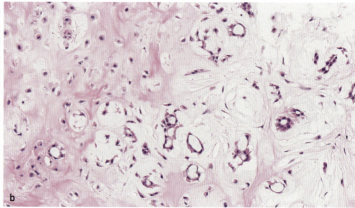

図 1-14-2　Eccrine type MTS
a：境界明瞭な皮下の結節状病変である．
b：著明な粘液硝子様あるいは軟骨様の基質があり，小型の分枝しない管腔構造がある．

その他の病理組織学的所見

軟骨様変化を伴う例では，上皮細胞が周囲に空隙を伴う軟骨細胞へ移行する所見がみられる．

免疫組織化学的所見

管腔面には CEA が陽性で，腫瘍細胞は CK7，S100 protein が陽性である（図 1-14-1c）．しかし，α-SMA，calponin，p63 は陰性とされている．

病理組織学的鑑別疾患と鑑別の要点

■ Myoepithelioma

基本的には，筋上皮細胞への分化成分のみからなる腫瘍と考えることができる．しばしば eccrine type MTS との鑑別が問題になるが，管腔構造が証明されれば myoepithelioma は否定される．

■ Mucinous Carcinoma of the Skin

ムチンの貯留した間質内に管腔様の構造が散在しているので，鑑別が問題となることがある．多くの症例で，腫瘍胞巣外側への断頭分泌（decapitation secretion）像がみられるのが大きな特徴である．

参考文献

1) Kazakov DV, et al: Mixed tumor, eccrine type. In Kazakov DV, et al (eds): Cutaneous Adnexal Tumors. pp23-27, Wolters Kluwer/Lippincott Williams & Wilkins, Philadelphia, 2012
2) 安齋眞一, 他：Mixed tumor of the skin：皮膚混合腫瘍の臨床病理学的検討. 日皮会誌 117：1959-1967, 2007
3) Hassab-El-Naby HM, et al: Mixed tumor of the skin: A histological and immunohistochemical study. Am J Dermatopathol 11: 413-428, 1989

15 Mixed Tumor of the Skin, Apocrine Type
アポクリン型皮膚混合腫瘍（悪性型を含む）

|同義語 類義語| chondroid syringoma, apocrine type (with tubular, branching lumina)；malignant mixed tumor（悪性型）；pleomorphic adenoma

定義および概念

Apocrine type の mixed tumor of the skin（MTS）は，筋上皮細胞への分化を示す腫瘍で，病変内に主にアポクリン器官の上皮成分の増生と粘液腫様あるいは軟骨様の間質成分の増加が一体となっている良性の上皮性新生物と定義されている[1]．しばしば，毛器官や脂腺器官の成分も伴う．Apocrine type MTS は，唾液腺に発生する mixed tumor of the salivary gland（pleomorphic adenoma）と類似している[2]．

Apocrine type MTS に悪性腫瘍が生じたものは malignant mixed tumor として総称される[1~3]．

臨床的事項[4]

頻度 それほど稀ではないが，悪性型はきわめて稀である．ちなみに，海外では apocrine type MTS は eccrine type の 4 倍の頻度とされている[5]が，本邦では 20 倍以上とされている[4]．

好発年齢・性 40~60 歳代に多く（切除時平均 54.6 歳），また男性にやや多い．Malignant mixed tumor は高齢者に多い．

好発部位 90％以上の例が顔面に出現する．特に眼囲，口囲，鼻に多い．体幹や四肢の発生はきわめて稀である．

臨床像の特徴 表面皮膚色の皮内あるいは皮下腫瘍（図 1-15-1）であることがほとんどである．切除時に自然と押し出されるように周囲と剥離して排出される（pop out）ことが多い．Malignant mixed tumor では，大きな病変を形成したり，長らく緩徐な発育を示していた病変が急速に増大したりするとされている．

病理組織学的事項（図 1-15-2，1-15-3）

腫瘍の発育様式
周囲との境界が明瞭な皮内あるいは皮下の結節状の病変である（図 1-15-2，1-15-3）．

腫瘍細胞の形態および分化
大小の管腔構造を伴った上皮細胞索が形成される（図 1-15-2a，1-15-3a）．管腔構造は比較的大型のものが多く，しばしば断頭分泌（decapitation secretion）像を伴う

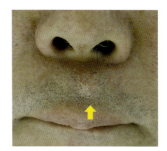

図 1-15-1　皮内から皮下の腫瘍がある（矢印）．

（図 1-15-2b，1-15-3b）．小皮縁細胞（cuticular cells）および孔細胞（poroid cells）より構成されるエクリン管あるいはアポクリン管を模倣した導管構造もみられる（図 1-15-4a）．また，筋上皮細胞分化を示す腫瘍細胞が管腔構造周囲に重層性に，あるいは管腔構造と関連せずに結節状に増殖する．これらの腫瘍細胞は多彩な細胞形態を呈し，類上皮細胞（epithelioid cells）や紡錘形細胞（spindle cells），形質細胞様細胞（plasmacytoid cells），淡明細胞（pale cells）などになりうる（図 1-15-4b）．その他にも，毛包漏斗部，毛芽細胞（図 1-15-5a），外毛根鞘，内毛根鞘，毛球・毛乳頭，毛母細胞（図 1-15-5b）などの上皮成分を伴うこともある．

間質は一般的にムチン（ムコイド）の沈着を伴うことがほとんどであり（図 1-15-2，1-15-3），成熟した軟骨が出現すること（図 1-15-6a）はそれほど多くはない．稀に異所性骨化を伴う（図 1-15-6b）．成熟脂肪細胞を伴うことは多く（図 1-15-5c），これが目立つものは lipomatous MTS と呼ばれる（図 1-15-6c）．

診断の手がかりとなる所見
・間質のムチンの貯留
・筋上皮細胞分化した腫瘍細胞の増殖
・アポクリン腺様の管腔構造の増加

その他の病理組織学的所見
ときに病変の一部に嚢腫状の構築を伴う（図 1-15-3）．表皮との連続性も稀にみられる．

Malignant mixed tumor は，基本的に，良性の apocrine type MTS の成分の中に悪性腫瘍が含まれていることで診断される．腺上皮要素が悪性化すると apocrine

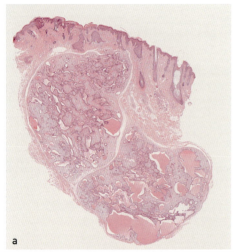

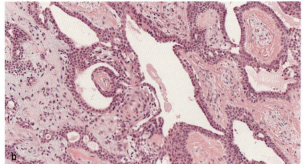

図 1-15-2　Apocrine type MTS
a：囊腫状あるいは管状構造が目立つ．
b：間質にムチンの貯留が目立つ．

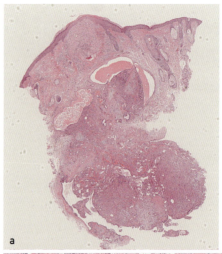

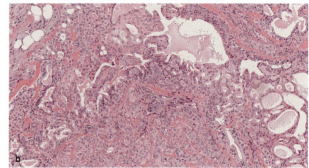

図 1-15-3　Apocrine type MTS
a：囊腫状・管状構造とともに充実性成分も目立つ．
b：筋上皮細胞への分化を示す腫瘍細胞が結節状に増殖している．

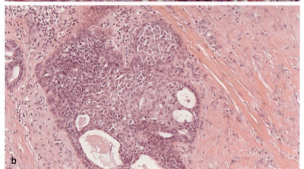

図 1-15-4　エクリン器官あるいはアポクリン器官を模倣した成分
a：導管成分．b：形質細胞様の筋上皮性腫瘍細胞の集塊．

carcinoma として，筋上皮要素が悪性化すると myoepithelial carcinoma としての病理組織像を呈する．また，肉腫に類似した病理組織像を呈する場合などもある[3]．

免疫組織化学的所見

管腔を形成する細胞は，アポクリン腺あるいはアポクリン管ないしエクリン管と同様の所見を呈する．

腫瘍胞巣内や間質に増殖する筋上皮分化の腫瘍細胞は，CK, vimentin とともに S100 protein, α-SMA, calponin, p63, h-caldesmone などにも陽性となることがある．

病理組織学的鑑別疾患と鑑別の要点

■ Myoepithelioma

筋上皮細胞への分化成分のみからなる apocrine type MTS と考えることができる．管腔構造はみられない．

■ Tubular Papillary Adenoma (TPA)

間質内に散在性に腺管腔構造が増加する腫瘍であり，apocrine type MTS との鑑別が問題になる．TPA でも腺管腔構造周囲に 1 層の筋上皮細胞を伴うが，apocrine type MTS のように結節状の増殖はない．TPA では間質のムチンの貯留が少ないことも鑑別になるが，apocrine type MTS でも稀にムチンの貯留が目立たない症例があるので注意が必要である．また，TPA では，

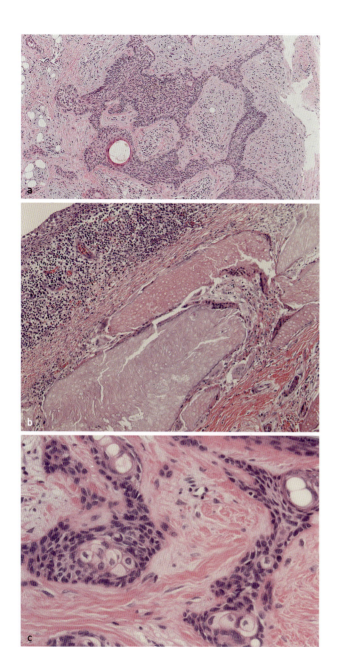

図 1-15-5　毛器官あるいは脂腺器官を模倣した成分
a：毛芽細胞成分．b：毛母成分．c：脂腺細胞成分．

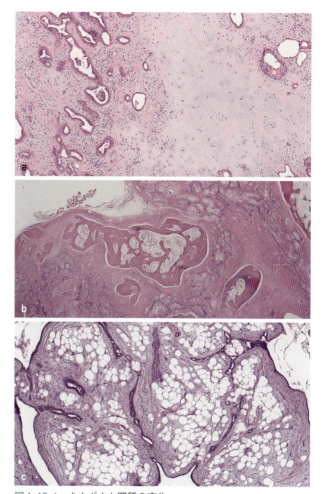

図 1-15-6　さまざまな間質の変化
a：軟骨様変化．b：異所性骨化．c：脂肪組織．

apocrine type MTS でよくみられる毛包上皮成分は伴わない．

■ Trichoblastoma

　毛芽細胞成分が目立ち，管腔構造が少なくなると，trichoblastoma との鑑別が問題になることがある．Apocrine type MTS は，毛芽細胞はあまり大型の上皮胞巣を形成しないこと，病変のどこかに管腔構造があること，筋上皮細胞の結節状の増殖があることから trichoblastoma と鑑別される．

参考文献

1) 清原隆宏，他：軟骨様汗管腫，悪性軟骨様汗管腫．玉置邦彦，他（編）：最新皮膚科学大系 12．pp186-188，中山書店，2002
2) McNiff J, et al: Mixed tumor (chondroid syringoma). In LeBoit PE, et al(eds): World Health Organization Classification of Tumours, Pathology and Genetics of Skin Tumours. pp147-148, IARC Press, Lyon, 2006
3) Kazakov DV, et al: Malignant apocrine mixed tumor. In Kazakov DV, et al(eds): Cutaneous Adnexal Tumors. pp436-439, Wolters Kluwer/Lippincott Williams & Wilkins, Philadelphia, 2012
4) 安齋眞一，他：Mixed tumor of the skin：皮膚混合腫瘍の臨床病理学的検討．日皮会誌 117：1959-1967，2007
5) Hassab-El-Naby HM, et al: Mixed tumor of the skin: A histological and immunohistochemical study. Am J Dermatopathol 11: 413-428, 1989

16 Cutaneous and Soft Tissue Myoepithelial Tumors
皮膚および軟部組織筋上皮腫瘍

同義語 類義語｜cutaneous conventional myoepithelioma, cutaneous myoepithelioma, primary cutaneous myoepithelioma, myoepithelioma of the skin, soft tissue myoepithelioma, myoepithelioma of the soft tissue, mixed tumor of the soft tissue, parachordoma, soft tissue myoepithelial carcinoma（悪性型）, myoepithelial carcinoma of the soft tissue（悪性型）

定義および概念

Myoepithelial tumors は筋上皮細胞の増殖を主体とする腫瘍．唾液腺のみならず皮膚や軟部組織などに発生することもある．病理組織形態学的には非常に多様で，粘液様，軟骨粘液様，あるいは硝子様基質を背景にし，類上皮細胞（epithelioid cells），紡錘形細胞（spindle cells），形質細胞様細胞（plasmacytoid cells），あるいは淡明細胞／澄明細胞（pale cells/clear cells）が，充実性，網状，索状に配列しながら増殖する．免疫組織化学的には，CK あるいは EMA の少なくともどちらかの上皮マーカーとともに，α-SMA, calponin, S100 protein, GFAP などの筋上皮を示唆させるマーカー1つ以上が共発現しているという条件が診断に必要である[1,2]．また，診断の際には数多くの鑑別診断を除外する必要がある．

皮膚原発で myoepithelial tumors の範疇に含まれるものには，apocrine type mixed tumor of the skin とその悪性型，cutaneous conventional myoepithelioma, cutaneous syncytial myoepithelioma（皮膚合胞体筋上皮腫）が知られている．Mixed tumor が腺上皮などの筋上皮以外の上皮成分も種々の程度に含んでいるのに対して，myoepithelioma は筋上皮細胞のみの増殖性病変である点で区別される．Apocrine type mixed tumor of the skin では筋上皮の性格を保持した悪性型も知られているが実際には非常に稀であり，primary cutaneous myoepithelial carcinoma においてはほとんど実在しないに等しい[3]．一方，cutaneous syncytial myoepithelioma は組織学的にも，免疫組織化学的にも，分子生物学的にも cutaneous conventional myoepithelioma と少し性質が異なり[4]，cutaneous conventional myoepithelioma の亜型というよりもむしろ別の腫瘍型ととらえたほうがいいかもしれない．

一方，軟部組織の myoepithelial tumors としては soft tissue myoepithelioma と soft tissue myoepithelial carcinoma が知られているが，管腔構造を伴う病変は soft tissue mixed tumor/mixed tumor of the soft tissue と表現されることもある．高悪性度の進行例では皮膚原発か軟部組織原発かの判断が難しいことがしばしばであるが，そういった腫瘍で皮膚原発と報告されているものも実際には皮下以深の soft tissue myoepithelial carcinoma の皮膚浸潤であることが多い．また皮膚付属器の分布から明らかに離れた皮下深部以深の発生の報告例のなかには，CK, S100 protein, 筋上皮マーカーなどの発現が不十分な症例もあり，少なくともそういった腫瘍を myoepithelial tumors と診断すべきではないという意見もある[3]．

Myoepithelial tumors の良悪性の判定はしばしば非常に難しい．皮膚原発例に関しては信頼できる診断基準がないが，前述のように cutaneous myoepithelial carcinoma は実際にはほとんど存在せず，そのように疑われる症例も soft tissue myoepithelial carcinoma の皮膚浸潤や malignant mixed tumor of the skin, apocrine type である可能性をまずは考慮すべきであろう[3]．

一方，soft tissue myoepithelial carcinoma はときに遭遇しうる病変であり，soft tissue myoepithelial tumors を対象とした大規模な検討では，中等度以上の細胞異型をもって悪性と判断することが妥当であろうと報告されている[2]．ただし，細胞異型がほとんどなくとも局所再発することがある．また，中等度以上の細胞異型を示す症例では約40％が局所再発し，約30％が転移するという報告がある[2]．腫瘍死も稀ではない．小児例ではより高悪性度である可能性も指摘されている[5]．

本項では，cutaneous conventional myoepithelioma, soft tissue myoepithelioma, soft tissue myoepithelial carcinoma を中心に取り扱う．便宜上，cutaneous syncytial myoepithelioma は亜型の中で簡単に触れるにとどめ，apocrine type mixed tumor of the skin の解説は別項に譲る（→43頁）．ちなみに，eccrine type mixed tumor of the skin を筋上皮分化の腫瘍と考えることには懐疑的な意見も多く[6]，膣に発生する mixed tumor of the vagina/spindle cell epithelioma（膣混合腫瘍／紡錘形細胞上皮腫）には筋上皮分化はないと考えられている[7]．また，primary cutaneous adenomyoepithelioma（皮膚原

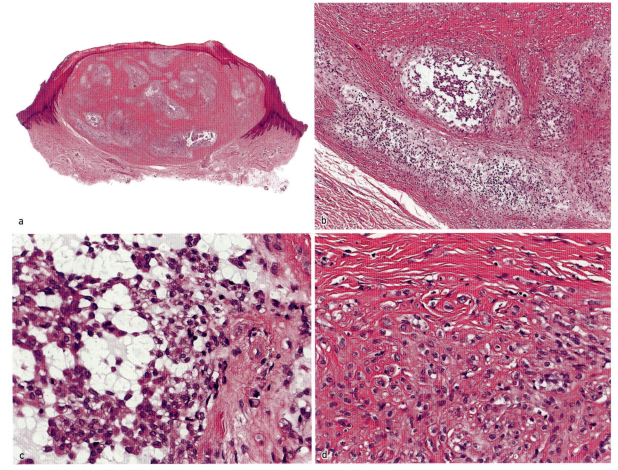

図 1-16-1　Cutaneous conventional myoepithelioma
a：全体として境界明瞭な病変だが，いくつかの結節に分隔された構築を特徴とする．
b：腫瘍細胞は主に結節部の中に分布している．
c：類上皮細胞が粘液様基質を伴って増殖している．
d：類上皮細胞が充実性に増殖する領域．
（東邦大学医療センター大森病院皮膚科・中村元泰先生，石河晃先生の厚意による）

発腺筋上皮腫）という少数の既報例があるが，これは apocrine type mixed tumor of the skin に相当する症例や spiradenoma with adeno(myoepithelio)matous component などのまったく異なる腫瘍が誤って診断されている症例から混成されている可能性がある[8]．

臨床的事項

頻度　Cutaneous conventional myoepithelioma, soft tissue myoepithelioma, soft tissue myoepithelial carcinoma のいずれも稀であり，cutaneous myoepithelial carcinoma はほとんど存在しない．

好発年齢・性　Myoepitheliomas は皮膚・軟部組織原発ともに幼児から高齢者にかけて幅広く発生しうるが，高齢者発生のほうがやや多い[3]．ただし，soft tissue myoepithelial carcinoma は相対的に小児に多い可能性も指摘されている[5]．顕著な性差は知られていない．

好発部位　顔面に多い apocrine type mixed tumor of the skin と異なり，cutaneous conventional myoepithelioma は手足に多い傾向にあるが[3,9]，他のどこの部位にでも発生する．Soft tissue myoepithelial tumors に関しても 75％（76/101 例）が四肢発生である[2]．

臨床像の特徴　Cutaneous conventional myoepithelioma の多くは 2 cm 以下である[3]．一方，soft tissue myoepithelial tumors は深在性のために長期間放置されやすいことや悪性例も多く含まれていることもあり，平均腫瘍径 4.7 cm である[2]．

病理組織学的事項

腫瘍の発育様式

Cutaneous conventional myoepithelioma は真皮から皮下浅層に主座があり，周囲組織と比較的境界明瞭な多結節状あるいは分葉状の構築を示す（図 1-16-1）．腫瘍辺縁に線維性被膜様構造が形成されていることが多い．腫瘍内部には，粘液様，軟骨粘液様，あるいは硝子様基質が混在している．Soft tissue myoepithelioma は皮下以深の軟部組織に位置し，同様のシルエットを呈するが

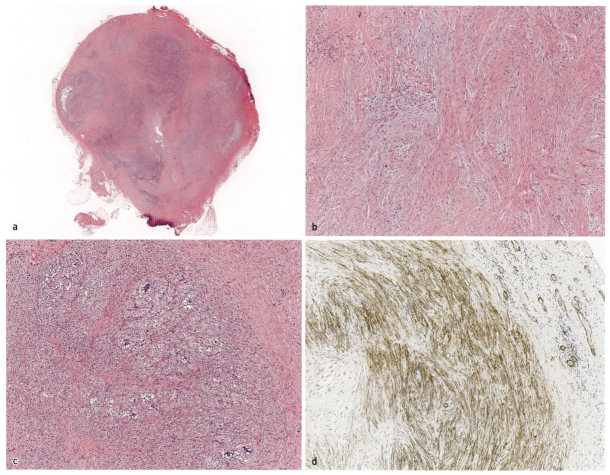

図 1-16-2　Soft tissue myoepithelioma
a：この腫瘍では全体に紡錘形細胞の増殖が目立つ.
b：紡錘形細胞の目立つ領域.
c：類上皮細胞の目立つ領域.
d：α-SMA は紡錘形細胞に陽性となりやすく，類上皮細胞にはあまり発現しない（一方，CK や EMA はこれと逆に類上皮細胞に発現しやすく，紡錘形細胞には陰性のことも多い）.

（図 1-16-2），悪性例では浸潤性に発育することもある（図 1-16-3）.

腫瘍細胞の形態および分化

類上皮細胞，紡錘形細胞，形質細胞様細胞，あるいは淡明細胞が主たる構成細胞であり（図 1-16-1～1-16-3），種々の割合で混在しながら増殖する[2]．腫瘍細胞は粘液様・軟骨粘液様・硝子様基質を伴いながら，充実性，網状，索状に配列する（図 1-16-1～1-16-3）．原則的に管腔構造はみられない．良性ではほとんど細胞異型がないか，あってもごくわずかである（図 1-16-1，1-16-2）．一方，悪性例では中等度以上の核異型がみられる（図 1-16-3）.

診断の手がかりとなる所見

・分葉状構築
・類上皮細胞，紡錘形細胞，形質細胞様細胞，淡明細胞といった多様な形態を示す腫瘍細胞
・粘液様・軟骨粘液様・硝子様基質
・免疫組織化学的な上皮マーカーと筋上皮を示唆させるマーカーの共発現

その他の病理組織学的所見

以下の亜型あるいは独立した腫瘍型が知られている.

■ Parachordoma（傍脊索腫）（図 1-16-4）

現在では conventional myoepithelioma と同一病変と考えられているが，chordoma（脊索腫）に類似する組織像を呈する病変に対して，過去には parachordoma と称されていた[2]．背景の粘液様基質が目立ち，担空胞細胞（physaliphorous cells）に類似した多空胞状細胞が主に索状に配列する.

■ Cutaneous Syncytial Myoepithelioma（図 1-16-5）[4]

38 例の検討ではやや男性に多く（27：11），患者年齢中央値 39 歳（2 か月～74 歳）であった．66%（25/38）が四肢発生である．表皮の直下に 0.3～2.7 cm 大までのシート状の充実性腫瘍胞巣を形成する．腫瘍細胞は，卵円形，組織球様，短紡錘形であり，淡好酸性の合胞体様の細胞質を有して，互いに融合するように接着しながら増殖する．この腫瘍の悪性型は今のところ知られておら

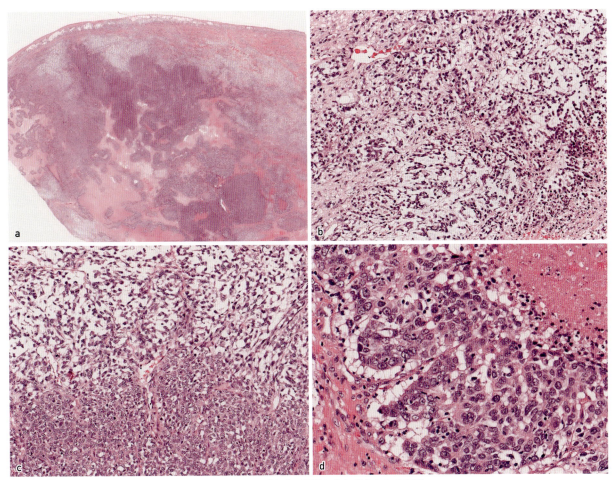

図 1-16-3 皮下の soft tissue myoepithelial carcinoma が皮膚に浸潤したと考えられる症例.
a：粘液様基質や壊死巣の目立つ腫瘍が真皮と皮下にかけてびまん性に拡がる.
b：粘液様基質の目立つ領域.
c：充実性増殖巣と粘液様基質の目立つ領域の境界部.
d：類上皮細胞には中等度から高度の核異型がみられ, 壊死もみられる.
（京都府立医科大学皮膚科・浅井純先生の厚意による）

ず, 細胞異型はほとんどみられない. 核分裂像も通常みられないが, ときに 4/10 強拡野までの核分裂像が観察される. 腫瘍内に脂肪細胞化生を伴うこともある. 免疫組織化学的には CK に染まりにくいものの, EMA が全例でびまん性に陽性となる. S100 protein にも通常びまん性に陽性となり, calponin も陽性になりやすいが, α-SMA（9/13）, GFAP（14/33）, p63（6/11）の陽性率はさまざまである. 約 80％ の症例では EWSR1 遺伝子の再構成がみられるが, そのパートナー遺伝子は conventional myoepithelioma で証明されるものとは異なり, いまだに同定されていない. この腫瘍は epithelioid fibrous histiocytoma（類上皮線維組織球腫）や Spitz nevus（Spitz 母斑）に形態学的に類似するが, これらはそれぞれ免疫組織化学的に ALK と Melan A が陽性になるため容易に鑑別される.

免疫組織化学的所見

上述のとおり CK あるいは EMA のいずれかの上皮マーカーが陽性となるとともに, α-SMA, calponin, S100 protein, GFAP などの筋上皮を示唆させるマーカー 1 つ以上が発現しているという条件が診断に必要であるが[1,2], そのような免疫発現を示しうる病変は他にも数多く存在するため, 決して十分条件ではない. ちなみに, 上皮マーカーとして p63 も代替されうる. また, 小児例の約 40％ の症例や成人例の約 10％ の症例では SMARCB1（INI1）発現の欠失も認められる.

分子生物学的知見[10〜15]

まだ myoepithelial tumors のすべての遺伝子異常が解明されているわけではないが, 原則的に次のような形態学的特徴との相関関係が知られてきている.

管腔構造を伴わない cutaneous conventional myoepithelioma や soft tissue myoepithelioma では約半数例で EWSR1 遺伝子再構成が証明され, そのパートナー遺伝子としては, POU5F1, PBX1, PBX3, ZNF444, KLF17, ATF1 遺伝子が報告されている. また, EWSR1 遺伝子再構成以外にも, FUS-KLF17 遺伝子転座, FUS-POU5F1 遺伝子転座, SRF-E2F1 遺伝子転座が報告されて

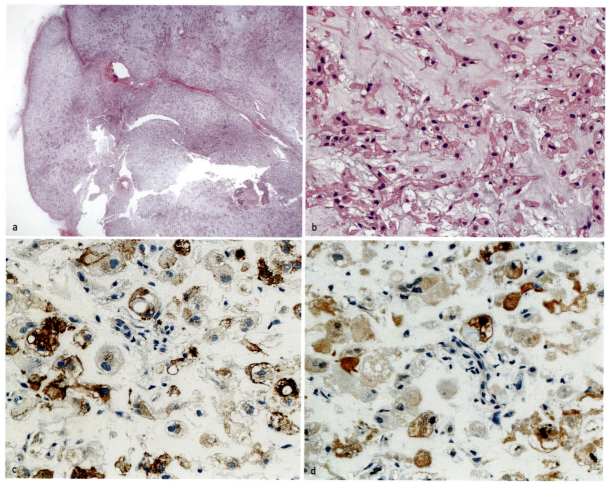

図 1-16-4　Parachordoma とも表現されうる soft tissue myoepithelioma
a：分葉状構築を示す腫瘍である．
b：背景全体に粘液様基質が目立つ．
c：Chordoma に出現する担空胞細胞と同様に多空胞状細胞質を有する腫瘍細胞が出現し，EMA 陽性である．
d：S100 protein も陽性である．
（c，d：真名子英理，他：手背に生じた parachordoma の 1 例．日形会誌　29：429-432，2009 より）

いる．一方，cutaneous syncytial myoepithelioma でも EWSR1 遺伝子再構成が証明されているが，そのパートナー遺伝子は cutaneous conventional myoepithelioma で報告されている前述の遺伝子とは異なり，いまだ同定されていない．

これに対して，皮膚や皮下浅層に発生して一部に管腔構造を伴うような apocrine type mixed tumor of the skin や，深部軟部組織や骨組織などに発生して一部に管腔構造を伴うような myoepithelioma/mixed tumor では，唾液腺の pleomorphic adenoma（多形腺腫）と同様に PLAG1 遺伝子再構成がみられることが多い．

病理組織学的鑑別疾患と鑑別の要点

■ Ossifying Fibromyxoid Tumor（骨化性線維粘液性腫瘍）

組織学的に myoepithelioma との鑑別が難しい皮膚軟部腫瘍である．腫瘍の周囲や内部に厚い線維性被膜様構造がみられ，70〜80％の症例ではさらにその線維性領域の内外に成熟した骨組織を形成する化生性変化がみられる．この骨化生の所見は myoepithelioma との鑑別点になる．また背景の基質は線維粘液様である．Desmin がしばしば陽性になる一方で，CK は通常陰性である．ZC3H7B-BCOR，MEAF6-PHF1，EPC1-PHF1 といった遺伝子転座も発見されているが，EWSR1 遺伝子再構成はみられない．

■ Extraskeletal Myxoid Chondrosarcoma（骨外性粘液様軟骨肉腫）

四肢近位側あるいは肢帯の皮下以深に好発し，通常は巨大である．細い線維性隔壁によって明瞭に区画された分葉構造がみられることが多く，それぞれの区画内には顕著な粘液基質を背景にして好酸性の強い細胞質の腫瘍細胞が索状に配列するのが特徴である．S100 protein はときに陽性になるが，CK や EMA は通常陰性である．EWSR1-NR4A3 遺伝子転座などが証明されるため，break apart FISH 法で EWSR1 遺伝子再構成を確認するだけでは myoepithelioma と区別できない．

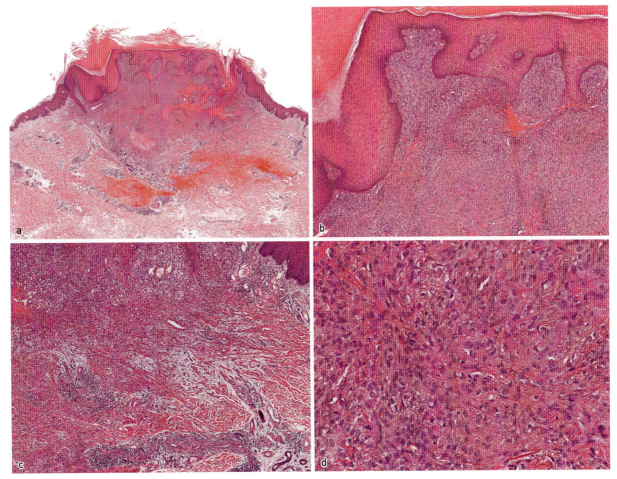

図 1-16-5　Cutaneous syncytial myoepithelioma
a：表皮直下に合胞体状の小さな腫瘍が形成され，被覆表皮はしばしば肥厚する．
b：被覆表皮と腫瘍との間に Grenz zone がみられないこともある．
c：周囲組織との境界は不整である．
d：組織球様の腫瘍細胞が互いに融合しながらシート状に増殖している．

■ Myoepithelioma-Like Tumor of the Vulvar Region（女性外陰部筋上皮腫様腫瘍）

Myoepithelial tumors によく似た組織像を呈するが，女性外陰部発生例ではこちらを積極的に疑う必要があろう．EMA 陽性だが，CK には染まりにくく，S100 protein や GFAP は陰性である．また，ER や PgR が陽性となり，SMARCB1 発現は欠失している．EWSR1 遺伝子再構成はみられない．

■ Chondroid Lipoma（軟骨様脂肪腫）

Parachordoma との鑑別が難しいことがある．S100 protein が陽性で CK もしばしば陽性となるが，EMA は陰性である．腫瘍細胞の細胞質内空胞が脂肪分化所見であると見抜くことが重要であり，C11 or f95-MKL2 遺伝子転座が証明されれば診断は保証される．

■ Glomus Tumor（グロームス腫瘍）

しばしば粘液腫様間質を伴って紛らわしい組織像になることがあるが，血管腔の形成所見や CK 陰性所見などから鑑別可能である．

■ Cellular Neurothekeoma（富細胞性神経莢腫）

多結節性・分葉状構築というより細い線維性隔壁で細かく胞巣状に区画される構築を示し，組織球様細胞が主体となり，あまり間質粘液は目立たない．CD68 や α-SMA が陽性であり，CK，EMA，S100 protein は陰性である．

■ Nerve Sheath Myxoma（神経鞘粘液腫）

粘液貯留の目立つ多結節性構造を呈する．腫瘍細胞は紡錘形である．S100 protein が陽性であるが，上皮マーカーや筋原マーカーは発現していない．

■ Retiform Perineurioma（網状神経周皮腫）

分葉状・多結節性構造を呈さない．EMA が陽性であるが，CK や S100 protein や筋原マーカーには陰性である．

■ Epithelioid Schwannoma（類上皮型神経鞘腫）

腫瘍辺縁には神経周膜を彷彿とさせる被膜様構造がみ

られる．また，腫瘍のどこかに定型的schwannomaの所見がみられることもある．原則的に上皮マーカーや筋原マーカーは発現しない．

■ Epithelioid Malignant Peripheral Nerve Sheath Tumor（類上皮型悪性末梢神経鞘腫）

多くの症例は巨大であり，腫瘍内のどこかに紡錘形細胞からなる定型的な malignant peripheral nerve sheath tumor の所見がみられるのが一般的である．神経幹からの発生，neurofibromatosis type 1（神経線維腫症1型）の患者背景，良性末梢神経鞘腫瘍の成分の存在などが明らかな症例では診断は容易である．免疫組織化学的には，ヒストンH3の27番リシンのトリメチル化（H3K27me3）に対する抗体の反応性の欠失がこの腫瘍に特異的な所見とされている．

■ Epithelioid Hemangioendothelioma（類上皮血管内皮腫）

皮膚原発症例は稀である．硝子様基質を伴いながら類上皮細胞が増殖するが，腫瘍細胞は大型で多角形から紡錘形などさまざまな形態を呈し，細胞質内には空胞を伴う．種々の血管内皮マーカーが陽性となる．

■ Epithelioid Sarcoma（類上皮肉腫）

四肢末梢の皮膚や皮下浅層に好発して組織球様細胞で構成される distal type と，骨盤付近の深部軟部組織に好発して高異型度の類上皮細胞あるいはラブドイド細胞で構成される proximal type とがあるが，組織学的にはこれらはしばしば混在する．いずれにおいても粘液様・軟骨粘液様・硝子様基質を伴うことはあまりない．また，S100 protein 陰性だが，CD34 が高率に陽性となり，SMARCB1 発現は欠失するのが通常である．

■ Malignant Rhabdoid Tumor（悪性ラブドイド腫瘍）

Soft tissue myoepithelial carcinoma との鑑別が問題となりうる．乳幼児に好発し，表在性軟部組織を原発とすることはほとんどなく，傍脊柱などの深部軟部組織や腎臓，脳脊髄，肝臓などの実質臓器に発生する．びまん性発育パターンが特徴的で，SMARCB1 欠失が全例で確認される．また，proximal type epithelioid sarcoma との鑑別には SALL4 発現が有力な診断根拠となると報告されている．

■ Sclerosing Epithelioid Fibrosarcoma（硬化性類上皮線維肉腫）

Myoepithelial tumors のような多結節状・分葉状構築を示すことなく，硬化性間質を伴いながらびまん性浸潤性に発育する．

■ Synovial Sarcoma（滑膜肉腫）

Monophasic fibrous variant や poorly differentiated variant は myoepithelial carcinoma との鑑別が問題になることがあるが，CK の発現は限局的であり，α-SMA や calponin の発現はみられず，SYT-SSX 転座などがみられる．

■ Malignant Melanoma

Myoepithelial tumors に特徴的な粘液様基質がみられることはほとんどないが，念のため S100 protein 以外のメラノサイトマーカーを用いて免疫組織化学的に除外しておくべきであろう．

参考文献

1) Mentzel T, et al: Cutaneous myoepithelial neoplasms: Clinicopathologic and immunohistochemical study of 20 cases suggesting a continuous spectrum ranging from benign mixed tumor of the skin to cutaneous myoepithelioma and myoepithelial carcinoma. J Cutan Pathol 30: 294-302, 2003
2) Hornick JL, et al: Myoepithelial tumors of soft tissue: A clinicopathologic and immunohistochemical study of 101 cases with evaluation of prognostic parameters. Am J Surg Pathol 27: 1183-1196, 2003
3) Kazakov DV, et al: Lesions with myoepithelial differentiation. In Kazakov DV, et al (eds): Cutaneous Adnexal Tumors. pp411-416, Wolters Kluwer/Lippincott Williams & Wilkins, Philadelphia, 2012
4) Jo VY, et al: Cutaneous syncytial myoepithelioma: Clinicopathologic characterization in a series of 38 cases. Am J Surg Pathol 37: 710-718, 2013
5) Gleason BC, et al: Myoepithelial carcinoma of soft tissue in children: An aggressive neoplasm analyzed in a series of 29 cases. Am J Surg Pathol 31: 1813-1824, 2007
6) Kazakov DV, et al: Cutaneous mixed tumor, eccrine variant: A clinicopathologic and immunohistochemical study of 50 cases, with emphasis on unusual histopathologic features. Am J Dermatopathol 33: 557-568, 2011
7) Oliva E, et al: Mixed tumors of the vagina: an immunohistochemical study of 13 cases with emphasis on the cell of origin and potential aid in differential diagnosis. Mod Pathol 17: 1243-1250, 2004
8) González I, et al: Cutaneous adenomyoepithelioma: Report of a case and review of the literature. Am J Dermatopathol 38: 549-552, 2016
9) Hornick JH, et al: Cutaneous myoepithelioma: A clinicopathologic and immunohistochemical study of 14 cases. Hum Pathol 35: 14-24, 2004
10) Antonescu CR, et al: EWSR1-POU5F1 fusion in soft tissue myoepithelial tumors. A molecular analysis of sixty-six cases, including soft tissue, bone, and visceral lesions, showing common involvement of the EWSR1 gene. Genes Chromosomes Cancer 49: 1114-1124, 2010
11) Antonescu CR, et al: Frequent PLAG1 gene rearrangements in skin and soft tissue myoepithelioma with ductal differentiation. Genes Chromosomes Cancer 52: 675-682, 2013
12) Puls F, et al: Myoepithelioma of bone with a novel FUS-POU5F1 fusion gene. Histopathology 65: 917-922, 2014
13) Agaram NP, et al: EWSR1-PBX3: A novel gene fusion in myoepithelial tumors. Genes Chromosomes Cancer 54: 63-71, 2015
14) Huang SC, et al: Novel FUS-KLF17 and EWSR1-KLF17 fusions in myoepithelial tumors. Genes Chromosomes Cancer 54: 267-275, 2015
15) Urbini M, et al: Identification of SRF-E2F1 fusion transcript in EWSR-negative myoepithelioma of the soft tissue. Oncotarget 8: 60036-60045, 2017
16) 真名子英理，他：手背に生じたparachordomaの1例．日形会誌 29：429-432, 2009

17 | Fibroadenoma and Phyllodes Tumors
線維腺腫と葉状腫瘍

同義語 類義語 cystosarcoma phyllodes, fibroepithelial tumor

定義および概念

　Fibroadenomaとphyllodes tumorsは胸部乳腺でよく知られた病変であるが，肛門外陰部乳腺様器官（anogenital mammary-like apparatus）や腋窩の副乳を発生母地とすることもある．いずれも上皮成分と間葉成分の増殖からなる上皮性・間葉性混合腫瘍であるが，本質的には小葉内間質の増殖性疾患である．

　Fibroadenomaでは間葉成分のみならず上皮成分も協調的に増えており，葉状構造はあまり目立たず，病変内の間質細胞密度が均等な点が特徴的であるのに対して，phyllodes tumorsでは間葉成分がより優勢で，葉状構造が目立ち，病変内の間質細胞密度が不均等で，間質細胞にしばしば種々の程度の細胞異型を伴うといった違いがある．また，fibroadenomaがすべて良性腫瘍であるのに対して，phyllodes tumorsは良性・境界悪性・悪性の生物学的態度を示しうる．

　両者にはこのような相違点があるものの，実際には鑑別困難な症例もあり，そのような場合にはfibroepithelial tumorのような包括的な名称で暫定的に診断されることもある．

臨床的事項

頻度　胸部乳腺では高頻度にみられる病変であるが，外陰部や腋窩での発生は比較的稀である．

好発年齢・性　若年から中年の成人女性に発生する．基本的に小児や男性には発生しない．

好発部位　胸部乳腺以外の部位としては，肛囲を含む外陰部や腋窩に発生する．

臨床像の特徴　いずれも皮内結節として発生し，ときに皮下にも及ぶ．Phyllodes tumorsのほうが大型化する傾向にあるが，胸部乳腺例と異なり外陰部例では巨大化する前に患者が受診するため，通常は5cm大までである．

病理組織学的事項

腫瘍の発育様式[1]

　Fibroadenomaとphyllodes tumorsのどちらも主に真皮内に境界明瞭な単発性に単結節状あるいは多結節・分葉状病変として発生する．腫瘍周辺に被膜様構造をもつこともある．ただし，悪性化したphyllodes tumorは浸潤性に発育するようになる．また，phyllodes tumorsは良性であっても周囲組織とやや境界不明瞭であったり，周囲組織に向かって突出するような不規則な形状を示すことがある．

　Fibroadenomaにはintracanalicular type（管内型：ただしこの用語はmisnomerと考えられる）とpericanalicular type（管周囲型）の2つの代表的な組織亜型があり，加えてorganoid type（類器官型）とmastopathic type（乳腺症型）の稀な亜型も知られている．これらはしばしば混在して出現する．Intracanalicular typeでは間葉成分の増加によって管腔が圧排されてスリット状に変形する（図1-17-1）．Pericanalicular typeでは管腔の変形は目立たず，間葉成分が軽度に拡張した管腔の周囲を取り巻くように分布する（図1-17-2）．Organoid typeはpericanalicular typeに似るが正常乳腺小葉構築を模倣するもの，mastopathic typeはmastopathy（乳腺症）の像を呈するものとされている．

　Phyllodes tumorsでは上皮成分に比して間葉成分が圧倒的に優勢であり，それによって管腔が圧排されて主にintracanalicular patternの発育形態となり，葉状構築を示すことになる．間質細胞は特に上皮下に密に分布する傾向にある．

腫瘍細胞の形態および分化

　いずれの病変も上皮成分は乳管様の管状構造からなり，上皮細胞と筋上皮細胞の2層性を保っている．これらに細胞異型はない．

　Fibroadenomaの間葉成分は病変内で均一であり，紡錘形の間質細胞に明らかな異型細胞はみられない（図1-17-1，1-17-2）．

　一方，phyllodes tumorsでは間質の細胞密度や細胞異型が領域によって異なることが多く，紡錘形の間質細胞に軽度から高度の細胞異型がみられることもある（図1-17-3，1-17-4）．このため，phyllodes tumorsに対しては悪性度の高い成分を見逃さないためにも丹念な検体切り出しや標本観察が必要である．

　Phyllodes tumorsの悪性度の判断には乳腺phyllodes tumorsの基準が役に立つかもしれない（表1-17-1）[2]．

第1章　エクリン器官・アポクリン器官系病変および乳腺様器官系病変

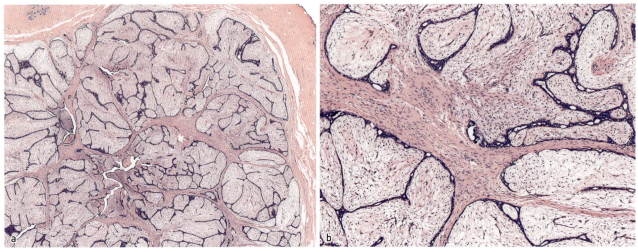

図 1-17-1　Fibroadenoma, intracanalicular type
a：スリット状の管腔が特徴的である．
b：膠原線維の沈着や浮腫性変化の不均一性はあるものの，間質細胞密度は病変内においてほぼ均等である．

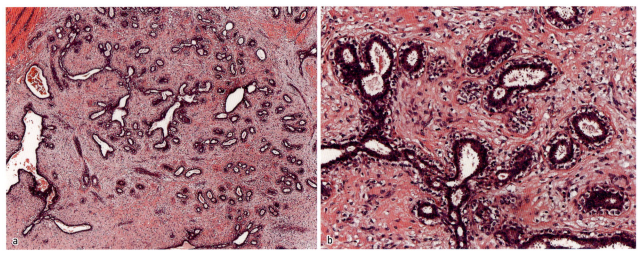

図 1-17-2　Fibroadenoma, pericanalicular type
a：軽度に拡張した管腔が散在している．
b：上皮細胞と筋上皮細胞の2層性が保たれており，これらに細胞異型はみられない．

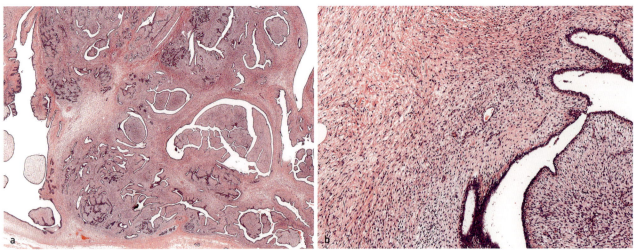

図 1-17-3　Benign phyllodes tumor
a：Phyllodes tumors は良性病変であっても細胞密度が不均等のことがある．
b：良性では間質細胞に異型はみられない．

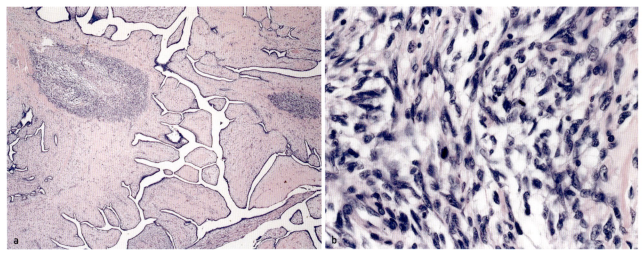

図 1-17-4 Malignant phyllodes tumor
a：Phyllodes tumors では悪性あるいは中間悪性の成分がごくわずかなこともある．
b：悪性では異型紡錘形細胞が密に増殖し，核分裂像も散見される．

表 1-17-1 乳腺の phyllodes tumors の比較

	Benign	Borderline	Malignant
発生頻度割合	60〜75%	15〜20%	10〜20%
周囲組織に対する発育形式	圧排性	圧排性だが部分的に浸潤性になりうる	浸潤性
間質細胞の密度	低いが fibroadenoma よりやや高く不均等である	中等度かつ不均等	高度
間質細胞の異型性	なしあるいは軽度	軽度あるいは中等度	高度
間質細胞の核分裂像	<5/10 強拡野	5〜9/10 強拡野	>9/10 強拡野
Stromal overgrowth	みられない	ほとんどみられない	よくみられる
悪性異分化成分	なし	なし	ありうる

〔Tan PH, et al: Fibroepithelial tumours. In Lakhani SR, et al (ed): WHO Classification of Tumours of the Breast, 4th ed. pp142-147, IARC Press, Lyon, 2012 より作成〕

診断の手がかりとなる所見

・女性外陰部あるいは腋窩発生
・上皮性・間葉性の混合腫瘍
・スリット状あるいは葉状構造を呈する管腔構造

その他の病理組織学的所見

■ Juvenile Fibroadenoma

若年例の fibroadenoma では腫瘍が巨大化して，間質の細胞密度が高くなり，phyllodes tumors との鑑別が問題となることがある．ただし，間質細胞密度は高いが phyllodes tumors と異なって均等な分布密度を示し，細胞異型はみられず，核分裂像も目立たない．また，phyllodes tumors が intracanalicular pattern の組織像をとるのに対して，juvenile fibroadenoma は原則的に pericanalicular pattern の組織像となる．

分子生物学的知見[3,4]

Fibroadenoma と phyllodes tumors のいずれも子宮の leiomyoma（平滑筋腫）と同様に，*MED12* 遺伝子の体細胞突然変異が半数以上の症例で証明される．

病理組織学的鑑別疾患と鑑別の要点

主に問題となるのは fibroadenoma と phyllodes tumors の鑑別であり，それらの鑑別点は既述のとおりである．また，high-grade malignant phyllodes tumor で上皮成分が失われると，種々の肉腫や malignant melanoma（悪性黒色腫）との鑑別が問題となりうるが，外陰部発生例ではまだそのような高悪性例は知られていない．

参考文献

1) Kazakov DV, et al: Fibroadenoma and phyllodes tumors of anogenital mammary-like glands: A series of 13 neoplasms in 12 cases, including mammary-type juvenile fibroadenoma, fibroadenoma with lactation changes, and neurofibromatosis-associated pseudoangiomatous stromal hyperplasia with multinucleated giant cells. Am J Surg Pathol 34: 95-103, 2010
2) Tan PH, et al: Fibroepithelial tumours. In Lakhani SR, et al (ed): WHO Classification of Tumours of the Breast, 4th ed. pp142-147, IARC Press, Lyon, 2012
3) Lim WK, et al: Exome sequencing identifies highly recurrent MED12 somatic mutations in breast fibroadenoma. Nat Genet 46: 877-880, 2014
4) Yoshida M, et al: Frequent MED12 mutations in phyllodes tumours of the breast. Br J Cancer 112: 1703-1708, 2015

18 Nipple Adenoma
乳頭腺腫

同義語 類義語: adenoma of the nipple, florid papillomatosis, subareolar duct papillomatosis, erosive adenomatosis, papillary adenoma

定義および概念

Nipple adenoma は 1955 年に"florid papillomatosis of the nipple ducts"の名称で初めて報告され[1]，その後もさまざまな名称で報告されている．乳頭内または乳輪直下乳管内に生じる乳頭状ないしは充実性の腺腫であると定義される[2]．

臨床的事項

頻度 比較的稀な疾患である．
好発年齢・性 中年女性の発症が多く(40 歳代が最多)，稀に女児や男性発症もある．
好発部位 定義上，乳頭部発生に限られる．
臨床像の特徴 乳頭部にできる 0.5～1.5 cm 大の結節性病変(図 1-18-1)で，乳頭腫大を伴うこともある．ときに出血や滲出液がみられる．紅斑，鱗屑痂皮，びらんを生じるため，臨床的に湿疹や mammary Paget's disease(乳房 Paget 病)と間違えられやすい．かゆみ，違和感，疼痛，灼熱痛などを訴えることもある[3]．

病理組織学的事項

腫瘍の発育様式

乳頭部に生じる比較的境界明瞭な小結節性病変で，①～③に相当する組織所見が種々の程度で混在し，多彩な組織像を呈する(図 1-18-2a)．
① 小型腺管が増生する adenosis(腺症)(図 1-18-2b)や，それに間質の硬化所見が目立つ sclerosing adenosis(硬化性腺症)．
② 乳頭状増生が主体の intraductal papilloma(乳管内乳頭腫)やそれに間質の硬化所見が目立つ sclerosing papilloma(硬化性乳頭腫)．
③ 管腔内に向かって乳管上皮が篩状ないし充実性に増殖する ductal hyperplasia(乳管上皮過形成)(図 1-18-2c)．

腫瘍細胞の形態および分化

二相性を呈した乳管構造で，乳管上皮細胞とその外層の筋上皮細胞から構成される(図 1-18-2b)．乳管上皮細胞は少数の核分裂像を伴うことがあるが，明らかな異型性はみられない．

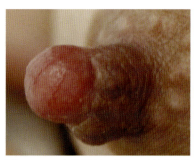

図 1-18-1 左乳頭部に紅色で境界明瞭な隆起性結節があり，乳頭と一体化している．

診断の手がかりとなる所見

・乳管上皮細胞・筋上皮細胞の二相構造の保持

その他の病理組織学的所見

アポクリン化生や扁平上皮化生がみられることがある．また，局所的に壊死巣や扁平上皮で被覆された小さな囊腫を伴うことがある．
稀には，乳癌が合併することがある．

免疫組織化学的所見

乳管上皮細胞は CAM5.2，EMA，CEA などに陽性となる．CK5/6 はモザイク状に陽性となる．
筋上皮細胞は α-SMA，calponin，p63，CK5/6，CD10(図 1-18-2d)，h-caldesmon，S100 protein などに陽性となることが多い．

病理組織学的鑑別疾患と鑑別の要点

■ 浸潤性乳癌

腫瘍胞巣周囲の筋上皮の裏装が部分的あるいは全体的に失われている．筋上皮細胞の同定には，α-SMA，calponin，p63，CK5/6，CD10，h-caldesmon の少なくとも 2 つ以上のマーカーが陽性であることを確認するのが望ましい[4]．

■ Ductal Carcinoma in situ (DCIS)(非浸潤性乳管癌)

細胞異型の有無で判断する．補助的に免疫染色も用いられ，nipple adenoma の篩状あるいは充実性の乳管上皮増殖巣では，CK5/6，CK14，34βE12 がモザイク状に陽性になるのに対して，DCIS の乳管上皮細胞には陰性である[5]．

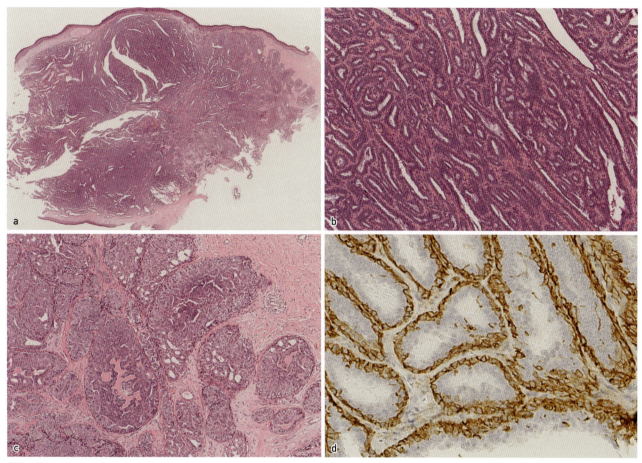

図 1-18-2 Nipple adenoma
a：真皮内に周囲と境界明瞭な結節性病変がある．
b：腺管が増生し，腺上皮細胞とその外層に筋上皮細胞より構成される二相性の管腔構造を呈する．
c：乳管上皮の充実性，偽篩状増生があり，中央に壊死巣がある．
d：免疫組織化学染色では，CD10 陽性の筋上皮細胞がある．

ただし，アポクリン化生が全体に目立つ病変では，nipple adenoma であっても CK5/6 などは陰性である．

■ Syringomatous Tumor（汗管様腫瘍）

線維性ないし硬化性間質を伴い，涙滴状（tear drop shape）あるいは分岐構造を示す乳管が不規則に分布する[5]．増生する乳管は二相構造を示すが，α-SMA などのいわゆる筋上皮マーカーを発現しないことも多い．

参考文献
1) Jones DB: Florid papillomatosis of the nipple ducts. Cancer 8: 315-319, 1955
2) 日本乳癌学会（編）：臨床・病理 乳癌取扱い規約，第 17 版．p24, 金原出版，2012
3) Calonje JE, et al: Tumors of the sweat glands: McKee's Pathology of the Skin with Clinical Correlations, 4th ed. p1515, Elsevier/Saunders, Edinburgh, 2012
4) Dl Bonito M, et al: Adenoma of the nipple: A clinicopathological report of 13 cases. Oncol Lett 7: 1839-1842, 2014
5) 森谷卓也，他：乳癌．日本病理学会（編）：腫瘍病理鑑別診断アトラス，第 2 版．pp156-158, 文光堂，2016

19 | Hidradenoma Papilliferum
乳頭状汗腺腫

同義語 類義語 | papillary hidradenoma, mammary-like gland adenoma

定義および概念

Hidradenoma papilliferum は肛門外陰部乳腺様器官 (anogenital mammary-like apparatus)を発生母地とする良性腫瘍であり[1]，乳腺の intraductal papilloma（乳管内乳頭腫）に相当する病変と考えられている[2]．悪性化すると hidradenocarcinoma papilliferum *in situ*（上皮内乳頭状汗腺癌）あるいはさまざまな組織型の浸潤癌となるが，これらはきわめて稀でありほとんど報告例もない[3]．

臨床的事項

頻度 肛門外陰部乳腺様器官から発生する良性腫瘍としては最も多いとされているが，それでも実際の診療で経験することはあまりない．

好発年齢・性 成人女性に発生する．小児や男性には発生しない[1]．

好発部位 女性の外陰部や肛囲に限って単発性に発生する[1]．

臨床像の特徴 2cm 大までの常色あるいはやや紅色調を帯びた皮内結節であり，ときに皮下にまで及んだり，被覆皮膚にびらんを伴ったりする[1]．

病理組織学的事項

腫瘍の発育様式[1,2]

真皮内を主座として，単房性あるいは多房性の充実嚢胞状の構築を示し，被膜はないものの周囲組織との境界は明瞭である（図 1-19-1, 1-19-2）．充実性成分はシダの葉状に少し尖った印象の乳頭状構造で構成される．乳頭状構造には，内腔面を覆う1層の腺上皮細胞と基底膜側に配列する1層の筋上皮細胞がみられる（図 1-19-3）．これらの2層の細胞によって乳頭状構造のみならず管状構造も形成される．この二相性は常に保たれるが，ときに腺上皮細胞が増殖して重層化することもある．被覆表皮とは連続しないが稀に連続することもある．その場合も表皮は過形成とならない．

腫瘍細胞の形態および分化[1,2]

内腔面を覆う1層の腺上皮細胞は円柱状から立方状であり，内腔側には断頭分泌(decapitation secretion)様の所見が観察される（図 1-19-3）．この腺上皮細胞は細胞質の好酸性変化や扁平上皮化生，粘液細胞化生を示しうる（図 1-19-4）．基底膜側を覆う1層の筋上皮細胞は立方状から扁平な形態であり，しばしば細胞質が淡明化する．明らかな異型細胞はみられない．

診断の手がかりとなる所見

・女性の外陰部や肛囲の発生
・乳頭状・管状構造を伴う充実嚢胞状の腫瘍構築

その他の病理組織学的所見[1,2]

Hidradenoma papilliferum は乳腺病変を模倣して，usual ductal hyperplasia（通常型乳管過形成），atypical ductal hyperplasia（異型乳管過形成），sclerosing adenosis（硬化性腺症）に類似した所見（図 1-19-5）を部分的に示すことがある．また，通常は腫瘍間質内に炎症細胞浸潤は目立たないが，稀に腫瘍が被覆表皮と連続しながら間質内に形質細胞が浸潤して，syringocystadenoma papilliferum（SCAP）に類似することがある．腫瘍辺縁部に既存の乳腺様器官が観察されることもある．

免疫組織化学的所見[2]

特異的な所見はないが，多くの腺上皮細胞に ER や PgR が陽性となる．ただし，好酸性変化を伴った腺上皮細胞にはあまり発現しない．筋上皮には α-SMA などの筋上皮マーカーや p63 が陽性となる．

分子生物学的知見[2]

乳腺の intraductal papilloma と同様に，*PIK3CA* 遺伝子や *AKT1* 遺伝子の体細胞突然変異が 1/3～2/3 の症例で証明される．

病理組織学的鑑別疾患と鑑別の要点

■ SCAP

前述のような SCAP 類似所見を呈する hidradenoma papilliferum では SCAP との鑑別が難しい．Hidradenoma papilliferum は，女性の外陰部や肛囲に限って発生し，病変が外方に大きく開口することはなく，シダの葉状に少し尖った複雑な乳頭状構造がみられ，種々の mastopathy（乳腺症）様所見を呈しやすく，これらの所見が SCAP との鑑別点となる．

■ Metastatic Papillary Thyroid Carcinoma（転移性甲状腺乳頭癌）

発生部位や既往既存症の確認に加えて，papillary thy-

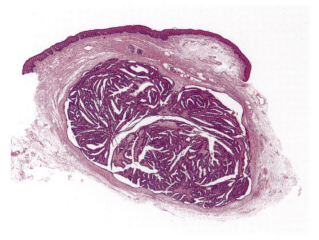

図 1-19-1　単房性の hidradenoma papilliferum

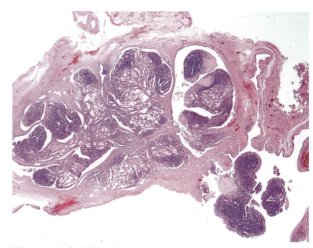

図 1-19-2　多房性の hidradenoma papilliferum

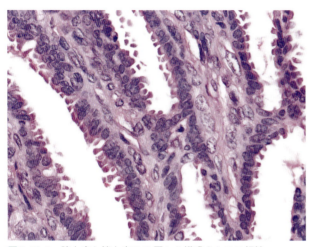

図 1-19-3　腺上皮と筋上皮の2層から構成される二相性

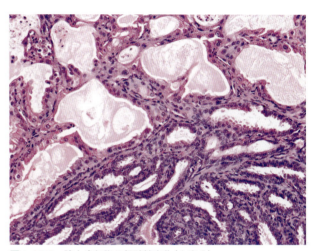

図 1-19-4　腺上皮細胞の好酸性変化（上半分）

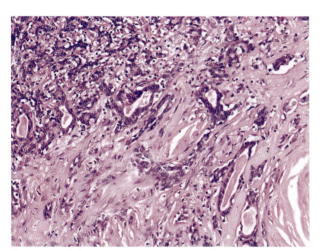

図 1-19-5　乳腺の sclerosing adenosis に類似する局所的所見

roid carcinoma に特徴的な核所見や鈍な乳頭状構造の存在と構成細胞の二相性の欠如などから hidradenoma papilliferum と鑑別することが可能である．また，その他の転移性腺癌との鑑別は病理組織像のみからも比較的容易である．

■ Hidradenoma

乳頭状構造があまり目立たず，一部に乳頭状構造がみられたとしても2層構造ではないため，鑑別可能である．

参考文献

1) Konstantinova AM, et al: Hidradenoma papilliferum: A clinicopathologic study of 264 tumors from 261 patients, with emphasis on mammary-type alterations. Am J Dermatopathol 38: 598-607, 2016
2) Goto K, et al: *PIK3CA* and *AKT1* mutations in hidradenoma papilliferum. J Clin Pathol 70: 424-427, 2017
3) Kazakov DV, et al: Lesions of anogenital mammary-like glands: An update. Adv Anat Pathol 18: 1-28, 2011

20 Porocarcinoma
汗孔癌

同義語・類義語 eccrine porocarcinoma, malignant eccrine poroma

定義および概念[1]

　Porocarcinoma は表皮（毛包上皮）内あるいは真皮内のエクリン管またはアポクリン管への分化を示す悪性腫瘍であり，poroid neoplasms の悪性腫瘍型である．Benign poroid neoplasms から悪性転化することが多いため，しばしばその良性成分が残存している．ただし，de novo 発生例や悪性成分によってすべてが置換されたような症例では良性成分を欠くことがあり，腫瘍のエクリン管またはアポクリン管への分化所見をみつけることが重要となってくる．腫瘍の発育様式は benign poroid neoplasms に似るため，malignant hidroacanthoma simplex, malignant eccrine poroma, malignant dermal duct tumor, malignant poroid hidradenoma/poroid hidradenocarcinoma, あるいはそれらの混合型と分類することも可能なことが多い．

　臨床的には porocarcinoma は高悪性度腫瘍であり，squamous cell carcinoma (SCC) よりもやや予後不良とする報告がある[2]．

臨床的事項

頻度 非常に稀であり，SCC の 1/20 以下の頻度である．
好発年齢・性 中高年に発生する[1]．女性に多いという報告[3]や明らかな性差はないとする報告[1]がある．
好発部位 約半数ほどが下肢に発生するが，他のさまざまな部位にも発生する[1,3]．
臨床像の特徴 角化性局面から皮下結節まであり，非常に多彩な肉眼所見を呈する．

病理組織学的事項

腫瘍の発育様式

　Benign poroid neoplasms の基本 4 型（hidroacanthoma simplex, eccrine poroma, dermal duct tumor, poroid hidradenoma）のいずれかの構築を模倣するが，それらの混合型もみられる（図 1-20-1, 1-20-2）．また，de novo 発生の腫瘍や低分化な大型腫瘍ではこれらの発育様式に当てはまらない不整な浸潤性発育を示すこともある．被覆表皮と連続することもしないこともある．腫瘍細胞が

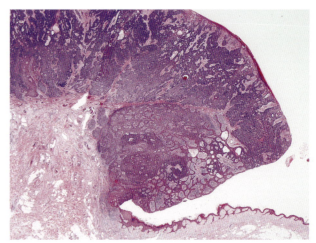

図 1-20-1　Poroma の構築を模倣する porocarcinoma

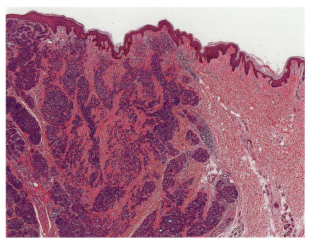

図 1-20-2　Dermal duct tumor の構築を模倣する porocarcinoma

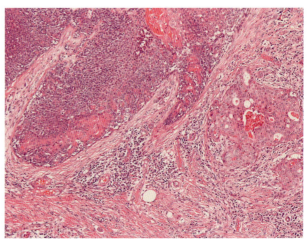

図 1-20-3　Benign poroid neoplasm 成分の残存（左上部）

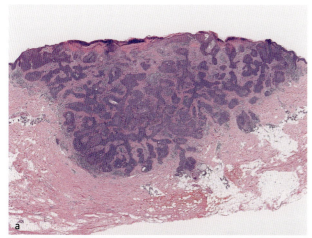

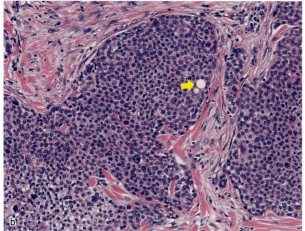

図 1-20-4　Porocarcinoma の典型例
a：腫瘍は被覆表皮と一部で連続しながら浸潤性に発育している．
b：主に異型孔細胞から構成されており，管腔構造はごくわずかである（矢印）．

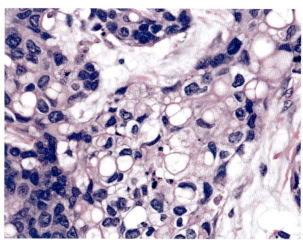

図 1-20-5　小皮縁細胞内の細胞質内管腔
しばしば脂腺細胞分化と紛らわしい所見になる．変性空胞との鑑別も難しいが，それには CEA などの免疫染色が有用である．

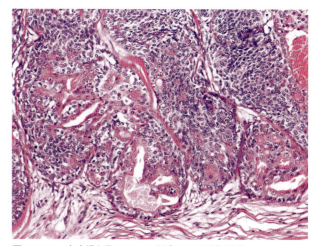

図 1-20-6　小皮縁細胞によって形成される導管構造

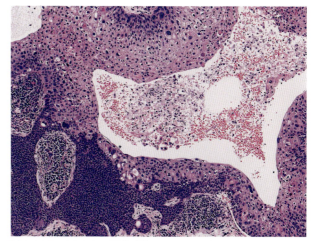

図 1-20-7　SCC との鑑別が難しい porocarcinoma
多くの腫瘍細胞が小皮縁細胞様あるいは有棘細胞様になると SCC に類似してくる．

表皮内を連続的に置換しながら伸展すること（bowenoid spreading）や表皮全層性に散在性に分布すること（pagetoid spreading）もある．一部に良性あるいは良性様成分が残存していることが多い（図 1-20-3）．

腫瘍細胞の形態および分化[1]

異型のある孔細胞（poroid cells）（図 1-20-4）とともに豊富な細胞質を有する異型小皮縁細胞（cuticular cells）あるいは有棘細胞様の異型細胞が種々の程度に混在している．特に異型小皮縁細胞は細胞質内管腔（intracytoplasmic lumen）を伴ったり（図 1-20-5），2個以上の細胞が導管構造を形成したりする（図 1-20-6）．これらの内腔面に好酸性の縁取りが確認されると真の管腔構造と判断しやすくなる．腫瘍細胞は種々の程度の核異型を示し，核分裂像も伴う．また，一見すると良性ととらえられるような領域においても，通常の benign poroid neoplasms に比べて明らかな核異型がみられることがある．

診断の手がかりとなる所見[1]

・Benign poroid neoplasms 成分の残存

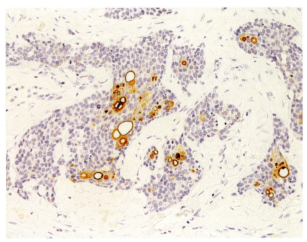

図 1-20-8　CEA
細胞内外の管腔面に一致して CEA が膜状に陽性となる．

・腫瘍による細胞質内外の管腔構造の形成

その他の病理組織学的所見[1]

　異型孔細胞がほとんどみられず，異型小皮縁細胞が大部分を占めると SCC 類似の細胞像となる（図 1-20-7）．また，squamous eddies のような角化構造が出現して SCC に類似することもある．壊死巣を伴うこともあるが，benign poroid neoplasms でもしばしば観察される．局所の脂腺分化，脈管侵襲，メラニン顆粒の沈着がみられる症例もある．稀には腫瘍の一部が肉腫化することもある．腫瘍に隣接する非腫瘍部表皮に連続して syringofibroadenomatous hyperplasia を伴うことがある．

免疫組織化学的所見

　腫瘍内に散在する細胞質内外の管腔構造の内腔面に CEA や EMA などが膜状に染色される（図 1-20-8）．腫瘍細胞自体にこれらのマーカーが発現することもあるが，そのような所見にはそれほどの診断的意義はない．また，CEA は squamous eddies のような角化構造によく染色されるが，これを真の管腔所見と誤認してはならない[1]．BerEP4 が porocarcinoma に高発現することがあるため，basal cell carcinoma との鑑別に BerEP4 は有用ではない[4]．一方，CD117(c-KIT) は腫瘍の一部あるいは大部分に陽性となり，SCC では CD117 陰性であるため，両者の鑑別に有用である[1]．

病理組織学的鑑別疾患と鑑別の要点

■ SCC，Bowen's Disease

　第 4 章-2 を参照（→ 212 頁）．

■ Benign Poroid Neoplasms

　Porocarcinoma では領域性に異型のある腫瘍細胞が占拠しており，しかもそれらの腫瘍細胞は核分裂能を有している．Benign poroid neoplasms でもしばしば退行性変性所見としての核腫大（bowenoid change）がみられるが，その場合では異型のない腫瘍細胞も多く混在しており，核分裂像が目立つことはない．

■ 他のエクリン・アポクリン系悪性腫瘍

　Poroid neoplasms の基本構築を彷彿とさせる発育様式や benign poroid neoplasm 成分の残存が porocarcinoma 診断につながる．

■ Squamous Syringometaplasia

　炎症などによってエクリン管が扁平上皮化生を示すことがある．この場合，角化細胞が既存のエクリン管を巻き込んだ不整形の腫瘍胞巣を形成するため，porocarcinoma との鑑別が問題となりうる．炎症性背景や病変全体の分布に加えて，構成細胞の核異型の乏しさを見極めて squamous syringometaplasia と診断する．

■ Sebaceous Carcinoma

　Porocarcinoma では benign poroid neoplasms 成分がみられたり，細胞質内外に管腔構造が形成される．また，脂腺分化がみられることはきわめて稀である．

参考文献

1) Goto K, et al: CD117 (KIT) is a useful immunohistochemical marker for differentiating porocarcinoma from squamous cell carcinoma. J Cutan Pathol 43: 219-226, 2016
2) Pema C, et al: Eccrine porocarcinoma (malignant eccrine poroma). Am J Surg Pathol 26: 272-274, 2002
3) Robson A, et al: Eccrine porocarcinoma (malignant eccrine poroma): A clinicopathologic study of 69 cases. Am J Surg Pathol 25: 710-720, 2001
4) Afshar M, et al: BerEP4 is widely expressed in tumors of the sweat apparatus: A source of potential diagnostic error. J Cutan Pathol 40: 259-264, 2013

21 Hidradenocarcinoma
汗腺腫癌

同義語 類義語: malignant hidradenoma, malignant nodular hidradenoma, nodular hidradenocarcinoma, clear cell hidradenocarcinoma, clear cell eccrine hidradenocarcinoma, apocrine hidradenocarcinoma, malignant acrospiroma

定義および概念

Hidradenocarcinomaはhidradenomaの悪性型であり，hidradenomaが悪性化して発生することもあれば*de novo*に悪性腫瘍として発生することもある．良悪性の判断には，①腫瘍辺縁の不整性，②浸潤性発育，③深部組織（皮下中層以深）への深達，④脈管侵襲，⑤神経束周囲浸潤，⑥塊状壊死巣（necrosis en masse），⑦核多形性，⑧顕著な核分裂像（4個以上/10強拡野）などの基準が用いられることもある．ただし，実際にはその決定が容易でないことも多く，これらの項目のうちごく少数（1ないし2個）のみが満たされる症例に対してはatypical hidradenomaとして暫定診断的あるいは中間悪性的な位置づけで対処されることもある[1]．

ちなみに，poroid hidradenomaがporoid neoplasmsの一型として分類されているのと同様に，poroid hidradenomaが悪性化した腫瘍はhidradenocarcinomaではなくporocarcinomaとして取り扱われる．Hidradenomaやhidradenocarcinomaが*CRTC1-MAML2*や*CRTC3-MAML2*などの*MAML2*遺伝子転座を示すのに対して，poroid hidradenomaではそのような転座がみられず，これらは分子生物学的にも異なる腫瘍であることが示唆されている[2,3]．

臨床的事項

頻度 きわめて稀である．

好発年齢・性 50〜70歳代の高齢者に好発する．

好発部位 頭頸部にやや多い傾向にあるが，どこにでも発生する．ただし，指趾発生例ではdigital papillary adenocarcinomaを疑うべきである．

臨床像の特徴 既報例では1〜6 cm大の皮内あるいは皮下結節である．

病理組織学的事項

腫瘍の発育様式

腫瘍は真皮から皮下浅層に主座があり，しばしば皮下中層以深にまで達する．被覆表皮との連続性は通常ない．腫瘍構築の主体は大型充実胞巣であるが，種々の程度に辺縁不整，浸潤性発育，囊腫形成を示す（図1-21-1）．約1/3の症例では腫瘍内に良性のhidradenoma成分を残存させているが，悪性成分との境界は必ずしも明瞭ではない[4]．悪性成分のどこかに塊状壊死巣を伴っていることが多い．腫瘍は大小の管腔構造を形成する．

腫瘍細胞の形態および分化

1つの腫瘍内でも低異型度から高異型度の核異型がみられることが多い．また，細胞形態学的にも多様であり，好酸性の多稜形細胞（polygonal cells），淡明細胞（pale cells），扁平上皮様細胞（squamoid cells），好酸性細胞（oxyphilic cells），粘液細胞（mucinous cells），さらにはそれらの腫瘍細胞から移行する中間細胞（intermediate cells）などが種々の割合で混在しうるが，淡明細胞と扁平上皮様細胞のことが多い[4]．

診断の手がかりとなる所見

- 良性のhidradenomaの成分の残存（約1/3の症例）
- 大型充実胞巣の構築
- 淡明細胞と扁平上皮様細胞を主体とする腫瘍細胞
- 硝子様間質

その他の病理組織学的所見

腫瘍間質には線維化反応（desmoplastic reaction）がみられるが，少なくとも一部には硝子様変化も観察される．

免疫組織化学的所見

良悪性の判断にKi-67やp53が補助的に利用されることもある．悪性と判断するうえで，Ki-67陽性率＞11％は1つの簡便な目安となりうる[1]．また，悪性でのp53反応性は強陽性のことが多く，良性では基本的にほとんど陰性である．

分子生物学的知見

*MAML2*遺伝子転座が証明されている．この遺伝子転座は唾液腺のmucoepidermoid carcinoma（粘表皮癌）でも報告されているが，興味深いことに，この唾液腺腫瘍はhidradenocarcinomaと形態学的にも類似している．

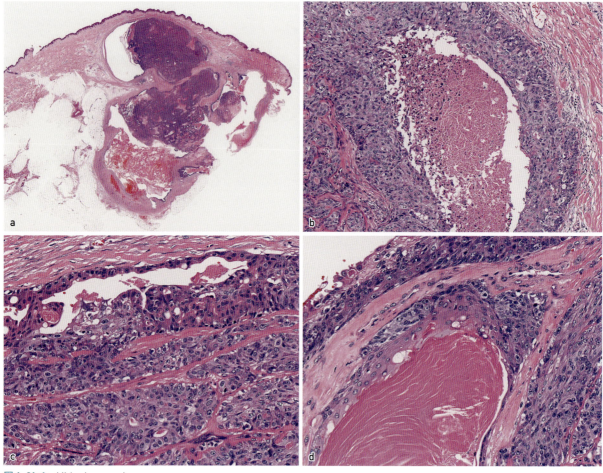

図 1-21-1　Hidradenocarcinoma
a：大型充実胞巣とともに囊腫構築を伴うこともある．b：腫瘍胞巣内に塊状壊死がみられる．c：一部の腫瘍細胞は管腔構造を形成する．d：扁平上皮様細胞や硝子様間質は hidradenocarcinoma によくみられる所見である．

病理組織学的鑑別疾患と鑑別の要点

■ Hidradenoma

良悪性の判断に対してコンセンサスの得られた診断基準はいまだに設定されていないが，「定義および概念」で挙げた8項目中3個以上を満たすと悪性と判断するという考えもある[1]．また，浸潤性発育，皮下中層以深への深達，塊状壊死巣，核多形性，顕著な核分裂像（4個以上/10強拡野）の基準が hidradenocarcinoma の診断に特に重要とされている[1]．

■ Mucoepidermoid Carcinoma

皮膚原発 mucoepidermoid carcinoma の報告が少数例あるが，真にそうであるものは存在しないかもしれない．口唇周囲や下顎部での報告例は唾液腺腫瘍の皮膚浸潤と考えられる．それ以外の部位での報告例は，hidradenocarcinoma，hidradenoma，squamous cell carcinoma，squamoid eccrine ductal carcinoma（adenosquamous carcinoma of the skin）のいずれかと考えられる．*CRTC1-MAML2* や *CRTC3-MAML2* などの *MAML2* 遺伝子転座は，mucoepidermoid carcinoma，hidradenocarcinoma，hidradenoma の三者に共通してみられるため，これらの鑑別には役立たない．

■ Porocarcinoma

Poroid neoplasms の良性成分が残存していたり，腫瘍細胞が孔細胞様であれば，hidradenocarcinoma ではなくて porocarcinoma と診断する．

■ Metastatic Clear Cell Renal Cell Carcinoma

腫瘍胞巣間に細かく介在する血管間質があれば，hidradenoma や hidradenocarcinoma ではなくて clear cell renal cell carcinoma である．clear cell renal cell carcinoma では vimentin 強陽性である．

参考文献

1) Nazarian RM, et al: Atypical and malignant hidradenomas: A histological and immunohistochemical study. Mod Pathol 22: 600-610, 2009
2) Kyrpychova L, et al: Cutaneous hidradenoma: A study of 21 neoplasms revealing neither correlation between the cellular composition and CRTC1-MAML2 fusions nor presence of CRTC3-MAML2 fusions. Ann Diagn Pathol 23: 8-13, 2017
3) Kuma T, et al: A novel fusion gene CRTC3-MAML2 in hidradenoma: histopathological significance. Hum Pathol 70: 55-61, 2017
4) Kazakov DV, et al: Hidradenocarcinoma. In Kazakov DV, et al (eds): Cutaneous Adnexal Tumors. pp99-104, Wolters Kluwer/Lippincott Williams & Wilkins, Philadelphia, 2012

22 | Malignant Neoplasms Arising from Preexisting Spiradenoma, Cylindroma, and Spiradenocylindroma
らせん腺腫，円柱腫，らせん腺円柱腫由来悪性腫瘍

同義語 類義語 spiradenocarcinoma, malignant spiradenoma, carcinoma ex spiradenoma, cylindrocarcinoma, malignant cylindroma, carcinoma ex cylindroma, spiradenocylindrocarcinoma, malignant spiradenocylindroma, carcinoma ex spiradenocylindroma

定義および概念

　病変内に良性のspiradenoma, cylindroma, あるいはspiradenocylindromaが残存しており，それを前駆病変として悪性化したと判断されるエクリンあるいはアポクリン系悪性腫瘍である．

　2006年のWHO分類ではspiradenocarcinomaの名称で掲載されていたが，① 悪性成分自体は病理組織学的に非特異的であり，"らせん腺癌"として認識可能な特徴はほとんどなく，基本的には良性のspiradenoma成分が前駆病変として確認されて初めて診断可能であること，② 前駆病変がspiradenomaであるspiradenocarcinomaは，前駆病変がcylindromaあるいはspiradenocylindromaであるcylindrocarcinomaやspiradenocylindrocarcinomaと本質的に同一であること，③ 癌腫だけでなく肉腫に相当する悪性成分も出現することがあること，などの理由もあり，本項のタイトルにはspiradenocarcinomaではなくmalignant neoplasms arising from preexisting spiradenoma, cylindroma, and spiradenocylindromaの名称を用いることとする．

臨床的事項[1]

頻度　非常に稀である．これまでにおおよそ100症例ほどの英文報告がある．
好発年齢・性　孤発例では高齢者が多い．著しい性差はない．
好発部位　背部，頭頸部，胸部，大腿部などの報告がある．
臨床像の特徴　単発の病変であることが多い．Brooke-Spiegler syndrome患者の皮膚病変の1つとして発症することもある．病変は大きいものが多く，結節や腫瘤を呈し，潰瘍化することがある．良性成分の病変が臨床的に認識されることは通常ない．

病理組織学的事項

腫瘍の発育様式

　真皮から皮下にかけて，多結節状の病変を形成し，膨張性浸潤することが多い．病変の一部に良性成分が残存するが，通常は病変全体に占める割合は小さく，典型例では病変部の辺縁に存在する．結節状(図1-22-1b, c)あるいは圧排された薄い索状の領域(図1-22-1e)として残存する[2]．

腫瘍細胞の形態および分化

　病変内に，spiradenomaなどの良性の領域とともに悪性の領域が存在する(図1-22-1)．悪性成分は，核異型が軽度から高度の症例までさまざまである．また，肉腫様の形態を示すものもある．

　Kazakovらはmalignant neoplasms arising from preexisting spiradenoma, cylindroma, and spiradenocylindromaの24症例の解析から，これらを良性成分の組織型で分類するのではなく，悪性成分の組織型から，① salivary gland type basal cell adenocarcinoma-like pattern, low grade, ② salivary gland type basal cell adenocarcinoma-like pattern, high grade, ③ invasive adenocarcinoma, not otherwise specified, ④ sarcomatoid carcinomaの4つに分類することを提唱している[1]．このうちlow-grade typeは，膨張性に浸潤する多結節状の病変で，軽度から中等度の核異型を呈する基底細胞様細胞からなり，核分裂像がみられる．良性のspiradenomaで観察される二相性は消失している．なお，low-grade typeは予後良好である可能性が報告されている[2]．

診断の手がかりとなる所見

・良性のspiradenoma成分の残存(これが確認できない場合，基本的に本疾患と診断できない)

病理組織学的鑑別疾患と鑑別の要点

■ Spiradenoma

　稀に悪性成分よりも良性成分が病変全体に占める割合が高いことがあるため[2]，悪性成分を見落とす可能性がある．

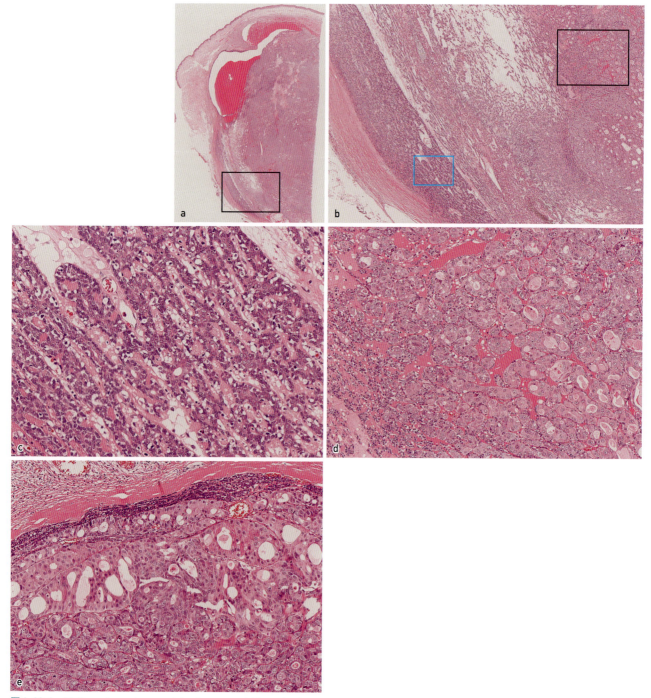

図 1-22-1　Malignant neoplasms arising from preexisting spiradenoma
a：腫瘍は周囲組織に対して圧排性に発育している．黒枠は b の拡大範囲を示す．
b：結節状の病変の辺縁に，小型の細胞からなる領域がある．青枠は c の，黒枠は d の拡大範囲を示す．
c：良性 spiradenoma 成分の拡大像．腫瘍胞巣の辺縁の N/C 比の高い小型暗調細胞，腫瘍胞巣内側の淡好酸性の大型明調細胞からなり，一部で管腔形成がある．またリンパ球浸潤を伴う．
d：悪性成分の拡大像．この症例では，大部分が高異型度の非浸潤癌と考えられた．
e：良性成分が悪性成分に圧排されて薄い索状の領域としてわずかに残存しているだけの領域もある．

(Kaku Y, et al: Spiradenocarcinoma in preexisting spiradenoma with a large in situ adenocarcinoma component. Am J Dermatopathol 37: e122-125, 2015 より．
https://journals.lww.com/amjdermatopathology/pages/default.aspx)

■転移性皮膚癌

他臓器癌の皮膚転移では，病変内に良性成分としての spiradenoma の像は存在しない．

参考文献

1) Kazakov DV, et al: Morphologic diversity of malignant neoplasms arising in preexisting spiradenoma, cylindroma, and spiradenocylindroma based on the study of 24 cases, sporadic or occurring in the setting of Brooke-Spiegler syndrome. Am J Surg Pathol 33: 705-719, 2009
2) van der Horst MP, et al: Morphologically low-grade spiradenocarcinoma: a clinicopathologic study of 19 cases with emphasis on outcome and MYB expression. Mod Pathol 28: 944-953, 2015

23 Apocrine Carcinoma
アポクリン癌

同義語 類義語 apocrine adenocarcinoma, primary cutaneous apocrine carcinoma

定義および概念

Apocrine carcinoma はアポクリン分化を示す悪性腫瘍であり，多くの腺腔構造を形成し，少なくともそのうち一部には断頭分泌（decapitation secretion）像がみられ，腫瘍細胞には好酸性顆粒状の細胞質がみられるなどの特徴を有する．既知の確立された概念（mucinous carcinoma of the skin, digital papillary adenocarcinoma, mammary-type invasive carcinomas など）が除外できていることが診断上の絶対的条件であり，既存の良性腫瘍（spiradenocylindroma, apocrine type mixed tumor of the skin, tubulopapillary cystic adenoma with apocrine differentiation, hidradenoma papilliferum など）から二次的に発生したものとも区別する必要もある．さらに特殊な発達を示す Moll 腺（Moll's glands），肛門外陰部乳腺様腺（anogenital mammary-like glands：AGMLGs），耳垢腺（ceruminous glands）などからの発生例もこの概念に含めないとの考えもある[1]．Apocrine carcinoma はいわゆるゴミ箱診断的に位置づけられることもあるが，以上の基準に照らし合わせて厳密に診断することが望まれる．

臨床的事項

頻度 稀である．

好発年齢・性 50～60 歳代の中高年者に発生する．明らかな性差はない[1]．

好発部位 腋窩発生が最も多い．被覆頭部，四肢にもしばしば発生する．眼瞼，外陰部，外耳道での発生例も報告されているが，これらはそれぞれ Moll 腺，AGMLGs，耳垢腺に由来する腫瘍の可能性もある．

臨床像の特徴 数 cm 大の皮内単結節あるいは多結節病変であり，表面表皮にびらん潰瘍を伴うこともある[1]．

病理組織学的事項

腫瘍の発育様式[1]

腫瘍は真皮内に発生して周囲真皮や皮下に向かって浸潤性に発育する（図 1-23-1a, b）．腫瘍は管状あるいは篩状の腺腔構造を多く形成する（図 1-23-1b）．一部の腺腔内には断頭分泌像がみられるが（図 1-23-1c），むしろ断頭分泌像のない腺腔が優位なことが多い．腫瘍はしばしば被覆表皮に接着して，わずかに pagetoid spreading を示すこともある（図 1-23-1d）．

腫瘍細胞の形態および分化[1]

腫瘍細胞の細胞質は比較的豊富であり，好酸性の顆粒状の性状が観察される（図 1-23-1b）．腫瘍細胞の核は中型か大型の類円形であり，1 個あるいは 2～3 個の明瞭な核小体を含んでいる．

診断の手がかりとなる所見

・多数の腺腔形成
・断頭分泌像
・腫瘍細胞の好酸性顆粒状細胞質

その他の病理組織学的所見

腫瘍の周囲組織にはアポクリン器官がみられることもあり，アポクリン器官が過形成になっていたり，アポクリン器官内に in situ 腫瘍成分がみられたりすることもある．また，しばしば腫瘍胞巣周囲に軽度のムチン沈着を伴うことがある（図 1-23-1b, d）．印環細胞あるいは組織球様の細胞形態を示す腫瘍が眼瞼に発生することがあり，apocrine carcinoma の亜型として理解されることもあるが，本書では別項目で取り扱うこととする．

免疫組織化学的所見[2]

CK7 が陽性であり，GATA3 も陽性になる．GCDFP-15 や CEA も陽性のことが多い．p63 は腫瘍細胞には陰性であるが，既存のアポクリン腺周囲の筋上皮に陽性となり，in situ 腫瘍成分の検出に有用である．CD117（c-KIT）は通常陰性である．

病理組織学的鑑別疾患と鑑別の要点

■乳癌

Apocrine carcinoma の診断の際には常に乳腺発生の乳癌の皮膚転移を除外する必要がある．さらに前胸部発生例では，乳腺から皮膚への直接浸潤も否定しなければならない．また，腋窩発生例では腋窩リンパ節転移巣からの直接浸潤を除外し，腋窩前部発生例では乳腺腋窩尾部（D' 領域）の乳癌を除外するべきであろう．既存のアポクリン器官内に in situ 腫瘍成分があれば apocrine carcinoma と積極的に診断できるが，それがなければ乳腺を含めた全身検索や既往歴の確認は必須である．個々

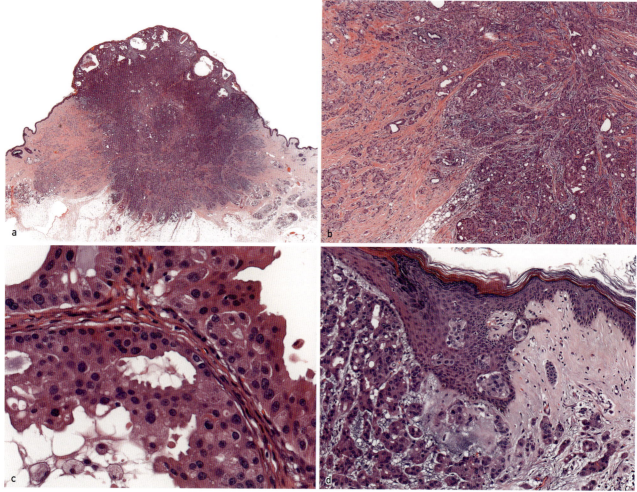

図 1-23-1　Apocrine carcinoma
a：腫瘍は浸潤性に発育する．
b：腫瘍胞巣内にはムチン沈着とともに繊細な血管間質が豊富に観察される．
c：腫瘍細胞は好酸性顆粒状の細胞質を有し，一部の腺腔面では断頭分泌像を示す．
d：ときに被覆表皮内にわずかに pagetoid spreading を示すことがある．

の症例に対しては免疫組織化学的検討による鑑別にあまり頼ることはできない．男性例では乳癌の可能性は低いが，それでも乳腺の臨床的検索くらいはすべきである．

■ Mucinous Carcinoma of the Skin

眼囲や頬部での発生，粘液プールの形成，弱い核異型性，神経内分泌マーカー発現の欠如などは mucinous carcinoma of the skin を支持する所見である．

■ Digital Papillary Adenocarcinoma

指趾発生例では digital papillary adenocarcinoma を積極的に疑う必要がある．

■ Mammary-type Invasive Carcinomas of the Vulva（外陰部の乳腺型浸潤癌）

外陰部発生例では mammary-type invasive carcinomas や extramammary Paget's disease が本当に否定できるか再考すべきである．

■ Ceruminous Adenoma（耳垢腺腺腫）あるいは Ceruminous Adenocarcinoma（耳垢腺腺癌）

外耳道発生例では ceruminous adenoma あるいは ceruminous adenocarcinoma を積極的に疑う必要がある．

参考文献
1) Kazakov DV, et al: Apocrine adenocarcinoma. In Kazakov DV, et al (eds): Cutaneous Adnexal Tumors. pp85-92, Wolters Kluwer/Lippincott Williams & Wilkins, Philadelphia, 2012

24 Primary Cutaneous Cribriform Carcinoma
皮膚篩状癌

同義語・類義語 primary cutaneous cribriform apocrine carcinoma, cribriform carcinoma

定義および概念

Primary cutaneous cribriform carcinoma は 1998 年に Requena らが教本[1]の中で 5 症例を呈示したのが始まりであるが，それ以降も数報の文献が報告されているのみである．稀ではあるが，特徴的な病理組織像を示し，概念としては確立されている．局所再発や転移を来した症例は知られておらず，低悪性度のアポクリン系腺癌と考えられている[1-3]．

臨床的事項

頻度 非常に稀な腫瘍であるが，あまり認知されていないために診断される機会がさらに少なくなっているという側面もある．

好発年齢・性 中高年者に好発するが若年成人にも発生する．やや女性に多い．

好発部位 四肢に好発するが，体幹や頭頸部にも発生する．

病理組織学的事項

腫瘍の発育様式

腫瘍は真皮内に形成されるが，ときにわずかに皮下にも及ぶ．周囲組織との境界がやや不明瞭な結節性病変である．腫瘍胞巣同士は互いによく連結しながら分布している．被覆表皮との連続性はない（図 1-24-1）．

腫瘍細胞の形態および分化

腫瘍全体に大小不同の管腔構造が形成される（図 1-24-2）．また，腺腔内において架橋するような構造（thread-like bridging strands）を示すことが多いが，その際にしばしば引き伸ばされたような核がみられる（図 1-24-3）．腫瘍細胞の核にはくびれや核溝がしばしばみられ，若干の核の多形性もあるものの，腫瘍細胞はよく揃った性状を示し，核異型は弱い（図 1-24-4）．

診断の手がかりとなる所見

- 引き伸ばされたような架橋構造
- 腫瘍周囲に散在するリンパ球集簇巣
- 硬化性の腫瘍間質

免疫組織化学的所見

腫瘍全体に CK5/6，CK7，BerEP4 がよく染まり，CD117(c-KIT) や S100 protein にも陽性となりやすい（図 1-24-5）．p63 陽性細胞が腫瘍胞巣辺縁あるいは内部にわずかに散在するが（図 1-24-6），α-SMA や calponin などでこれらの細胞に筋上皮の性格を証明することはできない．管腔内面には CEA や EMA が膜状に染まる．CK20 や ER/PgR は陰性である．GATA3 も陰性であり，このことは乳癌との鑑別に利用される．

病理組織学的鑑別疾患と鑑別の要点

■ Adenoid Cystic Carcinoma

腫瘍胞巣や管腔の大きさや形状が比較的よく揃ってい

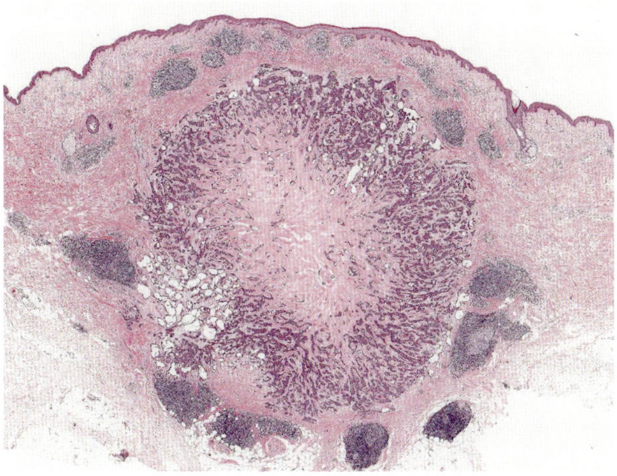

図 1-24-1 Primary cutaneous cribriform carcinoma の腫瘍構築

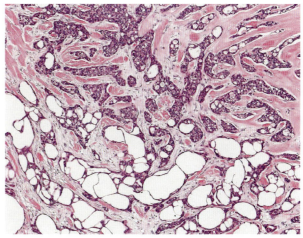

図 1-24-2 特徴的な腫瘍胞巣と硬化性の間質．硬化性の間質を背景にして，腫瘍細胞が大小不同の目立つ管腔構造を形成している．

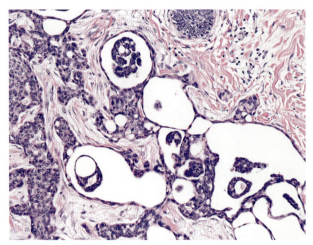

図 1-24-3　特徴的な架橋構造
引き伸ばされたような架橋構造や piling-up 構造がみられ，脈管侵襲像に類似する所見にもしばしば遭遇する．

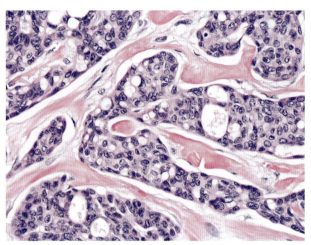

図 1-24-4　特徴的な腫瘍細胞像
腫瘍細胞は若干の核の多形性を示すものの，性状のよく揃った単一細胞性の印象を与える．

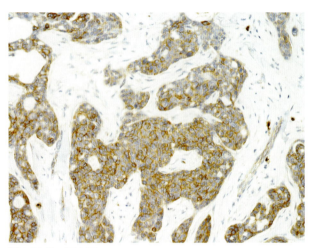

図 1-24-5　CD117
巣状あるいはびまん性に発現している．

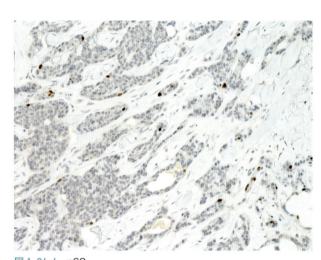

図 1-24-6　p63
p63 陽性細胞が腫瘍胞巣辺縁あるいは内部にわずかに散在する．

る．腫瘍細胞には角ばった濃染核がみられ，より均質感が強い．腫瘍内には筋上皮細胞が介在し，腫瘍胞巣内や周囲に基底膜様物質の沈着もみられる．

■ Tubular Papillary Adenoma

管腔のない充実性腫瘍胞巣はみられず，腫瘍胞巣周囲に筋上皮の裏打ちがみられる．一方，primary cutaneous cribriform carcinoma では充実性腫瘍胞巣もあり，腫瘍胞巣周囲に筋上皮は裏打ちしない．

■ Benign Poroid Neoplasms および Porocarcinoma

大きな充実性腫瘍胞巣の形成を主体とする構築を示す．また，primary cutaneous cribriform carcinoma では porocarcinoma のような強い細胞異型はみられない．

■ 転移性腺癌

前述した特徴的所見が揃わない非典型例では転移性腺癌を考慮し，臨床病理学的に検討しなければならない．

■ Adenomatoid Tumor（アデノマトイド腫瘍）

病理組織像が類似するが，充実性腫瘍胞巣や架橋構造は相対的に乏しい．子宮（特に角部），卵管，卵巣，傍卵巣組織，精巣上体，精索などの生殖器に発生する．

参考文献
1) Requena L, et al: Cribriform carcinoma. In Requena L, et al (eds): Neoplasms with Apocrine Differentiation. pp879-905, Lippincott-Raven, Philadelphia, 1998
2) Rütten A, et al: Primary cutaneous cribriform apocrine carcinoma: a clinicopathologic and immunohistochemical study of 26 cases of an under-recognized cutaneous adnexal neoplasm. J Am Acad Dermatol 61: 644-651, 2009
3) Arps DP, et al: Primary cutaneous cribriform carcinoma: Report of six cases with clinicopathologic data and immunohistochemical profile. J Cutan Pathol 42: 379-387, 2015

25 Primary Cutaneous Adenoid Cystic Carcinoma
皮膚腺様囊胞癌

定義および概念

Primary cutaneous adenoid cystic carcinoma は，他臓器（唾液腺，気管支，乳腺，食道，子宮頸部，外耳道，涙腺，前立腺など）でみられる adenoid cystic carcinoma と同様の組織像を示す稀なエクリンあるいはアポクリン系腫瘍である．診断には他臓器からの直接浸潤や転移を除外する必要がある．皮膚原発病変は緩徐に発育し，局所再発は37%，転移は18%でみられ，10年生存率は90%である[1,2]．一方，他臓器原発病変は，より高悪性度であり，唾液腺原発病変は約50%の頻度で転移する．

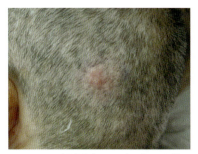

図 1-25-1　軽度隆起した淡い紅斑を伴う弾性硬の腫瘤

臨床的事項

頻度　非常に稀である．
好発年齢・性　中高年（平均62歳）に多く，ほぼ性差はない[2]．
好発部位　頭頸部に多く（46%），その中でも被髪頭部に最も好発する（34%）[2]．体幹や四肢にも発生する．
臨床像の特徴　数年単位で緩徐に拡大する弾性硬の単発性結節である（図 1-25-1）．大きさは1～5 cm（平均2 cm）と報告されている[3]．

病理組織学的事項

腫瘍の発育様式

原則的に表皮との連続性はなく，真皮から皮下脂肪組織にかけて，大小の腫瘍胞巣を多数形成している（図 1-25-2）．腫瘍胞巣内に多数の真の管腔あるいは偽管腔を伴う篩状型（cribriform pattern）が最も多いが，その他にも管状型（tubular pattern）や充実型（solid pattern）の腫瘍胞巣が種々の割合で混在しうる．

腫瘍細胞の形態および分化

腫瘍細胞は二相性を呈し，淡い類円形の核をもつ管腔上皮細胞と，濃染する核をもつ筋上皮細胞（基底細胞様細胞）で構成される（図 1-25-3）．管腔上皮細胞は真の管腔を形成し，内腔に淡好酸性の上皮性粘液（PAS陽性）を容れる．一方，筋上皮細胞は淡好塩基性の粘液様物質（Alcian blue 陽性）を貯留させた間質を取り囲むように配列し，これは偽管腔と称される．偽管腔面にはPAS陽性の基底膜様物質が種々の程度に沈着している．ただし，実際には真の管腔は偽管腔に比べて非常に少なく，小型である．

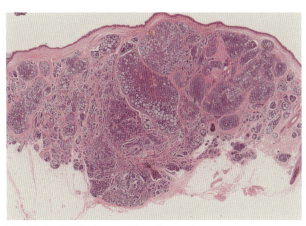

図 1-25-2　篩状型の adenoid cystic carcinoma
表皮との連続性のない大小多数の腫瘍胞巣が浸潤性に拡がる．

診断の手がかりとなる所見

・偽管腔と真の管腔から構成される篩状構造
・大小不同の目立たない，比較的均一な腫瘍細胞

その他の病理組織学的所見

神経周囲に浸潤することがあるが（55%）[2]，唾液腺原発例と異なりその出現頻度は低い[1]（図 1-25-4）．

免疫組織化学的所見（図 1-25-5，1-25-6）

SOX10，CD117（c-KIT），α-SMA は皮膚原発，他臓器原発ともに陽性となる．
・SOX10：管腔上皮細胞，筋上皮細胞の核に陽性
・CD117：管腔上皮細胞の細胞膜と細胞質に陽性
・α-SMA，calponin：筋上皮細胞の細胞質に陽性
・CK7：管腔上皮細胞に陽性

分子生物学的知見

他臓器原発例で高頻度に確認される *MYB-NFIB* 融合遺伝子は皮膚原発例では稀であり，8例中1例のみだったとする報告がある[1]．

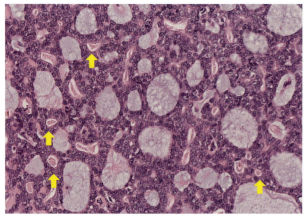

図1-25-3　特徴的な篩状構造
多数の偽管腔では，淡好塩基性の粘液様物質を取り囲むように筋上皮細胞が配列する．管腔上皮細胞からなり，淡好酸性の上皮性粘液を容れる真の管腔（矢印）もわずかにみられる．

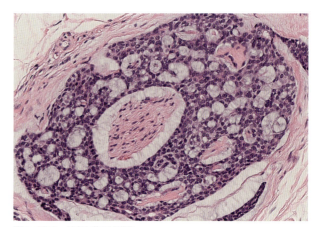

図1-25-4　神経周囲浸潤像

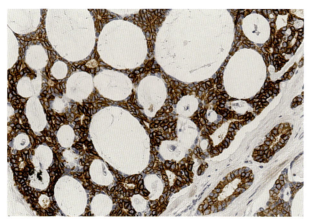

図1-25-5　CD117

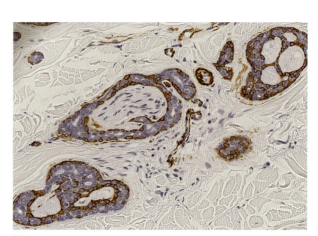

図1-25-6　α-SMA
筋上皮細胞が腫瘍胞巣辺縁に分布している．

病理組織学的鑑別疾患と鑑別の要点

■ Basal Cell Carcinoma, Adenoid Type

被覆表皮と連続することが多く，真の管腔を形成することは稀である．また一部にはbasal cell carcinomaの典型像が観察される．免疫組織化学染色で，CD117やSOX10はadenoid cystic carcinomaに陽性だが，basal cell carcinomaでは陰性になることが多い[1〜6]．

■ Primary Cutaneous Cribriform Carcinoma

管腔には大小不同が目立ち，形状も不均一である．これらはすべて真の管腔であり，管腔内に基底膜様物質や間質ムコイドの沈着はみられない．また，管腔内に架橋あるいはpiling-upするようにして腫瘍細胞が増殖することも多い．

参考文献
1) North JP, et al: Detection of MYB alterations and other immunohistochemical markers in primary cutaneous adenoid cystic carcinoma. Am J Surg Pathol 39: 1347-1356, 2015
2) Prieto-Granada CN, et al: Primary cutaneous adenoid cystic carcinoma with MYB aberrations: Report of three cases and comprehensive review of the literature. J Cutan Pathol 44: 201-209, 2017
3) Ramakrishnan R, et al: Primary cutaneous adenoid cystic carcinoma: A clinicopathologic and immunohistochemical study of 27 cases. Am J Surg Pathol 37: 1603-1611, 2013
4) Dessauvagie BF, et al: CD117 and CD43 are useful adjuncts in the distinction of adenoid cystic carcionoma from adenoid basal cell carcinoma. Pathology 47: 130-133, 2015
5) Mino M, et al: Expression of KIT (CD117) in neoplasms of the head and neck: An ancillary marker for adenoid cystic carcinoma. Mod Pathol 16: 1224-1231, 2003
6) Miettinen M, et al: Sox10—a marker for not only schwannian and melanocytic neoplasms but also myoepithelial cell tumors of soft tissue: A systematic analysis of 5134 tumors. Am J Surg Pathol 39: 826-835, 2015

26 | Microcystic Adnexal Carcinoma
微小囊胞性付属器癌

同義語・類義語 sclerosing sweat duct carcinoma, syringomatous carcinoma, syringomatoid carcinoma, malignant syringoma, eccrine epithelioma, basal cell tumor with eccrine differentiation

定義および概念

　Microcystic adnexal carcinoma（MAC）は，腫瘍細胞の核異型性があまり目立たず，局所浸潤性はあるが，転移することの少ない低悪性度腫瘍として，1982年にGoldsteinらによって最初に報告された[1]．エクリン管あるいはアポクリン管への分化を示す腫瘍であり，病変浅層の角化嚢腫構造，中層の充実性・索状・円柱状の小型胞巣構造，深層の管腔構造といった3層構造が特徴的である．

　基本的に局所浸潤性はあるものの，転移することは少ない．局所再発率が高いとされるが，外科的に確実に切除すれば，再発はない[2,3]．

臨床的事項

頻度　稀な腫瘍である．

好発年齢・性　50～60歳代の中高年に多く，性差はない．白人に多い．

好発部位　顔面正中部，特に上口唇，鼻唇溝に多い．頬部や顎部，眼囲にもできることがある．顔面以外には稀である．

臨床像の特徴　単発性で硬く，軽度陥凹する局面として出現する（図1-26-1）．潰瘍化は稀である．疼痛やしびれを伴うこともある．

病理組織学的事項

腫瘍の発育様式（図1-26-2a, 1-26-3a, 1-26-4a）

　真皮全層性，あるいは，真皮から皮下にかけて，比較的小型の腫瘍胞巣が左右非対称性に浸潤性に拡がる．腫瘍は被覆表皮および毛包上皮と連続することもある．

腫瘍細胞の形態および分化

　MACは，以下の3つの要素で構成されている．

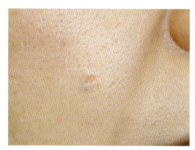

図1-26-1　MACの臨床像

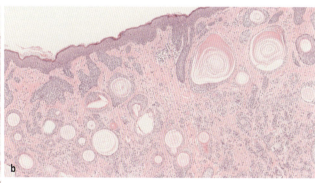

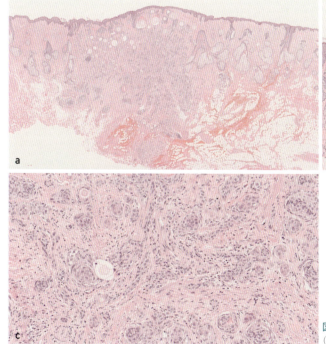

図1-26-2　MACの典型例
（順天堂大学浦安病院皮膚科の厚意による）

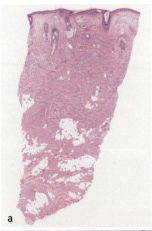
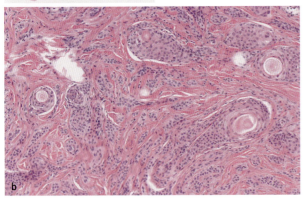

図1-26-3　充実性の索状構造が主体のMAC

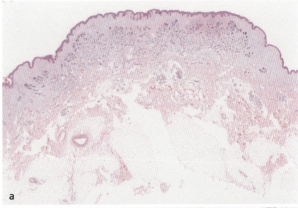
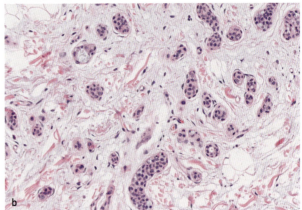

図1-26-4　管腔構造が目立つMAC

① 主に病変浅層にみられる小型の角化囊腫（図1-26-2b）．
② 主に病変中層にみられる小型の充実性腫瘍胞巣．この腫瘍胞巣は索状あるいは円柱状構造を呈することも多い（図1-26-2c, 1-26-4b）．
③ 主に病変深層にみられる小型の管腔構造．管腔構造は2層の立方細胞で構成される（図1-26-2c, 1-26-3b, 1-26-4b）．

構成要素の割合は症例ごとにさまざまである．実際，角化囊腫がほとんどなく，腫瘍全体に索状構造が目立つ例（図1-26-3）や管腔構造が目立つ例（図1-26-4）があり，後者はsyringomatous carcinoma（汗管癌）と表現されることもある[2〜5]．また，ときに充実性の腫瘍胞巣のみから構成される例もあり，solid carcinoma（充実性癌）と呼ばれることもある[2,4]．

これらの腫瘍胞巣は深部のものほど，小さくなる傾向がある．また，細胞異型はあまりなく，核分裂像も稀である．

診断の手がかりとなる所見

- 真皮から皮下脂肪組織にかけての小胞巣状の浸潤性発育
- 腫瘍内の3層構造

その他の病理組織学的所見

角化囊腫内に石灰化がしばしばみられる．腫瘍細胞の淡明化は巣状に観察されることはあるが，主体となることは少ない（図1-26-5a）．神経浸潤（図1-26-5b）や筋肉浸潤（図1-26-5c）はしばしば観察される．腫瘍間質には硝子様の膠原線維が増加する（図1-26-5d）．

免疫組織化学的所見

あまり特異的な所見は知られていないが，管腔を形成している部位には，EMA，CEAが陽性となる．CK20陽性のMerkel細胞は腫瘍胞巣内に分布していない．BerEP4やGCDFP15は陰性である．

病理組織学的鑑別疾患と鑑別の要点

■ Syringoma

深部組織まで採取された検体では，真皮深層や皮下にまで浸潤するMACと真皮浅層に限局するsyringomaを鑑別するのは難しくない．一方，真皮浅層までの小さな検体では，両者の鑑別は難しいことが多く，臨床情報を確認する必要がある．Syringomaは女性の眼囲に集簇性に多発する小丘疹であるのに対し，MACは口囲の単発性病変である．

■ Desmoplastic Trichoepithelioma（線維形成性毛包上皮腫）

通常，病変は真皮上層から中層までにとどまる．腫瘍

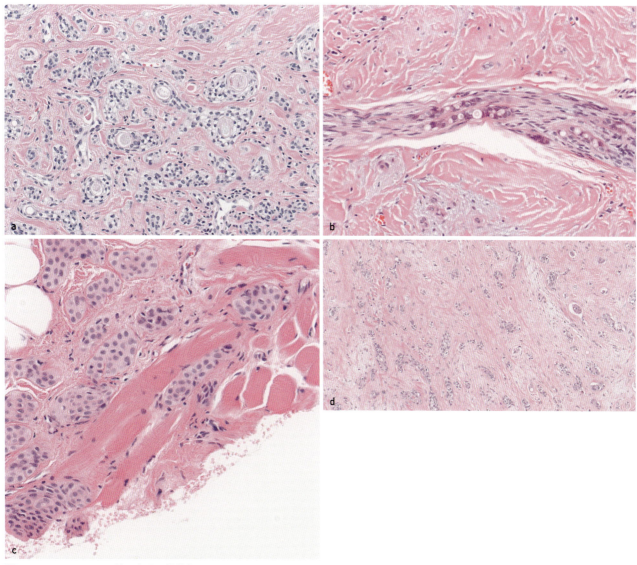

図 1-26-5　MAC のその他の病理組織学的所見
a：淡明な腫瘍細胞．b：神経線維束内浸潤．c：横紋筋肉内浸潤．d：間質の硬化．

細胞は基底細胞様で，毛芽に類似し，ときに毛包下部分化（毛球・毛乳頭構造）がある．腫瘍辺縁で膠原線維が増加し，中央が陥凹する．神経周囲浸潤はない．

■ Basal Cell Carcinoma, Morphoeic/Infiltrative Type（モルヘア/浸潤型基底細胞癌）

毛芽細胞様の腫瘍細胞が不整形の小型腫瘍胞巣を形成しながら浸潤増殖する．鑑別には BerEP4 の免疫染色が有用で，basal cell carcinoma では陽性となり，MAC では陰性となることが多い．

■ 転移性腺癌

通常，細胞異型が目立つ．また，臨床的に内臓悪性腫瘍があるかどうかも重要である．原発巣の組織像と対比して検討する必要がある．

参考文献

1) Goldstein DJ, et al: Microcystic adnexal carcinoma: A distinct clinicopathologic entity. Cancer 50: 566-572, 1982
2) Cardoso JC, et al: Malignant sweat gland tumours: an update. Histopathology 67: 589-606, 2015
3) Kazakov DV, et al: Microcystic adnexal carcinoma. In Kazakov DV, et al (eds): Cutaneous Adnexal Tumors. pp112-119, Wolters Kluwer/Lippincott Williams & Wilkins, Philadelphia, 2012
4) Kazakov DV, et al: Other apocrine and eccrine adnexal carcinomas. In Kazakov DV, et al (eds): Cutaneous Adnexal Tumors. pp137-145, Wolters Kluwer/Lippincott Williams & Wilkins, Philadelphia, 2012
5) Requena L, et al: Microcystic adnexal carcinoma, In LeBoit PE, et al (eds): World Health Organization Classification of Tumours, Pathology and Genetics of Skin Tumours. pp125-127, IARC Press, Lyon, 2006

27 Mucinous Carcinoma of the Skin
皮膚原発性粘液癌

同義語 類義語 : Primary cutaneous mucinous carcinoma, adenocystic carcinoma of the skin

定義および概念

　Mucinous carcinoma of the skin は顕著な粘液産生を特徴とするアポクリン系の悪性腫瘍であり，乳腺の mucinous carcinoma に相似する皮膚病変と理解されている．ときに局所再発するが，転移した症例はほとんど知られていない．

　粘液貯留に乏しく，浸潤性成分のほとんどない早期病変は endocrine mucin-producing sweat gland carcinoma（EMPSGC）と称されることもある．

臨床的事項

頻度　稀である．基幹病院でも10年に1〜2例くらいの頻度と考えられる．

好発年齢・性　中高年者に発生する．明らかな性差はない．

好発部位[1]　ほとんどは眼囲から頬部，こめかみにかけての領域およびその周辺（側頭部や耳を含む）に発生する．四肢や体幹，腋窩，外陰部の報告例もある．

臨床像の特徴[1]　数mm〜数cm大までの皮内結節となる．広基性あるいは亜有茎性に隆起することもある．細胞成分が少ないとわずかに青色調を透見できる嚢腫様病変となり，細胞成分が多いと赤色調の充実性病変となる．

病理組織学的事項

腫瘍の発育様式

　腫瘍は被覆表皮との連続性はないが，真皮の比較的浅い部分を主座として発生し，圧排性に発育するため，種々の程度に上方に向かって隆起してくることが多い（図 1-27-1〜1-27-3）．病変は周囲組織と比較的境界明

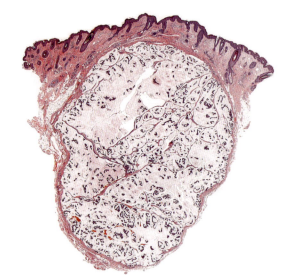

図 1-27-1　細胞成分に乏しい典型例

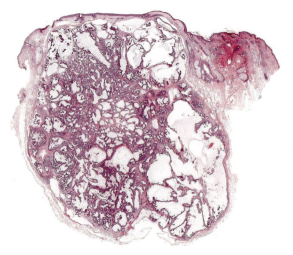

図 1-27-2　腫瘍胞巣が周囲間質に接着して，あまり粘液プール内に浮遊していない症例

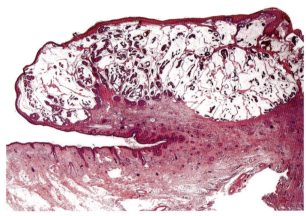

図 1-27-3　隆起性発育の目立つ症例

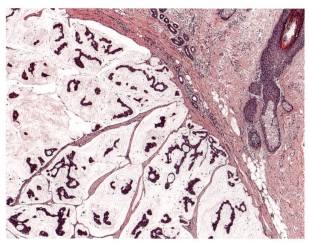

図 1-27-4　腫瘍辺縁部
腫瘍は周囲組織と境界明瞭であり，腫瘍内には薄い線維性隔壁がみられる．

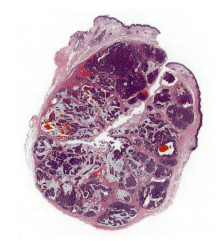

図 1-27-5　充実性腫瘍胞巣が目立ち，細胞成分に富んでいる症例

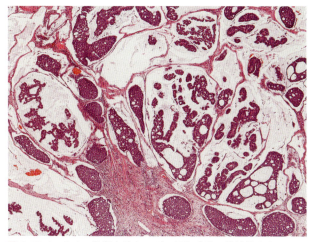

図 1-27-6　ムチン貯留も目立つが，細胞成分に比較的富んでいる領域

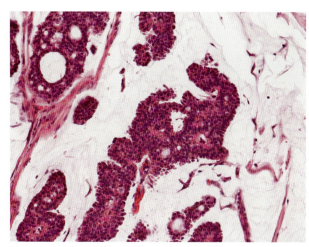

図 1-27-7　断頭分泌像
腫瘍胞巣の外周に向かって断頭分泌像が観察される．

瞭であり，顕著な粘液貯留を特徴とする複数の結節が薄い線維性隔壁を境にして密に分布する構築を基本とする（図 1-27-4）．腫瘍全体が粘液プールとなってその中に少数の腫瘍小塊が浮遊しているだけの細胞成分に乏しい症例（図 1-27-1，1-27-4）と，大型充実性腫瘍胞巣が多く混在して細胞成分の豊富な症例（図 1-27-5，1-27-6）がある．

　腫瘍全体が充実性あるいは充実嚢胞性の腫瘍成分から構成されていると EMPSGC と診断されることもある．

腫瘍細胞の形態および分化

　粘液プール内に浮遊する腫瘍胞巣は外周側に断頭分泌（decapitation secretion）像を示して分泌の極性が通常の腺管構造と反転している（図 1-27-7，1-27-8）．

　核異型はほとんどみられないものから中等度のものまである．

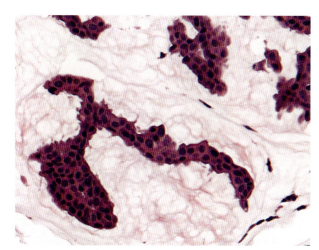

図 1-27-8　粘液プール内に浮遊する小さな腫瘍胞巣

診断の手がかりとなる所見
・眼囲から頬部にかけての発生部位
・顕著な粘液貯留巣

その他の病理組織学的所見
約2/3の症例では腫瘍の一部に *in situ* 腫瘍成分が観察される．これは既存の分泌部筋上皮細胞や導管部外周細胞の裏装を伴った腫瘍成分であり，特に腫瘍胞巣が粘液プール内にあまり浮遊せずに間質に接着しているような症例(図1-27-2)では *in situ* 腫瘍成分を伴っている頻度が高い．

免疫組織化学的所見
腫瘍細胞には，CK7，CEA，EMA，GCDFP15，S100 proteinなどに加えて，ERやPgRが陽性となる．p63は陰性であるが，既存の分泌部筋上皮細胞や導管部外周細胞には陽性となり，*in situ* 腫瘍成分の検索に有用である．また，種々の程度に神経内分泌マーカーを発現しうる．

病理組織学的鑑別疾患と鑑別の要点

■ 転移性腺癌
転移を除外することが最も重要である．眼囲から頬部にかけての発生や *in situ* 腫瘍成分の存在はmucinous carcinoma of the skin を強く示唆する所見である．一方，胸背部や腋窩の発生は乳腺原発を，腫瘍の汚らしい壊死巣(dirty necrosis)は消化管原発を疑わせるきっかけとなる[1]．

■ EMPSGC
Mucinous carcinoma of the skin と一連のスペクトラム上にある概念であるため，両者を明確に二分する判断基準はなく，また，必ずしも区別する必要もない．一般には，腫瘍のほぼ全体が充実性あるいは充実嚢胞性の腫瘍胞巣から構成され，浸潤成分をほとんど有さず，腫瘍胞巣が浮遊する粘液プールのみられないものに限って，EMPSGCと診断される．

■ Mixed Tumor of the Skin, Eccrine Type
間質には粘液様基質とともに軟骨様あるいは粘液硝子様基質が観察される．

参考文献
1) Kazakov DV, et al: Mucinous carcinoma of the skin, primary, and secondary: A clinicopathologic study of 63 cases with emphasis on the morphologic spectrum of primary cutaneous forms: homologies with mucinous lesions in the breast. Am J Surg Pathol 29: 764-782, 2005

28 | Endocrine Mucin-Producing Sweat Gland Carcinoma
内分泌性粘液産生性汗腺癌

定義および概念

　Endocrine mucin-producing sweat gland carcinoma（EMPSGC）は神経内分泌性と粘液産生性の両者の性格を有する低悪性度のアポクリン系腫瘍である．Mucinous carcinoma of the skin の前駆病変とされており，これとは一連のスペクトラム上にあると考えられている[1]．また，乳腺の solid-papillary carcinoma（充実乳頭癌）と相似であることも指摘されている[1]．近年 EMPSGC の概念が取り上げられる機会が増えてきているため，本書では EMPSGC を mucinous carcinoma of the skin とは別に独立させて取り扱うが，包括的に理解されることもある．

　Mucinous carcinoma of the skin の早期病変は粘液産生に乏しい非定型像を示しうることを認識しておくことが肝要である．

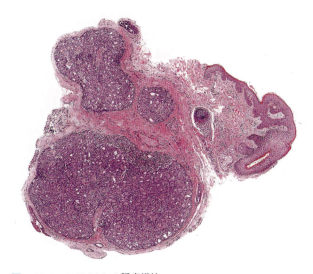

図 1-28-1　EMPSGC の腫瘍構築
（大分大学診断病理学・西田陽登先生の厚意による）

臨床的事項

頻度　稀である．

好発年齢・性　中高年者に発生する．やや女性に多いという報告もある[1]．

好発部位　現在までのところ，診断の確定的な症例は眼囲から頰部にかけての領域の報告にほぼ限られているが，mucinous carcinoma of the skin と同様に他部位にも出現することもありうると考えられる．

臨床像の特徴　ほとんどは 2 cm 大までの皮内結節であり，囊胞状の構築が目立つとわずかに青色調を透見できる囊腫状病変となり，細胞成分が多いと赤色調の充実性病変となる[1]．ときに皮下に及んだり，表面表皮にびらんを伴ったりする[1]．

病理組織学的事項

腫瘍の発育様式[1]

　真皮内を主座とした単あるいは多結節性の充実性あるいは充実囊胞状の構築を示す（図 1-28-1, 1-28-2）．充実性の腫瘍胞巣は細かな血管間質を豊富に介在させており（図 1-28-3），しばしば乳頭状・管状構造を伴う．これらの腫瘍胞巣の大部分あるいは一部は筋上皮細胞が裏装する *in situ* 腫瘍成分であり，周囲組織に対して浸潤性発育を示すことはない．ただし，一部に mucinous carcinoma of the skin の腫瘍成分を伴うことはしばしばである．

腫瘍細胞の形態および分化[1]（図 1-28-3）

　腫瘍細胞の細胞質は比較的豊かであり，わずかに好酸性か両染性の繊細な微細顆粒状の性状が観察される．腫瘍細胞の核はよく揃った小型類円形のことが多く，核クロマチンはごま塩状のこともある．核異型はほとんどみられないかごくわずかである．

診断の手がかりとなる所見

・眼囲から頰部にかけての発生部位
・乳頭状・管状構造を伴う充実性あるいは充実囊胞状の構築
・腫瘍細胞内外のムチン沈着

免疫組織化学的所見[1]

　神経内分泌マーカーが種々の程度に発現しており（図 1-28-4），ER や PgR が陽性である（図 1-28-5）．CK7 も陽性である．既存の筋上皮には α-SMA などの筋上皮マーカーや p63 が陽性となるが，これらのマーカーは腫瘍細胞には陰性である．

病理組織学的鑑別疾患と鑑別の要点

■ **Hidradenoma**

　Hidradenoma が眼囲や頰部に発生すると EMPSGC との鑑別が難しいが，粘液産生能の欠如，筋上皮の裏打ち

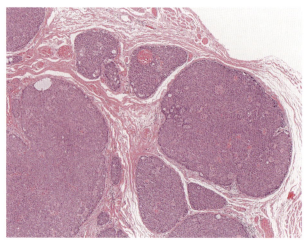

図 1-28-2　多結節状の充実性腫瘍胞巣

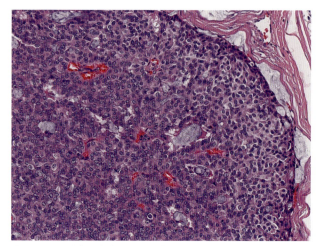

図 1-28-3　腫瘍胞巣内のムチン沈着と繊細な血管間質の介在

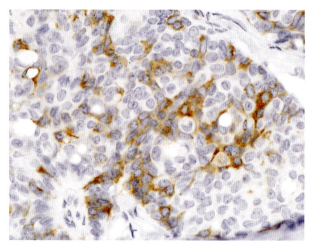

図 1-28-4　Synaptophysin
腫瘍細胞には種々の程度に神経内分泌マーカーが陽性となる．
（大分大学診断病理学・西田陽登先生の厚意による）

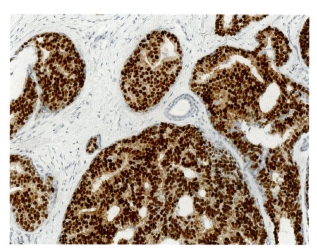

図 1-28-5　PgR
PgR や ER も腫瘍細胞に発現している．

構造の欠如，神経内分泌マーカー発現の欠如から hidradenoma と診断できる．

■ Apocrine Gland Cyst/Tubulopapillary Cystic Adenoma with Apocrine Differentiation

特に syringocystadenoma papilliferum 成分がなく apocrine gland cyst が主体の病変では EMPSGC との鑑別も容易ではない．粘液産生能の欠如や神経内分泌マーカー発現の欠如，充実性腫瘍胞巣の乏しさなどから EMPSGC を除外しなければならない．

■ Mucinous Carcinoma of the Skin

EMPSGC とは一連のスペクトラム上にある概念であり，必ずしも両者を明確に区別する必要はない．

参考文献
1) Zembowicz A, et al: Endocrine mucin-producing sweat gland carcinoma: Twelve new cases suggest that it is a precursor of some invasive mucinous carcinomas. Am J Surg Pathol 29: 1330-1339, 2005

29 Digital Papillary Adenocarcinoma
指趾乳頭状腺癌

同義語・類義語 aggressive digital papillary adenocarcinoma, cutaneous digital papillary adenocarcinoma, aggressive digital papillary adenoma

定義および概念[1,2]

Digital papillary adenocarcinoma は指趾あるいは掌蹠に発生する悪性のエクリンあるいはアポクリン系腫瘍である．指趾あるいは掌蹠に発生することが最大の特徴であり，他部位の発生例に対して本疾患と診断してはならない．

臨床像が一様であるのに対して病理組織像は非常に多様であり，病名を冠している"乳頭状"構造は必ずしも観察されるわけではない．

局所再発のみならず，約20％の症例では肺や四肢などに遠隔転移を示す[1]．稀にリンパ節に転移することもある．

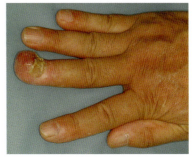

図1-29-1　臨床像
（北海道大学形成外科・山本有平先生の厚意による）

臨床的事項

頻度 かなり稀である．

好発年齢・性 若年成人から中高年までの年齢層であり，発生年齢中央値は43歳である[1]．90％以上は男性例である[1,2]．

好発部位 ほとんどが指趾であり，しかも手指が80％以上を占める[1,2]．稀に掌蹠にも発生する．

臨床像の特徴 ほとんどは数mmから3cm大までの皮内あるいは皮下の結節として出現する[1,2]（図1-29-1）．

病理組織学的事項

腫瘍の発育様式

腫瘍は真皮から皮下浅層に主座があり，通常，被覆表皮とは連続しない（図1-29-2a）．充実性（図1-29-2b）あるいは充実囊胞状（図1-29-2c）の腫瘍構築を示し，充実性成分と囊胞性成分の割合はさまざまである[1,2]．小さな生検材料では囊胞性成分のみのこともありうる[1,2]（図1-29-3）．

また，腫瘍細胞は種々の程度に乳頭状構造や管状構造を形成するが，乳頭状構造がまったくみられない症例も約20％あったとされている[1]．

多くの腫瘍胞巣には筋上皮の裏装が確認される[1,2]（図1-29-2d, e）．

腫瘍細胞の形態および分化

腫瘍細胞は形態学的に多様であり，立方状から円柱状の腺上皮細胞だけでなく，淡明細胞（pale cells），扁平上皮様細胞／表皮様細胞（squamoid cells/epidermoid cells），紡錘形細胞（spindle cells）などが種々の割合で混在しうる[1,2]．

また，一見すると悪性腫瘍とはとても思えないような非常に低異型度のことがしばしばあるが，ときには非常に高異型度のこともあり，核分裂像もさまざまな程度に出現する[1,2]．約50％の症例では腺腔構造に断頭分泌（decapitation secretion）像があると報告されている[2]．

診断の手がかりとなる所見

・指趾，特に手指という発生部位
・充実性あるいは充実囊胞状の腫瘍構築

その他の病理組織学的所見

19～53％の症例で壊死を伴っていたとする報告がある[1,2]．

免疫組織化学的所見

特異的な所見はない．管腔面にはCEAやEMAが陽性となる．また，p63やα-SMAなどに陽性となる筋上皮細胞が少なくとも一部の腫瘍胞巣の周囲に証明される．S100 protein は筋上皮細胞とともに一部の腫瘍細胞に陽性である（図1-29-2e）．

病理組織学的鑑別疾患と鑑別の要点

■ Apocrine Gland Cyst

部分切除検体において増殖性成分のない囊腫のみが観察されたとしても，指趾発生例ではapocrine gland cystよりdigital papillary adenocarcinomaを積極的に疑うべきであり，必ず全摘検体で評価をしなければならない[3]．

第1章　エクリン器官・アポクリン器官系病変および乳腺様器官系病変

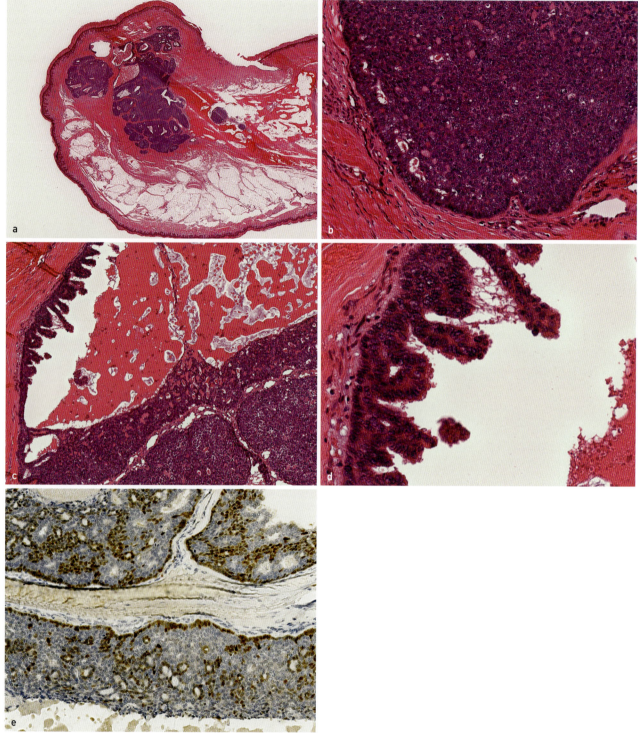

図1-29-2　充実性成分が優位な digital papillary adenocarcinoma
a：被覆表皮と連続しない充実性の腫瘍があり，骨内にまで浸潤している．
b：この腫瘍は大部分が充実性成分である．
c：一部に乳頭状あるいは微小乳頭状の増殖を示す嚢胞性成分もみられる．
d：腫瘍胞巣の外周には筋上皮細胞が取り囲んでいる．
e：S100 protein は筋上皮細胞と一部の腫瘍細胞に陽性である．

■ Hidradenoma，Hidradenocarcinoma

指趾発生例では digital papillary adenocarcinoma をまずは積極的に疑うべきである．Hidradenoma や hidradenocarcinoma では腫瘍胞巣周囲に筋上皮細胞はみられない．

■ Porocarcinoma

乳頭状構造はみられず，腫瘍胞巣周囲に筋上皮細胞の裏装もみられない．

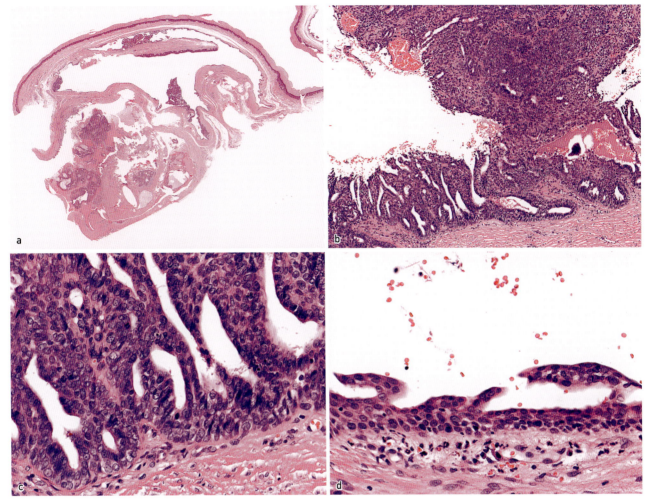

図 1-29-3　嚢胞性成分が優位な digital papillary adenocarcinoma
a：嚢胞性成分が優位であり，特に浅層部では充実性成分がほとんど見られない．
b：わずかに見られる充実性成分では，腫瘍細胞が乳頭状あるいは管状に増殖している．
c：腺上皮細胞と筋上皮細胞が二相性を保ちながら増殖している．
d：腫瘍の大部分では腺上皮細胞と筋上皮細胞が二層性に囊腫壁を形成している．

■ Myoepithelial Tumors

　免疫組織化学的に腫瘍細胞が筋上皮分化を示すことが確認される．

参考文献

1) Suchak R, et al: Cutaneous digital papillary adenocarcinoma: A clinicopathologic study of 31 cases of a rare neoplasm with new observations. Am J Surg Pathol 36: 1883-1891, 2012
2) Weingertner N, et al: Aggressive digital papillary adenocarcinoma: A clinicopathological study of 19 cases. J Am Acad Dermatol 77: 549-558, 2017
3) Molina-Ruiz AM, et al: "Apocrine hidrocystoma and cystadenoma"—like tumor of the digits or toe: A potential diagnostic pitfall of digital papillary adenocarcinoma. Am J Surg Pathol 40: 410-418, 2016

30 Extramammary Paget's Disease, Primary Cutaneous
皮膚原発性乳房外 Paget 病

定義および概念

主に高年の外陰部に生じる病変であり，肛門外陰部乳腺様器官(anogenital mammary-like apparatus)などの乳腺様器官から発生する皮膚付属器癌と考えられている．

ただし，発生機序については諸説あり[1]，外陰部のToker 細胞(Toker's cells)，表皮の多能性胚細胞(pluripotential germinative cells)，あるいは毛包の毛隆起(bulge)にある毛包幹細胞[2]などから発生する可能性も推察されている．

臨床的事項

頻度 稀であり，人口 10 万人当たり 0.73 人との報告がある[3]．

好発年齢・性 高齢者に好発する．

本邦では男性に多い傾向があり，女性の約 2 倍である[3]．一方，海外では閉経後の高年の白人女性に多いとされている[1]．

好発部位 アポクリン器官の分布密度の高い部位に好発するが，大多数は外陰部と肛囲に発生し，腋窩にも出現することがある．また，稀な出現部位としては，亀頭部や臀部，大腿部，膝蓋，臍窩，下腹部，被髪部，前胸部などが挙げられる[4]．

なお，外耳道や眼瞼にも類似した病変が生じることがあるが，これらは特殊なアポクリン器官(modified apocrine apparatus)である外耳道腺(ceruminous glands)や Moll 腺に発生した腺癌が表皮内に伸展した secondary extramammary Paget's disease であり，皮膚原発とは区別する必要がある[3]．

また，同時性あるいは異時性に，外陰部とともに腋窩にも片側性(double extramammary Paget's disease)あるいは両側性(triple extramammary Paget's disease)の病変を生じることがあり，1 つの部位内に複数の病変が発生することもある．多発例は圧倒的に男性に多い[3]．

臨床像の特徴 比較的境界明瞭な紅斑性局面(図 1-30-1)や湿疹様局面，あるいは脱色素斑が単発性あるいは多発性に出現する．鱗屑や痂皮，びらんを伴い，色素沈着を伴うこともある．また，しばしば瘙痒を伴う．

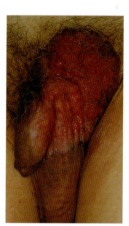

図 1-30-1　外陰部の浸潤を伴った紅斑性局面

病理組織学的事項

腫瘍の発育様式[4]

早期には，腫瘍細胞が表皮の基底層や傍基底層を中心に，孤在性あるいは小胞巣状に分布し(図 1-30-2)，きれいに整った管腔構造を伴うこともある(図 1-30-3)．時間の経過とともに，表皮全層にわたって腫瘍細胞が分布するようになる．通常，周囲の毛包上皮(図 1-30-4)やエクリン管内(図 1-30-5)にも腫瘍細胞が伸展する．ときに，真皮へ浸潤性に増殖する(図 1-30-6)．基底膜から 1 mm 未満の深さの浸潤は微小浸潤(microinvasion，図 1-30-7)と呼ばれる[1]．真皮浅層には慢性の炎症細胞浸潤を伴う．

腫瘍細胞の形態および分化[1]

淡明，好塩基性，あるいは両染性の豊富な細胞質と空胞状核(vesicular nuclei)，明瞭な核小体をもつ腫瘍細胞で構成される(図 1-30-8)．核が偏在した印環細胞様の腫瘍細胞，多核の腫瘍細胞，濃染クロマチン核をもった腫瘍細胞，脂腺細胞に類似したホタテ貝様の核をもつ腫瘍細胞が出現することもある．

腫瘍細胞の細胞質にはムチンが貯留しており，Alcian blue 染色，colloidal iron 染色，PAS 染色などで陽性に染色される．

診断の手がかりとなる所見

・表皮内で孤立・散在性や小胞巣状に分布する腫瘍細胞
・淡明かつ豊富な細胞質をもつ腫瘍細胞

30 Extramammary Paget's Disease, Primary Cutaneous

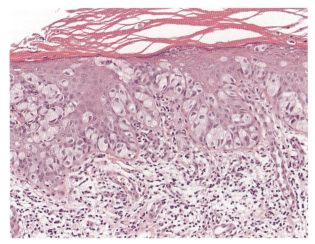

図 1-30-2　Primary cutaneous extramammary Paget's disease の典型像
淡明な細胞質を豊富にもつ腫瘍細胞が表皮内で孤立・散在性あるいは小胞巣を形成しながら分布している．

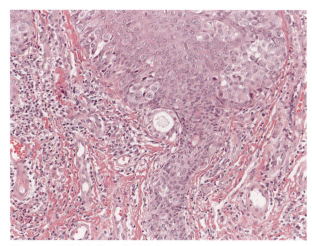

図 1-30-3　腫瘍胞巣内の管腔構造

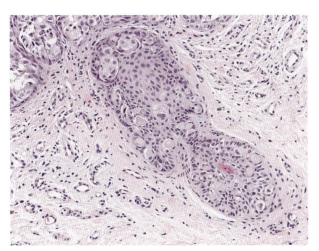

図 1-30-4　毛包上皮内への伸展

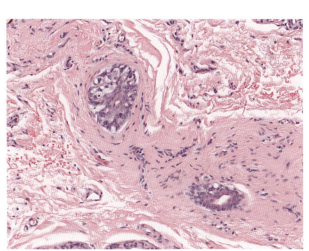

図 1-30-5　エクリン管内への伸展

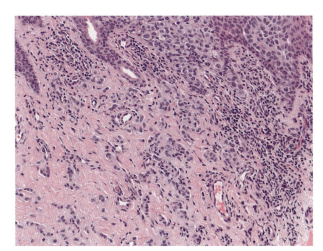

図 1-30-6　真皮網状層への浸潤

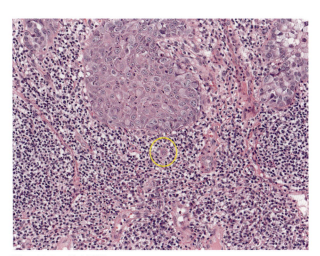

図 1-30-7　微小浸潤
真皮乳頭層に腫瘍細胞が孤在性に分布している（囲み）．

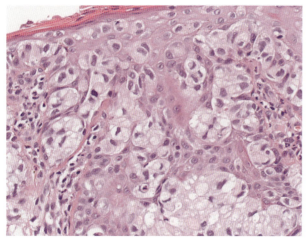

図1-30-8 特徴的な腫瘍細胞像
腫瘍細胞は淡明かつ豊富な細胞質をもち，大型で異型性のある核には明瞭な核小体を伴っている．

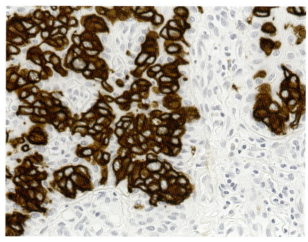

図1-30-9 CK7
腫瘍細胞はCK7陽性である．

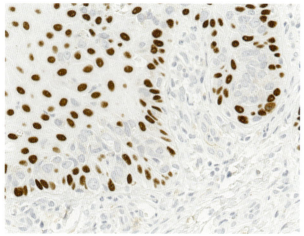

図1-30-10 p63
大型の腫瘍細胞の核にはp63陰性で，周囲の角化細胞にはp63陽性である．

その他の病理組織学的所見[1,4]

　表皮の肥厚性変化として，線維上皮腫様変化(fibroepithelioma-like change)や乳頭腫状過形成(papillomatous hyperplasia)，有棘細胞性過形成(squamous hyperplasia)，そして乾癬様過形成(psoriasiform hyperplasia)を伴うことがある．デスモゾームの減少により尋常性天疱瘡に類似する著明な棘融解を伴うこともある[5]．また，メラノサイトの共生的な分布を伴う例もある．真皮内にmucinous carcinoma様の所見[3]が出現することもある．

　腫瘍細胞は，CK7(図1-30-9)，CEA，GCDFP15，BerEP4[6]などが陽性となり，CK20は通常陰性である．ERとPgRの発現はみられないが，androgen receptorは約半数の症例で，種々の程度に発現している[7]．

病理組織学的鑑別疾患と鑑別の要点

■ **Secondary Extramammary Paget's Disease(二次性乳房外Paget病)**

　直腸や肛門管，尿道・膀胱・前立腺，膣・子宮に存在する癌細胞が表皮内へ伸展する病変を指す．Secondary extramammary Paget's diseaseの病理組織学的特徴として，周囲との境界部でも表皮内に腫瘍細胞が充満し(原発性ではまばらとなることが多い)，単独に存在する傾向が強く(原発性では集合する傾向が強い)，細胞質はやや乏しく好酸性(原発性では豊富で淡明)，核は濃縮することが多く(原発性では空胞状のことが多い)，そして表皮に肥厚が必発である(原発性では伴わないこともある)などが挙げられ，鑑別の手がかりとなりうる[3]．

　詳細については他項(第4章-3, →216頁)を参照されたい．

■ **Superficial Spreading Melanoma(表在拡大型悪性黒色腫)**

　ムチンの産生はなく，S100 proteinやHMB45，Melan A/MART-1などのメラノサイトマーカーが陽性となる．

■ **Pagetoid Bowen's Disease(Paget様Bowen病)**

　ムチンの産生はなく，CEAとBerEP4[5]は陰性でp63は陽性となる．一方，extramammary Paget's diseaseではp63は陰性(図1-30-10)であり，BerEP4は陽性となる[5]．Bowen's diseaseではCK7も通常は陰性であるが，部分的に陽性となることがあるため注意が必要である．

■ **Syringocystadenocarcinoma Papilliferum (SCAcP) in situ(上皮内乳頭状汗管囊胞腺癌)**

　Extramammary Paget's diseaseでは，腫瘍細胞の表皮内での増殖により表皮の棘融解と肥厚を来し，多数の

形質細胞浸潤を伴う真皮乳頭を取り囲んで表皮が増殖することで，SCAcP in situ に類似する場合がある．SCAcP in situ は頭頸部の nevus sebaceous に続発するものが多い．また，病変内に明らかな extramammary Paget's disease の要素を確認することによって鑑別可能である．

■ Clear Cell Papulosis（澄明細胞性丘疹症）

表皮基底層を中心にして，細胞質にムチンを容れる淡明細胞が散在する．病理組織学的所見や免疫組織化学的所見は extramammary Paget's disease と類似するが，臨床的には小児の milk line 上に生じる丘疹である点が特徴である．

■ Pagetoid Dyskeratosis（Paget 様異角化症）

Fibroepithelial polyp（線維上皮性ポリープ）や melanocytic nevus（色素細胞母斑）のポリープ状を呈する病変に随伴する偶発的な病理組織学的所見であり，未成熟な角化（immature keratinization）を来した角化細胞とされる．

表皮の中層から表層にかけて分布することが多く，摩擦や掻破などの機械的な刺激が発症に関与している可能性がある．通常の角化細胞に比べて大型で円形かつ淡明な細胞質，核周明庭（halo）を伴った濃縮した核などの特徴があるが，核異型性や核分裂像はみられない．EMA，CEA は陰性であり，ムチンの貯留もない[8]．

参考文献

1) Kazakov DV, et al: Cutaneous Adnexal Tumors. pp470-487, Wolters Kluwer/Lippincott Williams & Wilkins, Philadelphia, 2012
2) Regauer S: Extramammary Paget's disease — A proliferation of adnexal origin? Histopathology 48: 723-729, 2006
3) 熊野公子, 他：乳房外 Paget 病─その素顔．pp9-44, 全日本病院出版社, 2015
4) Patterson JW: Weedon's Skin Pathology. pp961-963, Churchill Livingstone, Elsevier, London, 2016
5) Kohler S, et al: A case of extramammary Paget's disease mimicking pemphigus vulgaris on histologic examination. Dermatology 195: 54-56, 1997
6) Sellheyer K, et al: Ber-EP4 enhances the differential diagnostic accuracy of cytokeratin 7 in pagetoid cutaneous neoplasms. J Cutan Pathol 35: 366-372, 2008
7) Diaz de Leon E, et al: Extramammary Paget disease is characterized by the consistent lack of estrogen and progesterone receptors but frequently expresses androgen receptor. Am J Clin Pathol 113: 572-575, 2000
8) Santos-Briz A, et al: Pagetoid dyskeratosis in dermatopathology. Am J Dermatopathol 37: 261-268, 2015

31 その他の稀なエクリン・アポクリン系悪性腫瘍

1 Secretory Carcinoma of the Skin 皮膚分泌癌

| 同義語・類義語 | primary cutaneous secretory carcinoma, mammary-type secretory carcinoma of the skin

定義および概念

2002年にHirokawaらによって唾液腺のacinic cell carcinoma（腺房細胞癌）と乳腺のsecretory carcinomaの形態学的・免疫組織化学的な相似性が指摘された[1]．2010年になるとSkálováらによって，それまで唾液腺のacinic cell carcinomaとされていた症例の少なくとも一部は乳腺のsecretory carcinomaと相同な腫瘍型であることが分子生物学的知見からも証明され，mammary analogue secretory carcinoma of salivary glands（MASC）としてまとめられた[2]．乳腺や唾液腺に加えて，近年では甲状腺，肺，鼻腔の他，皮膚原発例も認識されてきている[3]．形態学的には微小囊胞状パターン（microcystic pattern）を特徴とする腫瘍である．原発巣にかかわらず多くの例でt(12;15)(p13;q25)ETV6-NTRK3遺伝子転座が証明される．低悪性度と考えられている．

臨床的事項

非常に稀な腫瘍である．13～71歳までの幅広い年齢層に発生し，性差はほとんどない．腋窩発生が最も多く，頸部が続く．頰部や体幹発生例も知られている．通常は1cm程度までの皮内結節として出現する．

病理組織学的事項

被覆表皮と連続せずに真皮内に結節性病変を形成し，皮下に達することもある（図1-31-1a）．周囲組織との境界は比較的明瞭であるが，被膜はみられず，周囲に向かって不整形の腫瘍胞巣がわずかに浸潤するように拡がる（図1-31-1b）．最大の特徴は，細目の篩状構造に好酸性分泌物を容れる微小囊胞状パターンである（図1-31-1c）．大きな管腔構造がみられることもある．免疫組織化学的には，S100 proteinに加えてSTAT5Aやmammaglobinにびまん性に陽性となる．ETV6-NTRK3遺伝子転座が証明されるが，他のいくつかの腫瘍型〔甲状腺癌，infantile fibrosarcoma（乳児型線維肉腫），inflammatory myofibroblastic tumor（炎症性筋線維芽細胞腫瘍）など〕でも報告されているため，たとえ転座が証明されても特に甲状腺癌の皮膚転移を除外する必要がある．

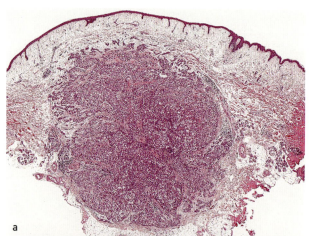
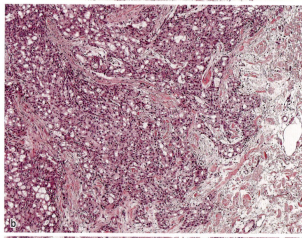
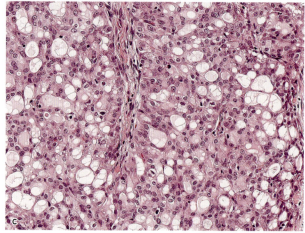

図1-31-1　Secretory carcinoma of the skin
a：周囲組織との境界はおおむね明瞭であるが浸潤性に発育する．
b：腫瘍内において組織構造や細胞形態は比較的よく揃っている．
c：好酸性液状物を容れる細目の篩状構造は微小囊胞状パターンと呼ばれる．
（三重大学附属病院病理部・今井裕先生の厚意による）

2 Squamoid Eccrine Ductal Carcinoma 扁平上皮様エクリン管癌

| 同義語・類義語 | adenosquamous carcinoma of the skin, eccrine ductal carcinoma with squamous differentiation

概要

1985年にWeidnerとFoucarによって最初にadenosquamous carcinoma of the skinが報告され[4]，1997年にはWongらによってsquamoid eccrine ductal carcinomaとして報告されたが[5]，近年では両者は同一腫瘍であることが指摘されている．他にもさまざまな名称があるが，squamoid eccrine ductal carcinomaが最もよく使用されている[6]．ただしこの名称に対しても，この腫瘍はアポクリン分化を示しているかもしれないのでエクリン管と限定した表現は不適切であるとする批判的な意見もある．

組織学的には，腫瘍は浅層部で扁平上皮分化が目立ち，深層部で管腔構造が目立つといった特徴を示す．

臨床的事項[6]

年齢中央値は79.5歳であり，高齢者に好発する．男女比は1.5：1である．発生部位としては顔面が18/30例（60％）と最多であり，頭頸部では23/30例（77％）となる．四肢が5/30例（17％）とこれに続く．腫瘍径は0.5〜2.5 cm（中央値1.0 cm）と比較的小型のものが多い．6/24例（25％）が局所再発，3/24例（13％）がリンパ節転移，1/24例（4％）が遠隔転移による腫瘍死に至ったとする報告があり，それほど低悪性度の腫瘍というわけではない．

病理組織学的事項

被覆表皮と連続することが多く（90％），真皮から皮下に向かって浸潤性に発育する（図1-31-2a）．浅層部では扁平上皮分化が目立ち（図1-31-2b），深層部では管腔所見が目立つ（図1-31-2c）といった層構造がみられる．

Microcystic adnexal carcinomaに比べて細胞異型や核分裂像が目立つ．孔細胞（poroid cells）とは異なる扁平上皮様腫瘍細胞が比較的小さな腫瘍胞巣を主体に形成している点でporocarcinomaとも区別される．

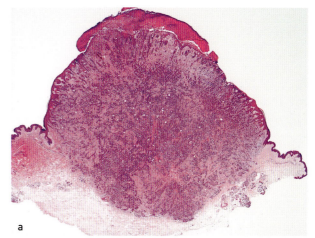
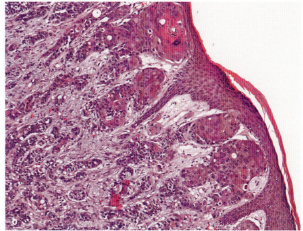
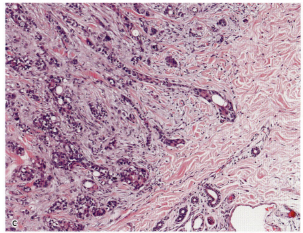

図1-31-2 Squamoid eccrine ductal carcinoma
a：基本的に腫瘍胞巣はすべて小型であり，大型充実性の腫瘍胞巣はみられない．
b：浅層部に位置する腫瘍細胞は，扁平上皮分化を示しやすい．
c：深層部に位置する腫瘍細胞は，管腔構造を形成しやすい．

3 Primary Signet-Ring Cell/Histiocytoid Carcinoma of the Eyelid
眼瞼原発印環細胞/組織球様癌

同義語 類義語 signet-ring cell carcinoma/histiocytoid of the skin, signet-ring cell carcinoma of the eyelid, histiocytoid carcinoma of the eyelid, primary signet-ring cell/histiocytoid carcinoma of the axilla

概要

Apocrine carcinomaの一亜型とされることもあるが, 断頭分泌(decapitation secretion)像を示す腺腔構造や好酸性顆粒状の細胞質がみられず, 特徴的な印環様あるいは組織球様の細胞形態を示すため, 本書では別項目で取り扱う. 少なくとも眼瞼発生例では眼瞼Moll腺由来と考えられているが, 稀に腋窩部にも発生する.

臨床的事項[7]

稀ではあるがしばしば遭遇しうる.

ほとんどの症例が60歳以上の高齢者で, 6:1以上で男性に多い. ほとんどの症例は眼瞼に発生し, 結節を形成せずに眼周囲のびまん性腫脹として発症する. ただし, 腋窩発生例も少数のみ報告されている. 年単位で緩徐に発育するが, 所属リンパ節転移や深部浸潤を来すこともあり, 遠隔転移の報告も稀ながらある.

病理組織学的事項

印環様あるいは組織球様の形態を示す腫瘍細胞が, 真皮からしばしば深部組織にかけて索状に配列しながらびまん性に浸潤増殖する(図1-31-3a). 核が中心にあると組織球様になるが, 核が偏在すると印環様となり, これらの細胞は混在してみられる(図1-31-3b, c). 印環様腫瘍細胞ではしばしば細胞質内管腔(intracytoplasmic lumen)もみられる(図1-31-3b).

免疫組織化学的には, CK7, GCDFP15, ER, PgR, CEAなどの陽性所見が報告されている.

胃癌や乳癌の転移との形態学的鑑別は困難であり, 特にmammary lobular carcinoma(乳腺小葉癌)との鑑別は不可能なため, 診断確定の際には念のために全身検索する必要がある.

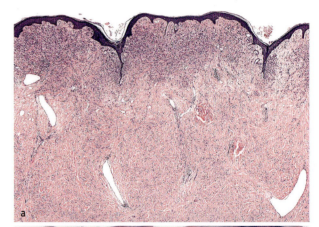
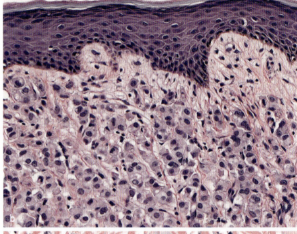
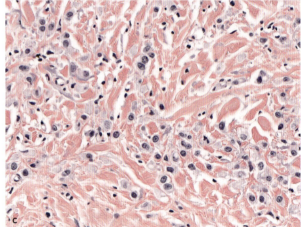

図1-31-3 Primary signet-ring cell/histiocytoid carcinoma
a:真皮から皮下にかけてびまん性に浸潤増殖する.
b:腫瘍細胞は, 組織球様, 形質細胞様, あるいは印環細胞である.
c:一部の腫瘍細胞は細胞質内管腔を形成する.

4 Low-Grade Neuroendocrine Carcinoma of the Skin　低異型度皮膚神経内分泌癌

同義語・類義語　primary low-grade neuroendocrine carcinoma of the skin, primary cutaneous carcinoid tumor, primary carcinoid tumor of the skin

概要

　1975年から2016年にかけて1例報告が散発的にみられただけであったが，近年，この腫瘍の臨床病理学的特徴が明らかにされ，low-grade neuroendocrine carcinoma of the skin（LGNECS）としてまとめられた[8]．本腫瘍は中高齢者の頭頸部や体幹の真皮内を原発とする，低異型度の皮膚神経内分泌腫瘍である．Merkel cell carcinoma（Merkel細胞癌）と比べると悪性度は高くないものの，年単位の長い経過のうちにリンパ節転移や遠隔転移を来すことも稀ではない．しばしばエクリン管内に in situ 腫瘍成分が指摘されることに加えて，いくつかの免疫組織化学的な特徴から，Merkel細胞やポリオーマウイルス感染との関連のないエクリンあるいはアポクリン系腫瘍である可能性が指摘されている．

臨床的事項[8]

　被髪頭部と前胸部で過半数を占め，腹部，鼠径部，背部の報告もあるが，現在までに四肢発生の診断確定例は報告されていない．40～79歳に発生し，明らかな性差はない．1～11 cm大の報告があり，おおむね1～2 cmの症例だが，3 cmを超えるとリンパ節転移や遠隔転移を来しやすい．

病理組織学的事項

　真皮内にわずかに膠原線維の硬化を伴いながら浸潤性に発育する（図1-31-4a, b）．進行して巨大化するにつれて深部では圧排性発育が目立つことが多い．腫瘍は大小の不整形の充実性腫瘍胞巣を形成し，腫瘍胞巣内に細かな血管間質が発達している（図1-31-4c）．粘液産生はみられない．腫瘍細胞は低異型度であり，ごま塩状クロマチンからなる類円形核と微細顆粒状の好酸性細胞質からなる．

　免疫組織化学的には，CK7，ER，PgR，GCDFP15，mammaglobin，GATA3，CEAなどが陽性となり，CK20，CDX2，TTF-1は陰性である．消化管，膵，肺原発例はLGNECSに比べて圧倒的に高頻度であるため，それらの皮膚転移と鑑別する必要があるが，免疫組織化学的には比較的容易に鑑別可能である．

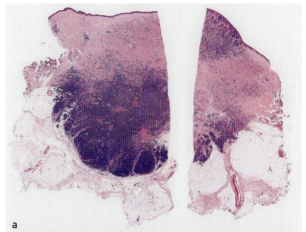
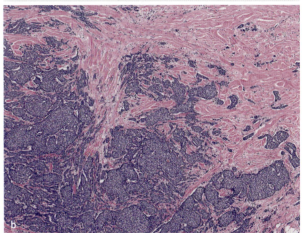
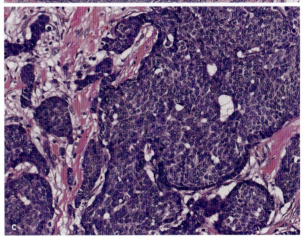

図1-31-4　LGNECS
a：真皮内では小さな腫瘍胞巣が浸潤性に分布するが，皮下では大型腫瘍胞巣が圧排性に発育している．
b：間質はやや硬化様である．
c：小型の腫瘍細胞から構成されており，真の管腔構造を形成することはない．

5 Mucoepidermoid Carcinoma of the Skin 皮膚粘表皮癌

概要

　Mucoepidermoid carcinoma は唾液腺でよく知られた腫瘍型である．皮膚原発例の報告も少数ながらみられるが，その多くは口唇周囲や下顎部での報告例であり，実際には唾液腺発生腫瘍の皮膚浸潤と考えられる[9]．また，それ以外の部位での報告例も，hidradenocarcinoma, hidradenoma, squamous cell carcinoma, squamoid eccrine ductal carcinoma（adenosquamous carcinoma of the skin）のいずれかに相当する病変と疑われる．したがって，皮膚付属器由来の mucoepeidermoid carcinoma は存在しないかもしれず，そういった診断の際には十分に慎重になる必要があろう．

　病理組織学的には，粘液細胞，扁平上皮細胞，小型な中間細胞の3種の腫瘍細胞が種々の割合で充実性あるいは囊胞状の構築を形成する腫瘍である（図1-31-5）．本腫瘍はこれらの構成細胞によって特徴づけられているが，組織構築や細胞配列はさまざまである．

　なお，mucoepidermoid carcinoma で同定されている *CRTC1-MAML2* や *CRTC3-MAML2* などの *MAML2* 遺伝子転座は，hidradenocarcinoma や hidradenoma でも共通してみられるため，これらとの鑑別に転座の証明は役立たない．

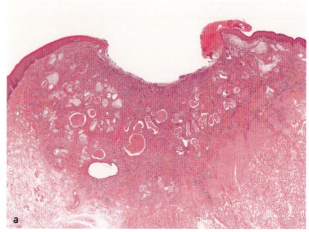
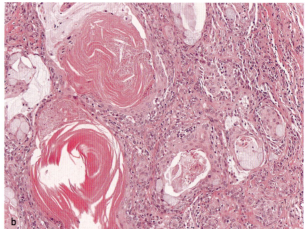
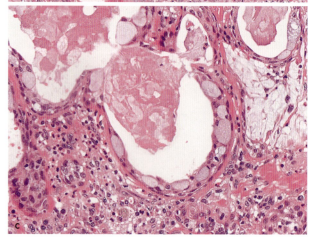

図1-31-5　Mucoepidermoid carcinoma on the lip
a：口唇に潰瘍を形成しながら浸潤性に発育する．
b：扁平上皮細胞，粘液細胞に加えて細胞質に乏しい中間細胞もみられる．
c：粘液細胞は腺腔構造を形成する．

6 Polymorphous Sweat Gland Carcinoma 多型汗腺癌

概要

1994年にSusterとWongによって報告され[10]，以降は3報が続いているのみである[11〜13]．最初の9例報告によると[10]，男女比1：2で42〜70歳に発生し，四肢（9例中8例）に好発して，3.8〜5 cm大の緩徐な発育を示す結節性病変である．その中には局所再発や所属リンパ節転移を来した症例も含まれている．病理組織学的には，周囲組織と境界明瞭な単あるいは多結節状病変であり，solid pattern（充実性パターン），trabecular pattern（索状パターン），tubular pattern（管状パターン），pseudopapillary pattern（偽乳頭状パターン），cylindromatous pattern/cribriform pattern（円柱腫様パターン/篩状パターン）などと多様な構造を示す．ただし，adenoid cystic carcinomaと共通した組織像を示すことが指摘されており，実際には，浸潤性発育や篩状パターンが目立たないadenoid cystic carcinomaをみている可能性もある（図1-31-6）．また，一部にはbasal cell carcinomaが含まれているかもしれない[13]．いまだ確立した概念とはいえず，今後の症例集積によって詳細に解析されることが望まれる．

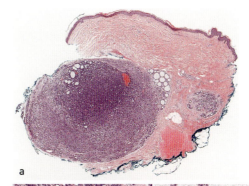
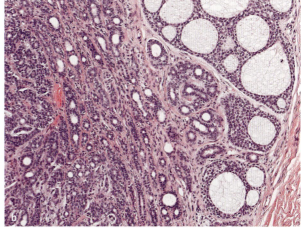
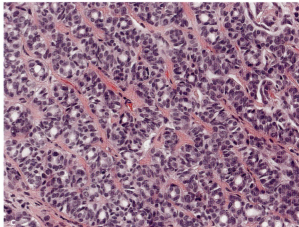

図1-31-6　Polymorphous sweat gland carcinomaとして実際に報告されている症例[12]
a：周囲組織との境界は明瞭である．
b：管状構造とともに一部に篩状構造もみられる．
c：腫瘍胞巣の辺縁に濃染核の筋上皮細胞を伴っている．
（Prof. Steven D. Billings, Robert J. Tomisch. Institute of Pathology and Laboratory Medicine and Department of Dermatology, Cleveland Clinic, OH, USAの厚意による）

参考文献

1) Hirokawa M, et al: Secretory carcinoma of the breast: A tumour analogous to salivary gland acinic cell carcinoma? Histopathology 40: 223-229, 2002
2) Skálová A, et al: Mammary analogue secretory carcinoma of salivary glands, containing the ETV6-NTRK3 fusion gene: A hitherto undescribed salivary gland tumor entity. Am J Surg Pathol 34: 599-608, 2010
3) Bishop JA, et al: Secretory carcinoma of the skin harboring ETV6 gene fusions: A cutaneous analogue to secretory carcinomas of the breast and salivary glands. Am J Surg Pathol 41: 62-66, 2017
4) Weidner N, et al: Adenosquamous carcinoma of the skin. An aggressive mucin- and gland-forming squamous carcinoma. Arch Dermatol 121: 775-779, 1985
5) Wong TY, et al: Squamoid eccrine ductal carcinoma. Histopathology 30: 288-293, 1997
6) van der Horst MPJ, et al: Squamoid eccrine ductal carcinoma: A clinicopathologic study of 30 cases. Am J Surg Pathol 40: 755-760, 2016
7) Kazakov DV, et al: Signet-ring cell/histiocytoid carcinoma. In Kazakov DV, et al (eds): Cutaneous Adnexal Tumors. pp512-514, Wolters Kluwer/Lippincott Williams & Wilkins, Philadelphia, 2012
8) Goto K, et al: Low-grade neuroendocrine carcinoma of the skin (primary cutaneous carcinoid tumor) as a distinctive entity of cutaneous neuroendocrine tumors: A clinicopathologic study of 3 cases with literature review. Am J Dermatopathol 39: 250-258, 2017
9) Kazakov DV, et al: Mucoepidermoid carcinoma. In Kazakov DV, et al (eds): Cutaneous Adnexal Tumors. pp139-145, Wolters Kluwer/Lippincott Williams & Wilkins, Philadelphia, 2012
10) Suster S, et al: Polymorphous sweat gland carcinoma. Histopathology 25: 31-39, 1994
11) Ronnen M, et al: Recurrent polymorphous sweat gland carcinoma of the skin. J Am Acad Dermatol 46: 914-916, 2002
12) Walker A, et al: Polymorphous sweat gland carcinoma: A report of two cases. J Cutan Pathol 43: 594-601, 2016
13) Rosen S, et al: Polymorphous sweat gland carcinoma: An immunohistochemical and molecular study. Am J Dermatopathol 2018 [Epub ahead of print]

第 2 章 | 毛器官系病変

1 毛器官の正常組織

毛器官の発生

毛器官の形成は胎生12週頃よりはじまる[1]．まず，毛芽（hair germ）がみられ，その直下には，間葉系細胞が集合する（図2-1-1）．やがて，毛芽は真皮側へ円柱状に斜め下方へ伸展し，毛包（hair follicle）を形成する．胎生16週頃から，アポクリン器官，脂腺，立毛筋付着部の原基が出現する．表皮側では毛（hair）の入る毛管（毛包内腔）は，毛の通路上の角化細胞がアポトーシスにより早期角化することによって，最初に毛が形成される前に存在していると考えられている[2]．

発生学的にアポクリン器官や脂腺器官は毛包に由来するため，1つの単位として，毛包脂腺アポクリンユニットと呼ばれることがあり，毛器官系腫瘍やアポクリン器官系腫瘍が，毛器官分化，脂腺分化，アポクリン分化をしばしば2つ以上の組み合わせで伴う理由とされる．一方，エクリン器官は，表皮から垂直に下方に伸展して形成され，毛包や脂腺器官との関連はない．

毛器官（hair apparatus）[1~4]

毛器官は，毛（hair）と，毛を包んでいる毛包に分けられる．毛包は，上皮成分とその周囲の毛包周囲間質，立毛筋からなる複雑な構造体である．

毛器官の全体像を模式図（図2-1-2）と実際の組織像（図2-1-3，2-1-4）で示す．

毛（hair）

毛は太さや存在する深度によって，細くてほぼ真皮内にとどまる軟毛（vellus hair）と太くて皮下脂肪組織にまで至る終毛/硬毛（terminal hair）に分けられる．胎生期にみられる生毛（毳毛）は軟毛に似ている．

これらの毛は後述する毛周期によってそれぞれ形態が変化するが，成長期の毛の構造は次のとおりである．すなわち，表皮より外側にある部分は毛幹部（hair shaft）

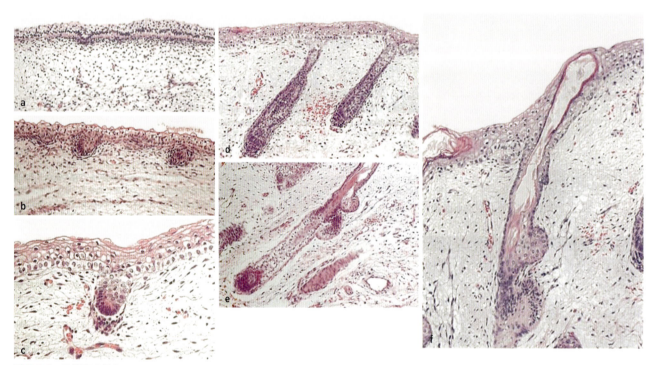

図2-1-1 毛器官の発生
a：胎生12週頃より毛芽が間葉系細胞の集合巣を伴いながら出現する．
b〜d：時間の経過とともに毛器官は下方へ伸展していく．
e：胎生16週頃になると，毛包上部に脂腺器官や立毛筋付着部が，毛包最下端に毛母基を含む毛球部が形成されるようになる．
f：同じく胎生16週の毛包上部であるが，この毛包には，アポクリン器官，脂腺器官，立毛筋付着部の原基が3つの突起構造として観察され，毛包中心部にはすでに毛管が形成されている．
（真鍋俊明：皮膚付属器の発生．解剖組織学―付属器腫瘍を理解するために．病理と臨床 15：868-878，1997より）

であり，表皮より内側にある部分は毛根部（hair root）と毛球部（hair bulb）に分けられる．

毛球部には毛母基（hair matrix）が含まれる（図 2-1-5）が，これは毛乳頭（hair papilla/dermal papilla/follicular papilla）と呼ばれる結合組織を包み込んでいる．毛母基は小型円形核とわずかな細胞質からなる毛母細胞（matrical cells）から構成されており，メラノサイトも混在させている．毛母基の中央部に位置する毛母細胞は，上方に移るにつれて，細胞質が増加し，核小体の明瞭な上毛母細胞（supramatrical cells）となり，やがて毛皮質（hair cortex）に移行する．また，毛母基の側縁部に位置する細胞は内毛根鞘（inner root sheath）に移行する．

毛には，毛の大部分を占めるこの毛皮質の他に，最内層の毛髄（hair medulla）と最表層の毛小皮（hair cuticle）がある（図 2-1-6）．毛髄は大型の立方状細胞が縦長に1～2層配列した細胞層であり，終毛のみに観察される．

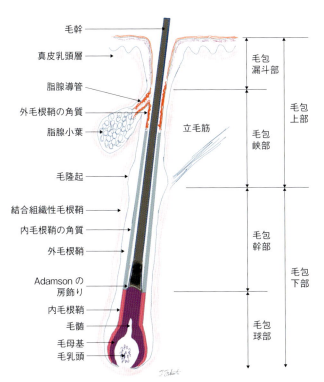

図 2-1-2　毛器官の構造（模式図）

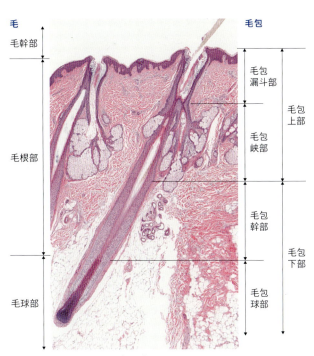

図 2-1-3　毛器官の構造（硬毛）

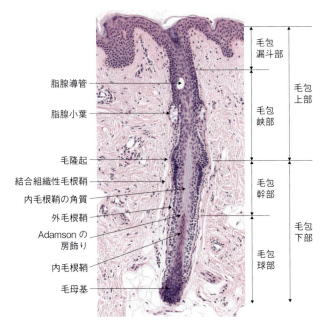

図 2-1-4　毛器官の構造（軟毛）

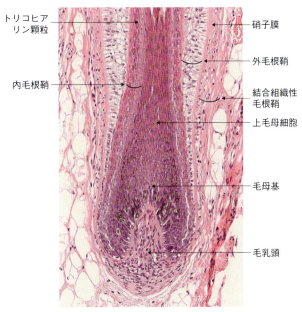

図 2-1-5　毛球部および毛包球部の構造

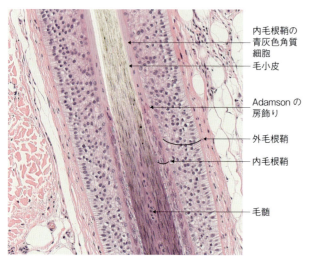

図 2-1-6　Adamson の房飾りの周辺構造

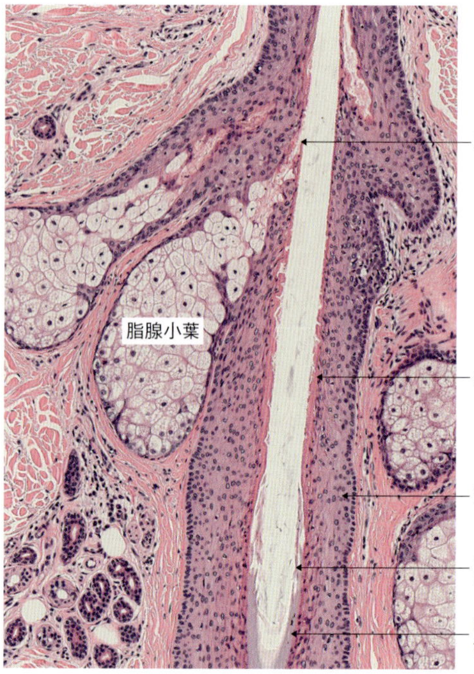

図 2-1-7　毛包峡部の構造

毛包（hair follicle）

　毛包は，後述する毛周期によって変化する下部/変動部（lower segment/transient segment）と，変化しない上部/固定部（upper segment/permanent segment）に大きく分けられ，毛包下部は，後述の Adamson の房飾りより上の毛包幹部（follicular stem）と，それ以下の毛包球部（follicular bulb）に分けられる（注：本項では，毛と毛包を区別する立場から，毛球部と毛包球部を区別して表現しているが，毛と毛包の球部を合わせて毛球部と表現されることも多い）．

　毛包球部は，成長期にはタマネギ状に膨らんでいるが，そこにある毛母基の側縁部からは内毛根鞘が形成される．また，さらにその外側には淡明な細胞質をもつ外毛根鞘（outer root sheath）が取り囲んでいる（図 2-1-5）．

　内毛根鞘は内側から順に，鞘小皮（sheath cuticle），2〜3 層の Huxley 層，1 層の Henle 層となっている．Huxley 層と Henle 層では好酸性に染まるトリコヒアリン顆粒（trichohyaline granules）が形成されているが，このトリコヒアリン顆粒を消失する部位は，毛の核が消失して，毛が周囲の毛包上皮から離れる部位でもあり，Adamson の房飾り（Adamson's fringe）と呼ばれる．この部位から上方では，内毛根鞘は青灰色の角質細胞（blue gray corneocytes）となる（図 2-1-6）．

　内毛根鞘の外側にある外毛根鞘は，毛包幹部の下方や毛包球部の上部においては，淡明な細胞質をもつ数層の細胞からなり，基底層の細胞は円柱状で，核が頂側に柵状配列する．これらの淡明な基底細胞は CD34 が陽性になることも知られている[5]．

　毛包下部の上皮成分の外周には硝子膜（glassy membrane）と呼ばれる厚い基底膜が取り巻いており，さらにその周囲には，結合組織性毛根鞘（perifollicular connective tissue sheath）と呼ばれる，線維芽細胞と繊細な膠原線維からなる結合組織がある（図 2-1-5）．

　一方，毛包上部は，表皮から脂腺開口部までの漏斗部（infundibulum）と，そこから立毛筋付着部，すなわち毛包幹細胞が存在すると考えられている毛隆起（bulge）までの峡部（isthmus）に分けられる．

　毛隆起は一般に軟毛のほうが明瞭であり，その部位で外毛根鞘は膨らんで最外側には楕円形の核をもった N/C 比の高い細胞が柵状に配列する（図 2-1-4）．この細胞は毛芽に類似しているため毛芽細胞様細胞と呼ばれることもある．

　毛包峡部では内毛根鞘の青灰色の角質が消失し，外毛根鞘が角化するようになる（図 2-1-7）．毛包峡部の外毛根鞘は毛包下部のそれとは異なり，外側の細胞質の少ない立方状の細胞と，内側の好酸性の細胞質をもつ細胞から構成されている．また，内側には，好酸性の強い緻密な角質が波打つようにみられ，外毛根鞘性角化/峡部型角化（trichilemmal keratinization/isthmic keratiniza-

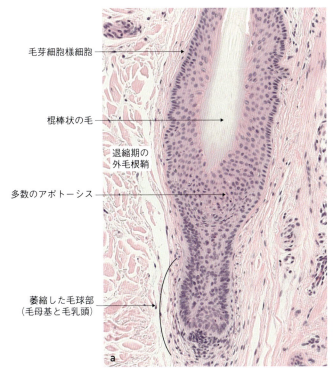
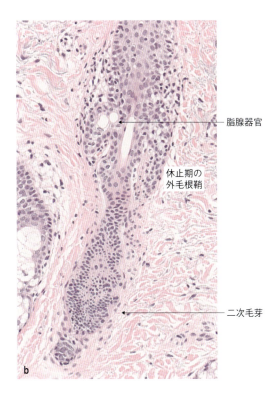

図 2-1-8　毛周期による毛包の変化
a：退縮期．b：成長期早期．

tion)と呼ばれる．

毛包漏斗部は，じょうごのように表皮に開口しながら連続し，表皮と同様，顆粒層を経て層状の角化をする．被覆表皮との形態的な区別は困難である．毛包が表皮を貫く部位は表皮内毛包(acrotrichium)と呼ばれる．

毛周期とそれによる毛包の変化

毛器官には，成長期(anagen)，退縮期(catagen)，休止期(telogen)に分けられる毛周期があり，毛や毛包下部は毛周期によって変化する．

成長期では，毛包下部は明瞭であるが，退縮期になると萎縮して，上行し，外毛根鞘に多数のアポトーシスがみられる(図 2-1-8a)．立毛筋付着部/毛隆起までが消失し，この部位では，外毛根鞘細胞は顆粒層を経ない角化を示し，毛包の末端は膨らんで棍棒状となる．硝子膜は厚く波打つようになり，結合組織性毛根鞘も肥厚する．上皮が消失した後の結合組織性毛根鞘は，follicular stela/follicular streamer と呼ばれる．

休止期では，毛包下部は完全に消失し，毛包峡部の上皮成分の辺縁部では，上皮細胞が柵状に配列する．成長期がはじまると毛隆起部からは，二次毛芽(secondary hair germ)と呼ばれる突起がみられ新しい毛包を形成していく(図 2-1-8b)．この二次毛芽を形成する細胞と，胎生期の一次毛芽を形成する細胞は毛芽細胞(follicular germinative cells)と呼ばれる．また，毛隆起部付近の外毛根鞘の辺縁で柵状配列する細胞も毛芽細胞に類似しているため，毛芽細胞様細胞と呼ばれることがある．

参考文献

1) 真鍋俊明：皮膚付属器の発生，解剖組織学—付属器腫瘍を理解するために．病理と臨床　15：868-878，1997
2) 橋本　健：皮膚病理のみかた(40)毛包脂腺系の構造と腫瘍(I)．皮膚の科学　11：345-402，2012
3) Ackerman AB, et al: Anatomic, histologic, and biological aspects. In Ackerman AB, et al (eds): Neoplasms with Follicular Differentiation. pp29-90, Ardor Scribendi, New York, 2001
4) Kazakov DV, et al: Anatomy, histology, and biology of the hair follicle. In Kazakov DV, et al (eds): Cutaneous Adnexal Tumors. pp173-176, Wolters Kluwer Health/Lippincott Williams & Wilkins, Philadelphia, 2012
5) Misago N, et al: CD34 expression in human hair follicles and tricholemmoma: A comprehensive study. J Cutan Pathol 38: 609-615, 2011

2 毛器官系病変の概要

　毛器官系病変の診断は，その病変の構築や細胞が正常毛器官との類似性を示すことを手がかりに行われる．したがって，その病変が毛器官のどの部位や細胞に分化する所見を示しているかを判断することが重要となる．本書では，毛器官のどの部位に分化しているかによって表2-2-1に示すように分類した．

　なお，毛器官系腫瘍でも，しばしば脂腺分化やアポクリン分化を示すことがあるが，それは，これらの器官がいずれも胎生期の毛芽(hair germ)という同一原基から形成されるためと考えられている．

毛器官分化を示す所見[1]

　未成熟な毛器官分化を示す所見として，楕円形の核をもつN/C比の高い毛芽細胞(follicular germinative cells)様の細胞が上皮胞巣辺縁で柵状配列して毛芽に類似する所見がよく知られている．その周囲の間質には，毛乳頭に類似するふっくらした紡錘形の間葉系細胞の集簇や，結合組織性毛根鞘(perifollicular connective tissue sheath)に類似する繊細な膠原線維と細い線維芽細胞の増加をしばしば伴う(図2-2-1)．これらは，胎生期の一次毛芽や，成長期(anagen)初期の毛包峡部の下端から新たに形成される二次毛芽を模倣している．

　より成熟した毛球部(hair bulb)を示唆する所見としては，毛母基(hair matrix)と毛乳頭(hair papilla)を模倣する構造(図2-2-2)，毛母細胞(matrical cells)への分化を示唆する毛母細胞様細胞や上毛母細胞(supramatrical cells)様細胞がある(図2-2-3)．なお，毛母細胞は一般に，淡染し，クロマチン分布が不均一で核小体の目立つ円形核をもっているのに対し，毛芽細胞は，濃染し，クロマチン分布が均一な楕円形核をもっている．毛母細胞では核分裂像は目立つが，毛芽細胞では核分裂像は乏しいという違いもある(図2-2-1，2-2-3)．陰影細胞(shadow cells)の集塊は毛への分化を示すと考えられる．

　毛包球部(follicular bulb)の内毛根鞘(inner root sheath)への分化を示唆する所見として，トリコヒアリン顆粒(trichohyaline granules)がある．また，毛包幹部から峡部の内毛根鞘への分化を示唆する所見としては，青灰色角質細胞(blue gray corneocytes)と呼ばれる内毛根鞘の角化を表す像(図2-2-3)が挙げられる．

　毛包球部または毛包幹部(follicular stem)の外毛根鞘(outer root sheath)への分化を示唆する所見としては，淡明な細胞質をもつ細胞が増殖し，その上皮胞巣辺縁で

表2-2-1 毛器官系病変の分類

主な分化方向	過誤腫	嚢腫	良性腫瘍	悪性腫瘍
毛芽	BFH		Trichoblastoma	Basal cell carcinoma
漏斗部	PAON Nevus comedonicus	Infundibular follicular cyst Dilated pore	Inverted follicular keratosis	Infundibular SCC
漏斗部から峡部		Vellus hair cyst	Trichoadenoma Keratoacanthoma and its malignant forms	
峡部外毛根鞘		Isthmus-catagen follicular cyst	Proliferating trichilemmal tumors Tumor of follicular infundibulum Pilar sheath acanthoma	
毛幹部外毛根鞘			Trichilemmoma	Trichilemmal carcinoma
毛母			Pilomatricoma	Pilomatrical carcinoma
全毛包	Hair follicle nevus Trichofolliculoma FSCH		Panfolliculoma	
毛包周囲結合組織	Fibrous papule			

BFH：basaloid follicular hamartoma, PAON：porokeratotic adnexal ostial nevus, FSCH：folliculosebaceous cystic hamartoma, SCC：squamous cell carcinoma

2 毛器官系病変の概要

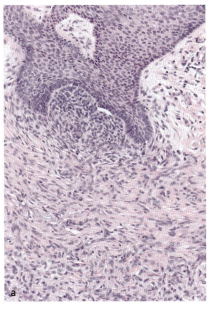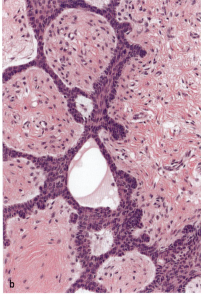

図 2-2-1 未成熟な毛器官分化を示す所見
a：Dermatofibroma（皮膚線維腫）にみられた、いわゆる毛包誘導（follicular induction）の所見．毛芽と毛乳頭様の構造がみられる．
b：Fibroepithelioma of Pinkus（Pinkus 線維上皮腫）でみられた毛芽の構造．間質には、ふっくらした線維芽細胞が軽度増加し、繊細な膠原線維を伴う．

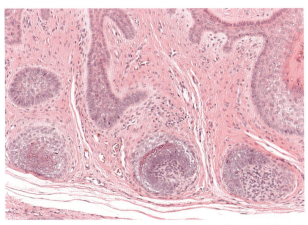

図 2-2-2 Trichofolliculoma にみられた、毛包球部・毛球部と毛乳頭様の構造
毛包球部には外毛根鞘、内毛根鞘の構造があり、トリコヒアリン顆粒もみられる．

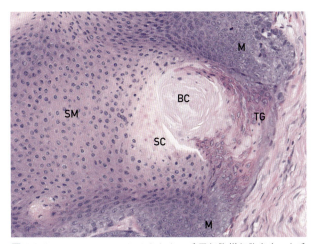

図 2-2-3 Pilomatricoma にみられた、毛母細胞様細胞（M）、上毛母細胞様細胞（移行細胞、SM）、陰影細胞（SC）、トリコヒアリン顆粒をもった内毛根鞘へ分化する細胞（TG）、青灰色の角質細胞（BC）

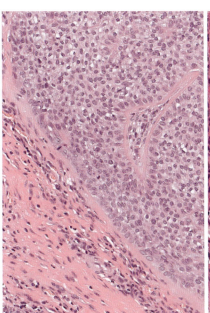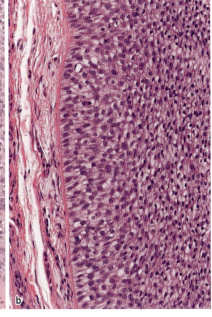

図 2-2-4 Trichilemmoma でみられた外毛根鞘に類似する所見
a：厚い基底膜を周囲に伴いながら、細胞質の淡明な細胞が増殖し、基底層の細胞が柵状配列している．基底層の細胞の核が腫瘍胞巣内側に配列する所見は目立たず、毛包峡部の外毛根鞘に類似している．
b：この症例では、より毛包下部の外毛根鞘に類似している．

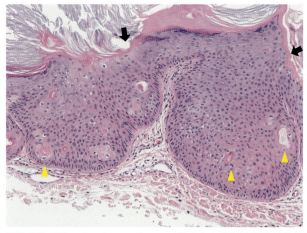

図 2-2-5　Pilar sheath acanthoma でみられた毛包峡部の外毛根鞘を模倣する所見
豊富な好酸性細胞質をもつ細胞が増殖し，腫瘍胞巣辺縁に基底細胞様細胞が配列する．一部には外毛根鞘角化の所見が観察される（矢印）．腫瘍胞巣内には脂腺導管への分化と思われる管腔構造がある（矢頭）．

円柱細胞が柵状配列し，核が内側に分布し，周囲に厚い基底膜を伴う像がある．

　この円柱状の細胞が立方状に近づき，核の内側への分布が目立たなくなると毛包峡部の外毛根鞘に類似する所見となってくる（図 2-2-4）．峡部の外毛根鞘への分化を示唆する所見としてはこの他に，豊富な好酸性の細胞質をもつ細胞が増殖する像や，角化細胞が扁平化せず，また，顆粒層を形成せずに角化する，いわゆる外毛根鞘性角化/峡部型角化（trichilemmal keratinization/isthmic keratinization）の像が挙げられる（図 2-2-5）．

参考文献
1) Ackerman AB, et al: Neoplasms with Follicular Differentiation. pp91-117, Ardor Scribendi, New York, 2001

3 毛器官および毛器官系病変の免疫組織化学的所見

毛器官系腫瘍を診断する際，特にbasal cell carcinoma(BCC)が鑑別診断に挙げられる場合には，その確定診断を免疫染色に頼らざるをえないことも決して少なくはない．本項では最初に正常毛器官の免疫組織化学的所見について確認し，毛器官系腫瘍の診断時に使用されるいくつかのマーカーの特徴に触れる．最後に免疫染色が必要となる状況を具体的に挙げて，それぞれの鑑別上の要点を述べる．

正常毛器官の免疫組織化学的所見

毛芽(hair germ)

胎生期の一次毛芽や成長期(anagen)初期の二次毛芽はBerEP4陽性であるが，毛器官が成熟するとBerEP4陰性となる(図2-3-1)．

毛包漏斗部(follicular infundibulum)

毛包漏斗部は，被覆表皮と同じく，CK1陽性でCK17とcalretininが陰性である(図2-3-2)．これらの所見は毛包峡部(follicular isthmus)以深との区別に利用されることもある[1]．

毛包峡部

毛包漏斗部と異なり，毛包峡部以深ではCK1陰性でCK17とcalretininが陽性となる[1](図2-3-2)．

毛包下部(lower segment of hair follicle)

毛包峡部と同様に，毛包下部ではCK1陰性かつCK17とcalretininが陽性となる[1](図2-3-2)．すなわち，これらのCK1発現とCK17やcalretininの発現は鏡面的な関係にある．また，毛包下部の外毛根鞘(outer root sheath)の最外層の細胞にはCD34が陽性となるが，これらのCD34陽性細胞にはCK17はあまり発現していない[2](図2-3-3)．

一方，毛隆起(bulge)付近の細胞にはCK15が特徴的に陽性となる．さらに，CD8(clone；C8/144B)はCK15と交差反応を示すことが知られており，CD8(C8/144B)はCK15よりも毛隆起領域に特異的なマーカーとされている[3](図2-3-4)．ただし，CD8(C8/144B)の毛隆起部への染色性は一般的に微弱であり，実際には評価が難し

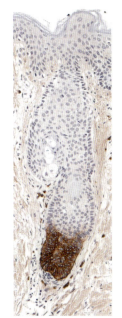

図2-3-1 二次毛芽におけるBerEP4の発現様式

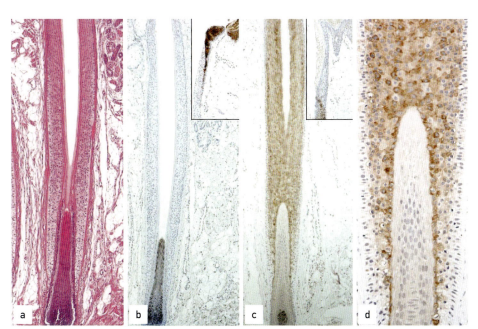

図2-3-2 正常毛包におけるCK1とCK17の発現様式
a：正常毛包組織像．
b：CK1は被覆表皮とそれに連続する毛包漏斗部のみに陽性である．
c：CK17はCK1と反対に毛包漏斗部に発現せずに毛包峡部と毛包下部に発現している．
d：CK17は毛包のどの部位においても最外層の細胞にはあまり発現しておらず，毛包下部の球部側においては，外毛根鞘の最内層のみに限局してCK17が発現するようになる．

〔Misago N, et al: Tricholemmoma and clear cell squamous cell carcinoma (associated with Bowen's disease): Immunohistochemical profile in comparison to normal hair follicles. Am J Dermatopathol 34: 394-399, 2012 より．
https://journals.lww.com/amjdermatopathology/pages/default.aspx〕

第2章　毛器官系病変

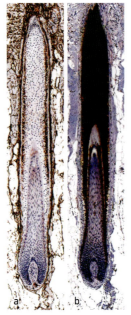

図 2-3-3　毛包下部における CD34 と CK17 の発現様式
a：硬毛毛包下部の外毛根鞘の基底細胞には CD34 がよく発現しているが，毛包峡部に近い上方や毛母基に近い下方では発現が減弱あるいは消失する．結合組織性毛根鞘の線維芽細胞にも CD34 陽性である．
b：CK17 は毛包峡部以深の毛包にびまん性に染まるが，CD34 が発現している外毛根鞘の基底細胞にはあまり陽性とならない．

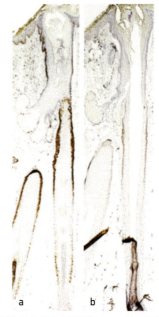

図 2-3-4　正常毛包における CK15（clone；LHK15）と CD8（clone；C8/144B）の発現様式
a：CK15（LHK15）は毛隆起のみならず，毛包間の被覆表皮から毛包下部外毛根鞘にかけての基底細胞に染色されている．
b：一方，CD8（C8/144B）の染色は毛隆起とその近傍に限られている．
（Misago N, et al: The changes in the expression levels of follicular markers in keratoacanthoma depend on the stage: Keratoacanthoma is a follicular neoplasm exhibiting infundibular/isthmic differentiation without expression of CK15. J Cutan Pathol 41: 437-446, 2014 より）

いときもある．
　ちなみに keratoacanthoma は，発生早期（early stage）から増殖期（proliferative stage）にかけて CK1 は陽性かつ CK17 や calretinin は陰性，最盛期（well-developed stage）では CK1 は陰性かつ CK17 や calretinin は陽性，そして消失期（regressing and regressed stages）では再び CK1 が陽性かつ CK17 や calretinin が陰性という経時的変化を示し，いずれの発育時期においても CD8（C8/144B）や CD34 などを発現することはない．このため，keratoacanthoma は毛包上部（upper segment）への分化〔漏斗部分化（早期から増殖期）→峡部分化（最盛期）→漏斗部分化（消失期）〕を示しながら自然消退する毛包系腫瘍と位置づける考えがある[3]．

毛球部（hair bulb）

　毛母細胞（matrical cells）や上毛母細胞（supramatrical cells）には β-catenin が核内に発現している（図 2-3-5）．

主な免疫染色マーカー

β-catenin

　β-catenin の核内発現（細胞膜や細胞質へも同時に発現する）は毛母細胞や上毛母細胞に観察され（図 2-3-5），pilomatricoma にも認められる．また，毛母分化を伴う

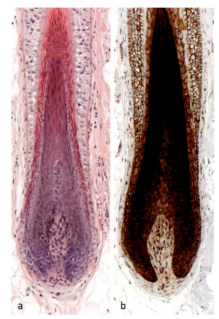

図 2-3-5　毛球部および毛包球部における β-catenin の発現様式
a：毛球部および毛包球部．
b：β-catenin は毛母細胞や上毛母細胞の核に特徴的に発現している．

ような一部の BCC でもその分化領域の腫瘍細胞の核に陽性になる．一方，核に染まらず細胞膜や細胞質にのみ β-catenin が陽性となる所見は，被覆表皮や皮膚付属器

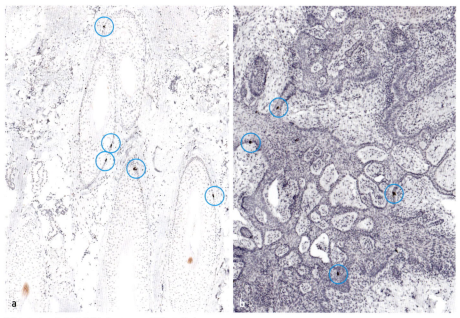

図 2-3-6　CK20 陽性の Merkel 細胞の分布
a：毛包上部には CK20 陽性の Merkel 細胞（囲み）が散在性に分布しているが，毛包下部にはほとんど分布していない．
b：Fibroepithelioma of Pinkus の腫瘍胞巣内には，BCC としては例外的に CK20 陽性の Merkel 細胞（囲み）が観察される．

上皮全体に普遍的に観察されるため，特異的ではなく，診断的意義もない．

BerEP4

毛芽における BerEP4 発現を反映して BCC が BerEP4 陽性であることはよく知られているが，成熟毛器官では内毛根鞘（inner root sheath）のごく一部を除いて完全に BerEP4 陰性であり，BCC や trichoblastoma を除くとほとんどの毛器官系腫瘍で BerEP4 は発現していない．むしろ BerEP4 は，正常のエクリン器官やアポクリン器官，そしてエクリン・アポクリン系腫瘍に幅広く発現しているマーカーである[4]．

CD34

特に硬毛の毛包下部の外毛根鞘において，CD34 は最外層の細胞によく発現している（図 2-3-3a）．さらに毛包下部の外毛根鞘への分化を示す trichilemmoma や trichilemmal carcinoma においても特徴的な CD34 陽性所見が確認される．淡明な腫瘍細胞が優位な trichilemmoma では多くの腫瘍細胞に CD34 が発現しているが，淡好酸性の腫瘍細胞が優位な trichilemmoma では正常毛包での CD34 発現様式を模倣して腫瘍胞巣の辺縁にのみ染色されることがある[2]．また，毛包下部の外毛根鞘における CD34 の染色性に限れば，抗体クローンに関しては My10 よりも QBEND-10 のほうがはっきりとした染色性が得られやすく，染色法としては Envision system よりも avidin-biotin-peroxidase complex system の

ほうが優れていると報告されている[2]．

ちなみに CD34 が上皮細胞に発現する現象は，正常組織・腫瘍組織にかかわらず，そして皮膚のみならず全臓器において，きわめて例外的といえる．皮膚原発の clear cell change を来した squamous cell carcinoma（有棘細胞癌）にも非常に稀に CD34 陽性となることが報告されているが[5]，実際にはそれらは trichilemmal carcinoma なのかもしれない．

また，CD34 は結合組織性毛根鞘（perifollicular connective tissue sheath）の線維芽細胞にも陽性である（図 2-3-3a）．この現象を利用して BCC と trichoblastoma の鑑別に応用されることもあるが，実際には BCC の間質内にも CD34 陽性の線維芽細胞が分布していることが多く，その鑑別において CD34 は実用的なマーカーとはいえない．

CK20

被覆表皮内と同様に，毛包上皮内においても漏斗部から峡部下にかけて CK20 陽性の Merkel 細胞が最外層に疎に分布している（図 2-3-6a）．Trichoblastoma を含む多くの良性毛器官系病変でこの性質が保たれているが，BCC では CK20 陽性の Merkel 細胞が消失している．

GATA3

GATA3 は毛母基にはあまり染まらないが，毛包全体によく染まる[6]．これを反映して，pilomatricoma では染色性が弱いことがあるものの，ほとんどすべての毛器

官系腫瘍でGATA3陽性である[5]．ただし，アポクリン器官や脂腺器官，それらの分化を示す腫瘍にもGATA3は発現している．

免疫染色が必要となりうるシチュエーション

BCCとTrichoblastomaを鑑別する

基本的にはBCCとtrichoblastomaは形態学的に鑑別されるべきであるが，ときにその鑑別が難しく，しかも両者が混在することもそれほど稀ではない．どうしても形態診断に自信がもてないときには免疫染色を試みてもよいかもしれない．

BCCでは腫瘍細胞にBerEP4が強く染色され，PHLDA1発現はみられないか限局的であり，腫瘍胞巣内にCK20陽性のMerkel細胞はみられない．

一方のtrichoblastomaでは，腫瘍細胞にPHLDA1がよく染まるがBerEP4発現は限局的なことが多く，腫瘍胞巣内にCK20陽性のMerkel細胞が散在している．

ただし，BCCの一亜型として理解されることの多いfibroepithelioma of Pinkus（図 2-3-6b）やinfundibulocystic BCCではtrichoblastomaと同様の免疫組織化学的所見になることが多い．

詳細については他項（第4章-5，→224頁）を参照されたい．

BCC, Superficial TypeをActinic Keratosis（日光角化症），Bowen's Disease，Microinvasive Squamous Cell Carcinomaと鑑別する

小さな生検材料でしばしば遭遇する問題の1つである．BCCではBerEP4が陽性，EMAが陰性となるが，表皮系腫瘍では逆の発現パターンとなる．また，CD56やchromogranin Aの陽性所見もBCCの診断を強く支持する[7]．

低分化なBCCを診断する

低分化なBCCでは，squamous cell carcinoma，porocarcinoma，sebaceous carcinoma，Merkel cell carcinoma（Merkel細胞癌）などとの鑑別が難しいことがしばしばである．

一般にBerEP4はBCCに強く発現していることが多いが，低分化な症例ではほとんど発現しないことも稀ではない．また，porocarcinomaでもBerEP4強陽性になることが多く，sebaceous carcinomaでもBerEP4弱陽性のことがある．Merkel cell carcinomaでもBerEP4発現が報告されている．

一方，EMAはある程度染色されたらBCCが除外できるという点で染色を試みる価値があろう．また，CD56やchromogranin AはBCCとMerkel cell carcinomaに陽性となり，他の腫瘍では陰性であるため，非常に有力なマーカーである[7]．ちなみにsynaptophysinはMerkel cell carcinomaでは陽性になりうるが，BCCでは陰性である[7]．

Sclerosing Adnexal Neoplasms（硬化性皮膚付属器腫瘍）を鑑別する

Sclerosing adnexal neoplasmsと表現される疾患群には，microcystic adnexal carcinoma（MAC），desmoplastic trichoepithelioma（DTE）（線維形成性毛包上皮腫）とともにmorphoeic/infiltrative BCC（モルヘア/浸潤型基底細胞癌）が含まれるが，これらの鑑別に難渋することはしばしばである．

免疫染色を利用した簡易な鑑別法としては，ある程度の腫瘍量が採取された検体で検索できた場合に，BerEP4が腫瘍に陽性かつCK20陽性Merkel細胞が腫瘍胞巣内にみられなければBCCと診断可能である．一方，desmoplastic trichoepitheliomaではCK20陽性Merkel細胞が腫瘍胞巣内に確認され，MACではBerEP4が腫瘍細胞に陰性かつCK20陽性Merkel細胞が腫瘍胞巣内にみられないという結果になることが多い．

詳細については他項（第4章-4，→220頁）を参照されたい．

参考文献

1) Misago N, et al: Tricholemmoma and clear cell squamous cell carcinoma (associated with Bowen's disease): Immunohistochemical profile in comparison to normal hair follicles. Am J Dermatopathol 34: 394-399, 2012
2) Misago N, et al: CD34 expression in human hair follicles and tricholemmoma: A comprehensive study. J Cutan Pathol 38: 609-615, 2011
3) Misago N, et al: The changes in the expression levels of follicular markers in keratoacanthoma depend on the stage: Keratoacanthoma is a follicular neoplasm exhibiting infundibular/isthmic differentiation without expression of CK15. J Cutan Pathol 41: 437-446, 2014
4) Afshar M, et al: BerEP4 is widely expressed in tumors of the sweat apparatus: A source of potential diagnostic error. J Cutan Pathol 40: 259-264, 2013
5) Dalton SR, et al: Squamous cell carcinoma with clear cells: How often is there evidence of tricholemmal differentiation? Am J Dermatopathol 30: 333-339, 2008
6) Mertens RB, et al: GATA3 expression in normal skin and in benign and malignant epidermal and cutaneous adnexal neoplasms. Am J Dermatopathol 37: 885-891, 2015
7) Goto K: Under-recognized immunoexpression of "neuroendocrine markers" and "myoepithelial markers" in basal cell carcinomas: Does it indicate true neuroendocrine and myoepithelial differentiation? J Cutan Pathol 44: 991-993, 2017

4 Follicular Cyst, Infundibular Type
毛包嚢腫，漏斗部型

同義語・類義語 epidermoid cyst, epidermal cyst, atheroma

定義および概念

表皮や毛包漏斗部上皮に類似する上皮で構成される嚢腫壁をもつ角化嚢腫であり，毛包漏斗部上皮に由来すると考えられている．なお，毛包のない掌蹠にも類似する嚢腫が生じるが，それらの発症については外傷やエクリン管へのヒト乳頭腫ウイルス（human papilloma virus：HPV）感染の関与が推察されている[1]．

臨床的事項

頻度 日常的にありふれた病変である．

好発年齢・性 主に成人に発症し，小児には稀である．性差はない．

好発部位 顔面や頸部，体幹に好発する．

臨床像の特徴 緩徐に発育する，隆起性の結節や嚢腫状の病変であり，直径は1〜5 cmである（図 2-4-1）．通常は孤発性であるが，Gardner's syndromeやnevoid basal cell carcinoma syndrome/Gorlin-Goltz syndrome（母斑性基底細胞癌症候群）では多発することがある．

病理組織学的事項

病変の発育様式

真皮を中心に周囲との境界が明瞭な角化嚢腫を形成し，嚢腫壁はしばしば被覆表皮と連続する（図 2-4-2）．嚢腫壁の断裂により，嚢腫周囲の間質に化膿性および肉芽腫性炎症と線維化を伴う．

構成細胞の形態および分化

嚢腫壁は，表皮や毛包漏斗部上皮に類似する顆粒細胞層を伴う重層扁平上皮で構成され，嚢腫内には層状に配列する角化物を伴う（図 2-4-3）．

診断の手がかりとなる所見

・表皮や毛包漏斗部上皮に類似した嚢腫壁をもつ角化嚢腫，嚢腫内の層状の角化物

その他の病理組織学的所見[2]

嚢腫内に毛幹を伴うこと（図 2-4-4）や嚢腫壁に毛包が付着することがある（図 2-4-5）．また，基底層のメラニ

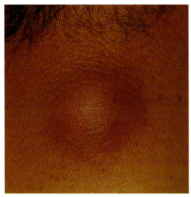

図 2-4-1 Follicular cyst, infundibular typeの臨床像
項部のドーム状に隆起した皮内の結節であり，炎症による軽度の発赤を伴っている．

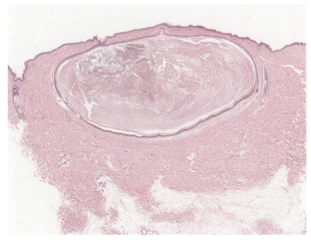

図 2-4-2 Follicular cyst, infundibular type
真皮に分布する角化嚢腫があり，被覆表皮に開口している．

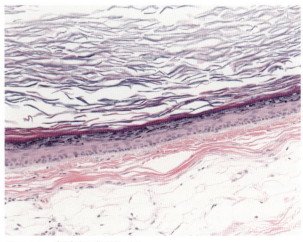

図 2-4-3 嚢腫壁の典型的所見
嚢腫壁は表皮や毛包漏斗部上皮に類似する顆粒細胞層のある上皮で構成されており，嚢腫内には層状の角化物を伴う．

第2章 毛器官系病変

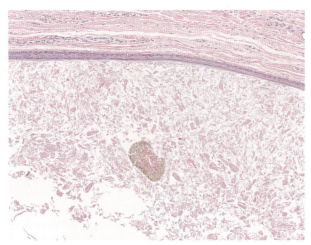

図 2-4-4 囊腫内の毛幹

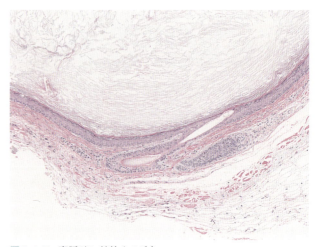

図 2-4-5 囊腫壁に付着する毛包

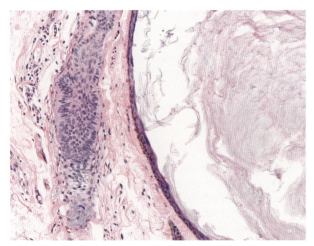

図 2-4-6 基底層にメラニン顆粒の増加を伴った囊腫壁

ン顆粒の沈着(図 2-4-6)，表皮融解性過角化，棘融解性過角化，molluscum contagiosum(伝染性軟属腫)の合併，苔癬様炎症細胞浸潤，脂漏性角化症様あるいはケラトアカントーマ様の変化を含む限局的な囊腫壁上皮の増殖，squamous cell carcinoma(有棘細胞癌)や basal cell carcinoma などの合併，HPV 感染に伴う囊腫壁上皮の変化などを合併することがある．

病理組織学的鑑別疾患と鑑別の要点

■ Follicular Cyst, Isthmus-Catagen Type

囊腫壁は好酸性に淡染する細胞質の大きな多角形の角化細胞で構成されており，顆粒細胞層を経ずに角化する外毛根鞘性角化/峡部型角化(trichilemmal keratinization/isthmic keratinization)を示す．囊腫内には層状ではなく，均質で無構造な好酸性の角化物が貯留し，石灰沈着やコレステロール裂隙を伴う．

■ Dilated Pore

拡張した毛包漏斗部様の構築は follicular cyst, infundibular type に類似するが，囊腫壁から放射状に表皮稜に類似した突出を形成する．

■ Dermoid Cyst of the Skin(皮膚皮様囊腫)

囊腫壁には脂腺器官や毛器官などの皮膚付属器を伴い，囊腫内には毛を容れる．

■ Trichofolliculoma

拡張した毛包漏斗部から放射状に二次毛包(毛器官)を形成する．

■ Steatocystoma

囊腫を構成する上皮には顆粒層を欠き，内腔に面して好酸性で波状の凹凸のある小皮を伴っており，囊腫壁内あるいは囊腫壁に近接して脂腺小葉がある．

参考文献

1) Egawa K, et al: Detection of human papillomavirus and eccrine ducts in palmoplantar epidermoid cysts. Br J Dermatol 132: 533-542, 1995
2) Kazakov DV, et al: Cutaneous Adnexal Tumors. pp306-312, Wolters Kluwer/Lippincott Williams & Wilkins, Philadelphia, 2012

5 Dilated Pore
毛包開大腫

同義語・類義語 dilated pore of Winer

定義および概念

1954年にWinerにより初めて報告された疾患である[1]. 嚢腫壁の断裂と炎症, 線維化に伴って, 嚢腫壁を構成する上皮が表皮稜に類似した隆起を形成した, follicular cyst, infundibular typeの亜型との考え方が主流であるが[2], 一方では, infundibuloma（漏斗腫）として真の腫瘍と位置づける考えもある[3].

臨床的事項

頻度 皮膚生検標本10万件当たり60例程度であり, それほど稀ではない[4].
好発年齢・性 30～60歳代の成人に好発し, 女性に多い.
好発部位 顔面, 特に鼻に好発し, 稀に胸部や背部にも出現する.
臨床像の特徴 大きな面皰様の外観を呈し, ほぼ単発である. 内部からはときにチーズ様の角化物が排出される.

病理組織学的事項

病変の発育様式

病変は, 表皮と連続しながら, 真皮内に面皰様あるいは嚢腫状の構築を形成する（図2-5-1a）.

構成細胞の形態および分化

拡大した毛包漏斗部には明瞭な顆粒細胞層があり, 内腔には斜子織り状や層状の角化物を容れている. 嚢腫壁から周囲の真皮へ向かって, 延長した表皮稜のような手指状の突出があり, 真皮乳頭を形成する（図2-5-1b）.

診断の手がかりとなる所見

・表皮と連続した, 面皰様あるいは嚢腫状構築
・表皮稜のような放射状の凹凸を伴う嚢腫壁

その他の病理組織学的所見

周囲の間質にはしばしば線維化を伴う. メラノサイトの増加やメラニン顆粒の増加を伴うこともある[5].

病理組織学的鑑別疾患と鑑別の要点

■ Pilar Sheath Acanthoma

構築は毛包開大腫に類似するが, 嚢腫壁から周囲への突出はより大きく丸い輪郭を呈し, 淡好酸性ないし淡明な細胞質をもつ毛包峡部型の角化細胞（isthmic cells）で構成されている.

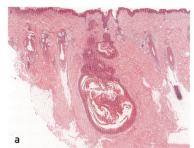
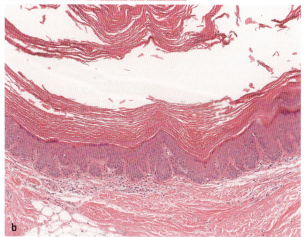

図2-5-1　Dilated pore
a：表皮に対して垂直方向に分布する角化嚢腫があり, 被覆表皮の一部は開口している.
b：嚢腫壁は顆粒細胞層を伴う層状の角化を示し, 周囲へ向かって表皮稜のような放射状の隆起を形成している.

■ Nevus Comedonicus

多発性であり, しばしば近接する毛包漏斗部様の開口（channels）がみられる.

■ Comedo（面皰）

1つの毛包漏斗部で構成され, 嚢腫内には斜子織りではなく, 層状あるいは緻密な角化物を伴い, 病変の下端が毛包漏斗部を越えて分布することはない.

参考文献

1) Winer LH: The dilated pore, trichoepithelioma. J Invest Dermatol 23: 181-183, 1954
2) Ackerman AB, et al: Neoplasms with Follicular Differentiation. pp133-145, Ardor Scribendi, New York, 2001
3) Steffen C: Winer's dilated pore: The infundibuloma. Am J Dermatopathol 23: 246-253, 2001
4) Mehregan AH: Infundibular tumor of the skin. J Cutan Pathol 11: 387-395, 1984
5) Kazakov DV, et al: Cutaneous Adnexal Tumors. pp284-285, Wolters Kluwer/Lippincott Williams & Wilkins, Philadelphia, 2012

6 Follicular Cyst, Isthmus-Catagen Type
毛包囊腫，峡部-退縮期型

同義語・類義語　follicular cyst, isthmic-catagen type；follicular cyst, isthmus type；trichilemmal cyst；pilar cyst

定義および概念

Follicular cyst, isthmus-catagen typeは，囊腫壁の上皮が，毛包峡部の外毛根鞘，特に退縮期の毛包峡部外毛根鞘に類似する囊腫である．

臨床的事項[1]

頻度　角化囊腫に占める割合は，欧米よりも低く，1.7～3.6％と比較的稀である．単発例がほとんどであるが，稀に多発し，家族性の症例も知られている[2]．

好発年齢・性　主に成人に発症し，小児には稀である．女性に好発する．

好発部位　被髪頭部に好発するが，顔面，体幹，四肢などにもみられる．

臨床像の特徴　緩徐に発育する結節状や囊腫状の病変で，直径1cm前後であることが多い．被髪頭部では，被覆皮膚に脱毛を来すことがある．

病理組織学的事項[3]

病変の発育様式

真皮から皮下脂肪組織に，角化性の囊腫構築がみられる（図2-6-1）．辺縁は平滑で，被覆表皮や毛包上皮と連続することは稀である．内腔には緻密な好酸性の角化物が充満し，しばしば石灰沈着やコレステリン裂隙を伴う．稀には骨化を伴うこともある〔ossifying trichilemmal cyst（骨化性外毛根鞘囊腫）〕．囊腫壁が断裂すると，多核巨細胞などの組織球浸潤を伴うが，follicular cyst, infundibular typeに比べると，著明な化膿性炎症を伴うことは稀である．囊腫壁の一部が内腔へ向かって発育することがあり，これはproliferating trichilemmal tumorsの早期病変と考えられる（図2-6-2）．

構成細胞の形態および分化

囊腫壁は10層程度までの重層扁平上皮で，最外層は，細胞質の少ない立方状の基底細胞様細胞であるが，内側に向かって豊富な好酸性細胞質を有する細胞となる．さらに最内層では，顆粒層を経ずに角化する，いわゆる外毛根鞘性角化/峡部型角化（trichilemmal keratinization/isthmic keratinization）を示す（図2-6-3）．囊腫壁の最内層面は，細胞質が凸に突出しているため，全体としては波打った外観を示す．最内層の細胞にはケラトヒアリン顆粒がみられることもある．また，基底細胞様細胞が増殖することや，squamous eddiesがみられることもある（図2-6-4）．囊腫壁が内腔側に手指状に突出するように

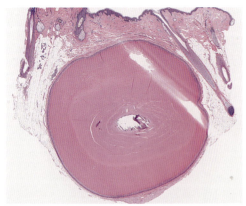

図2-6-1　Follicular cyst, isthmus-catagen type
真皮から皮下脂肪組織にかけて，緻密な好酸性の角化物を含む単房性囊腫がある．

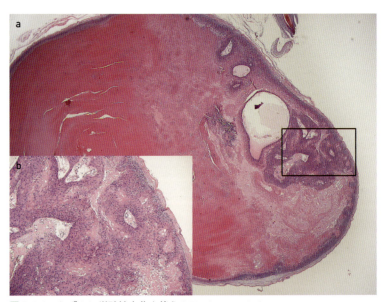

図2-6-2　わずかに増殖性変化を伴うfollicular cyst, isthmus-catagen type
囊腫壁の一部が内腔に向かって発育している．この増殖部（黒枠内：左下に同部の拡大像）はproliferating trichilemmal tumorsの早期変化と考えられる．

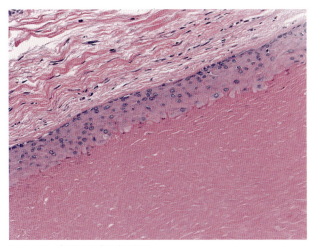

図 2-6-3　囊腫壁の典型的所見
囊腫壁の最外層には小型の基底細胞様細胞が配列し，内腔側には豊富な好酸性細胞質を有する有棘細胞様細胞がある．

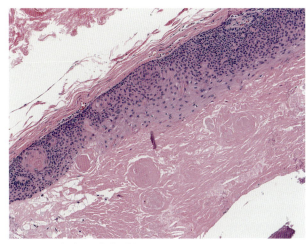

図 2-6-4　囊腫壁の非典型的所見
囊腫壁には，基底細胞様細胞が増殖したり，squamous eddies がみられることもある．

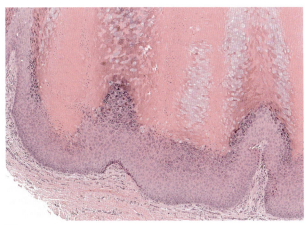

図 2-6-5　Verrucous trichilemmal cyst
囊腫壁が内腔側に手指状に突出するように増生し，ケラトヒアリン顆粒が目立つ．

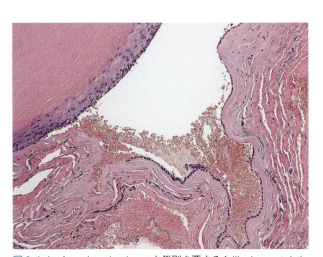

図 2-6-6　Apocrine gland cyst と鑑別を要する follicular cyst, isthmus-catagen type
囊腫壁が最外層近くで剝がれて内部が脱落すると apocrine gland cyst に類似する．

増生し，ケラトヒアリン顆粒が目立つ例があり，verrucous trichilemmal cyst（疣贅状外毛根鞘囊腫）と呼ばれ，HPV の関与が示唆されている[4]（図 2-6-5）．

病理組織学的鑑別疾患と鑑別の要点

■ Follicular Cyst, Infundibular Type

囊腫壁は顆粒層を伴う角化型重層扁平上皮であり，毛包漏斗部あるいは表皮に類似する．また，囊腫内には多量の層状の角化物がある．

■ Dermoid Cyst of the Skin（皮膚皮様囊腫）

表皮との関連はなく，皮下に存在することが多い．囊腫壁には，毛器官や脂腺器官などの皮膚付属器が付着し，囊腫内には層状の角化物とともに，毛が含まれる．

■ Apocrine Gland Cyst

Follicular cyst, isthmus-catagen type の病変が，最外層の細胞を残して内部が脱落すると apocrine gland cyst に類似することがある（図 2-6-6）．ただし，apocrine gland cyst と異なり，2 層構造や断頭分泌（decapitation secretion）像はない[5]．

参考文献

1) Fukumoto T, et al: Follicular cyst, isthmus catagen type, with new findings: The histopathological study of 92 cases in Japanese patients (Abstract). J Cutan Pathol 33: 83, 2006
2) Eiberg H, et al: Mapping of hereditary trichilemmal cyst (TRICY1) to chromosome 3p24-p21.2 and exclusion of beta-CATENIN and MLH1. Am J Med Genet A 133A: 44-47, 2005
3) Kazakov DV, et al: Trichilemmal cyst. In Kazakov DV, et al (eds): Cutaneous Adnexal Tumors. pp312-314, Wolters Kluwer Health/Lippincott Williams & Wilkins, Philadelphia, 2012
4) Misago N, et al: Verrucous trichilemmal cyst containing human papillomavirus. Clin Exp Dermatol 30: 38-39, 2005
5) Resnik KS, et al: Epithelial remnants of isthmus-catagen cysts. Am J Dermatopathol 26: 194-199, 2004

7 Vellus Hair Cyst
軟毛嚢腫

定義および概念

軟毛毛包が毛包漏斗部の閉塞により嚢腫状に拡張し，内腔に角化物の貯留と軟毛を伴った病変と考えられている[1]．

臨床的事項

頻度 報告数は多くないが，実際にはそれほど稀ではないと考えられる．

好発年齢・性 小児や若年成人に発症し，性差はない．

好発部位 胸部や腋窩に好発するが，顔面や頸部，四肢に出現することもある．

臨床像の特徴 単発性あるいは多発性の直径1～5 mm程度の小丘疹を呈する．孤発性に生じる場合と常染色体優性遺伝形式を示す場合がある．また，steatocystomaを合併してhybrid cystになることがある．

病理組織学的事項

病変の発育様式

真皮内に多数の軟毛を含む小さな嚢腫を形成する．

構成細胞の形態および分化

嚢腫壁は表皮や毛包漏斗部上皮に類似した顆粒細胞層を伴う層状の角化物を形成する（図2-7-1a）とともに，限局的な外毛根鞘性角化/峡部型角化（trichilemmal keratinization/isthmic keratinization）を伴うこともある[2]．

嚢腫内には角化物と，水平や斜めに切れた軟毛の多数の断面がみられ，嚢腫壁内に捕捉された毛幹がみられることがある[3]（図2-7-1b）．ときに嚢腫壁は萎縮している．

診断の手がかりとなる所見

・角化嚢腫内の多数の軟毛の断面

その他の病理組織学的所見

遺残的な毛包が嚢腫壁に付着していること[2]やsteatocystomaとのhybrid cystを形成することもある．嚢腫壁の断裂に伴う異物型肉芽腫性反応や線維化，慢性炎症を伴うこともある．

病理組織学的鑑別疾患と鑑別の要点

■ **Follicular Cyst, Infundibular Type**

基本構築は同様であるが，嚢腫内に多数の軟毛は存在しない．

■ **Steatocystoma**

嚢腫内に軟毛を伴うこともあるが，嚢腫内腔面が鋸歯状を呈する好酸性の小皮で覆われていることや，嚢腫壁に連続あるいは近接して脂腺小葉が存在する点が異なる．

参考文献

1) Esterly NB, et al: Eruptive vellus hair cysts. Arch Dermatol 113: 500-503, 1977
2) Kazakov DV, et al: Cutaneous Adnexal Tumors. pp319-321, Wolters Kluwer/Lippincott Williams & Wilkins, Philadelphia, 2012
3) Patterson JW: Weedon's Skin Pathology. p517, Churchill Livingstone Elsevier, London, 2016

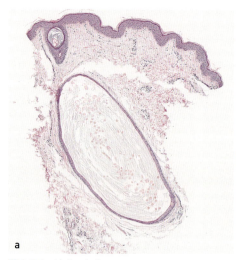
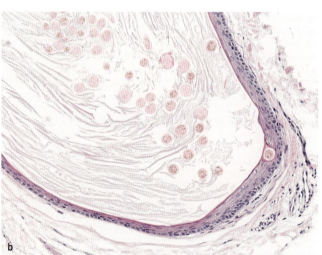

図2-7-1 Vellus hair cyst
a：軟毛のある角化嚢腫である．
b：嚢腫内にはメラニン顆粒を含む多数の軟毛の断面があり，嚢腫壁内にも毛幹が存在している．

8 Hybrid Cysts
ハイブリッド囊腫

定義および概念

当初 hybrid cyst は infundibular type と isthmus-catagen type の follicular cysts を併せもつ囊腫で，両者の境界は明瞭なものとして報告された[1]．後に Requena らにより，同一囊腫内に複数の毛包脂腺系の組織構築を併せもち，その境界が明瞭なものと概念が拡大された[2]．

臨床的事項

頻度 比較的稀である．

好発年齢・性 思春期から高齢者の報告が多い．毛母分化を伴う hybrid cysts は小児例もある[3,4]．女性にやや多いとする報告もある[5]．

臨床像の特徴 紅色調や黄白色，茶褐色調を呈した数 mm～数 cm 大の皮内結節である[5]．

病理組織学的事項

真皮から皮下脂肪組織にかけて囊腫が形成される．同一囊腫内の囊腫壁は2種類以上の毛包脂腺系の組織構築で構成され，各々の組織構築の境界は明瞭である．

これまで下記の hybrid cysts の報告がある．

■ 毛包漏斗部と毛包峡部(退行期)の分化を示す Hybrid Cyst[5,6]（図2-8-1）

Hybrid cysts のなかで最も頻度が高い(60%)．頭頸部に多く，臍窩を伴うことがある．

■ 毛包漏斗部と毛母基や毛(毛母細胞，上毛母細胞，陰影細胞)の分化を示す Hybrid Cyst[6]

Follicular cyst, infundibular type の一部に pilomatricoma に類似した所見が明瞭な境界をもって出現することがあり，Gardner's syndrome で観察されやすい．

■ 毛包峡部と毛母基や毛の分化を示す Hybrid Cyst[3]

11歳男児の nevus sebaceus に生じた報告がある．

■ 毛母と内毛根鞘または外毛根鞘の分化を伴う Hybrid Cyst[4,6]

■ Eruptive Vellus Hair Cyst に脂腺導管や毛包漏斗部または峡部の分化を伴う Hybrid Cyst[2,5,7]

多発性で，前胸部や上腹部，顔面の発症が多い．Eruptive vellus hair cyst と steatocystoma は CK17 を発現していることから，毛包漏斗部下部から峡部への分化が示唆されている．

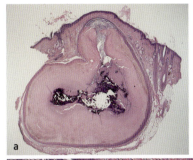
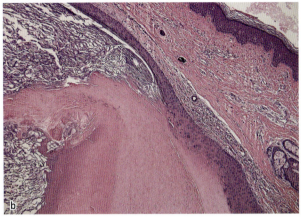

図2-8-1 Hybrid cyst(毛包漏斗部と峡部の分化を示す)
a：囊腫最上部には毛包漏斗部分化，その他の大部分には毛包峡部分化がある．
b：漏斗部分化と峡部分化の移行部．上方は層状角化，下方は外毛根鞘角化を呈し，移行部は境界明瞭である．

■ Follicular Cyst(Infundibular Type または Isthmus-Catagen Type)にアポクリン分化を伴う Hybrid Cyst[8]

下眼瞼部に多い．眼囲，胸部にも発症する．

参考文献

1) Brownstein MH: Hybrid cyst: A combined epidermoid and trichilemmal cyst. J Am Acad Dermatol 9: 872-875, 1983
2) Requena L, et al: Follicular hybrid cysts. Am J Dermatopathol 13: 228-233, 1991
3) Miyake H, et al: Follicular hybrid cyst (trichilemmal cyst and piloatricoma) arising within a nevus sebaceus. Am J Dermatopathol 26: 390-393, 2004
4) Satoh T, et al: Follicular cyst derived from hair matrix and outer root sheath. J Cutan Pathol 16: 106-108, 1989
5) Takeda H, et al: Hybrid cyst: Case reports and review of 15 cases in Japan. J Eur Acad Dermatol Venereol 17: 83-86, 2003
6) Kazakov DV, et al: Cutaneous Adnexal Tumors. pp260-264, Wolters Kluwer/Lippincott Williams & Wilkins, Philadelphia, 2012
7) 齋藤 恵，他：Steatocystoma multiplex と eruptive vellus hair cyst の hybrid cyst の1例．臨皮 70：27-32, 2016
8) Milman T, et al: Hybrid cysts of the eyelid with follicular and apocrine differentiation: An under-recognized entity? Ophthal Plast Reconstr Surg 24: 122-125, 2008

9 Basaloid Follicular Hamartoma
基底細胞様毛包過誤腫

定義および概念

Basaloid follicular hamartoma は良性の毛包系良性腫瘍ないし過誤腫であり，1985年に Mehregan と Baker によってその名称が用いられた[1]．病理組織学的には，基底細胞様細胞と有棘細胞様細胞で構成された上皮索が分枝状あるいは網状に拡がる．

臨床的事項

頻度 稀である．先天性および後天性の多発例が多く報告されており[2,3]，alopecia areata（円形脱毛症）や myasthenia gravis（重症筋無力症），cystic fibrosis（嚢胞性線維症）に合併する症例も報告されている．家族例は常染色体優性遺伝である．

単発例も報告されているが，実際には basal cell carcinoma, infundibulocystic type（基底細胞癌，漏斗部嚢腫型）や，sebaceous mantle hyperplasia, trichoepithelioma（毛包上皮腫）などと考えられる例が多く[4]，その診断の真偽は不明である．

好発部位 顔面や被髪頭部，体幹に多い．

臨床像の特徴 1～2mm 程度の常色ないし褐色丘疹が散在あるいは集簇する（図2-9-1）．線状に配列する症例，一部に集簇して分布する症例，片側に分布する症例，全身に分布する症例などが報告されている．

病理組織学的事項

病変の発育様式（図2-9-2a）

真皮の主に浅層に限局して，周囲との境界が比較的明瞭な上皮集塊がおおよそ等間隔で分布してみられる．各々の集塊は，分枝吻合する上皮索からなり，疎な線維性間質を伴う．病変は既存の毛包に連続することもある．

構成細胞の形態および分化（図2-9-2b, c）

上皮索を構成する細胞は，異型性の乏しい基底細胞様細胞や有棘細胞様細胞で，しばしば小さな角化嚢腫構造と連続する．これらの上皮細胞は一部で柵状配列を示し，毛芽細胞様細胞がみられることもある．また，メラニン顆粒を含むことも多い．脂腺細胞は含まれない．

病理組織学的鑑別疾患と鑑別の要点

■ Basal Cell Carcinoma, Infundibulocystic Type

Basaloid follicular hamartoma と組織学的に鑑別することはしばしば困難である．Basaloid follicular hamartoma は，多発性あるいは集簇性に発生し，真皮浅層に上皮胞巣が限局する．ただし，臨床的に多発していても，multiple hereditary infundibulocystic basal cell carcinomas（多発性遺伝性漏斗部嚢腫型基底細胞癌）[4] や nevoid basal cell carcinoma syndrome/Gorlin-Goltz syndrome（母斑性基底細胞癌症候群）に伴って出現する basal cell carcinoma, infundibulocystic type を除外する必要がある．

■ Tumor of Follicular Infundibulum

表皮下に周囲との境界明瞭な皿状（plate-like）病変を形成するため，basaloid follicular hamartoma とは病変の構築が異なる．また，tumor of follicular infundibulum では構成細胞は，毛包峡部の外毛根鞘細胞に類似する豊富な好酸性細胞質を有する．

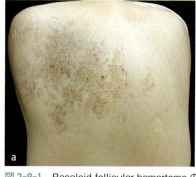 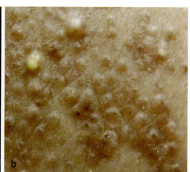

図2-9-1 Basaloid follicular hamartoma の臨床像
a：背部の主に左側に常色から褐色の丘疹が集簇して多発している．皮疹は右側にもみられる．
b：丘疹はいずれも 1～2mm 大と小さい．
（上尾皮膚科・上尾大輔先生の厚意による）

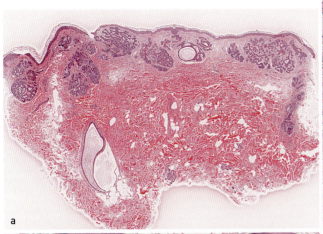
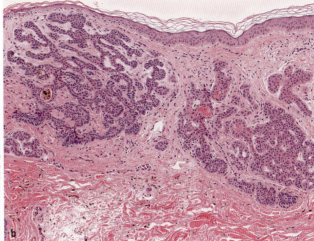
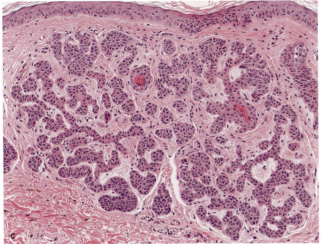

図 2-9-2　Basaloid follicular hamartoma（図 2-9-1 と同症例）
a：網状や索状に増生する上皮索が真皮浅層に等間隔に分布している．
b：病変の構成細胞は，細胞質の少ない基底細胞様細胞と好酸性で豊富な細胞質をもつ有棘細胞様細胞で，少数の角化嚢腫構造を伴う．
c：構成細胞の核異型性や核分裂像は乏しく，間質は疎な線維性結合組織で，少量のアミロイド沈着もある．

■ Sebaceous Mantle Hyperplasia

Basaloid follicular hamartoma に類似することがあるが，真皮の浅層から中層にかけて，正常毛包と連続した毛包中心性の上皮索として出現する．脂腺分化細胞を含むことが多い．

参考文献
1) Mehregan AH, et al: Basaloid follicular hamartoma: Three cases with localized and systematized unilateral lesions. J Cutan Pathol 12: 55-65, 1985
2) Kazakov DV, et al: Basaloid follicular hamartoma. In Cutaneous Adnexal Tumors. pp272-274, Wolters Kluwer/Lippincott Williams & Wilkins, Philadelphia, 2012
3) Calonje JE, et al: Basaloid follicular hamartoma. In McKee's Pathology of the Skin, 4th ed. pp1446-1448, Elsevier, Edinburgh, 2012
4) Requena L, et al: Multiple hereditary infundibulocystic basal cell carcinomas: A genodermatosis different from nevoid basal cell carcinoma syndrome. Arch Dermatol 135: 1227-1235, 1999

10 Hair Follicle Nevus
毛包母斑

定義および概念

Hair follicle nevus は，真皮に正常よりも多数の毛器官が存在する過誤腫である．

Trichofolliculoma の辺縁をみているとする意見[1]もあるが，連続切片でも中央の一次毛包はないため，別の独立した毛包系過誤腫であると考えられている[2,3]．また，不完全な accessory tragus（副耳）である可能性を指摘する考えもある[4]．

Herington は，congenital vellus hamartoma（先天性軟毛過誤腫）という名称を提唱している[5]．

臨床的事項

頻度 Trichofolliculoma や accessory tragus が hair follicle nevus のようにみえているものを除くと，きわめて稀と考えられる．

好発年齢・性 通常生下時，あるいは小児期よりみられる．

好発部位 顔面や耳周囲に好発するが，腹部[6]など他の部位にも報告がある．

臨床像の特徴 1 cm 以下の単発性の常色の丘疹で，中央に 1〜2 mm の陥凹を伴う．Blaschko 線に沿ってみられた例が報告されている[7]．

病理組織学的事項

病変の発育様式

隆起性の病変で，真皮に成熟した軟毛の毛器官が多数みられる（図 2-10-1）．脂腺器官，エクリン器官，立毛筋を伴うものもある．

構成細胞の形態および分化

構成する成分は，通常の軟毛の毛器官と同様である．毛包周囲には線維性結合組織がみられる．ときに少数の脂肪細胞を含む．

病理組織学的鑑別疾患と鑑別の要点

■ Trichofolliculoma

この疾患では，中央の開口した毛包漏斗部（一次毛包）から多数の二次毛器官がみられるため，辺縁で切片が作製されると，hair follicle nevus に類似することがある（図 2-10-2）．その場合は，薄切を追加して，中央の毛包漏斗部構造を確認することが大切である．

■ Accessory Tragus（図 2-10-3）

多数の軟毛毛器官を含むため，hair follicle nevus に類似した所見を示す．生下時からみられ，主に耳前部（稀に頬部，眉間，頸部）にみられること，結節内に多数の脂肪細胞がみられ[4]，下床には網状の膠原線維の増加を伴った脂肪組織がみられること[8]，通常，軟骨が存在することから鑑別される．

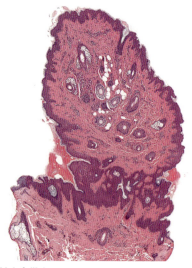

図 2-10-1 Hair follicle nevus
隆起性の病変で，軟毛を含んだ毛包が多数みられる．脂腺器官やエクリン器官もある．

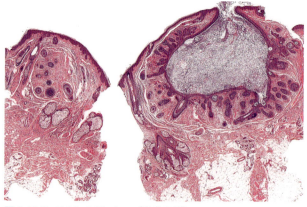

図 2-10-2 Trichofolliculoma〔参考症例〕
同一症例の異なる割面を示す．病変辺縁部で切片が作製されると hair follicle nevus に類似する．

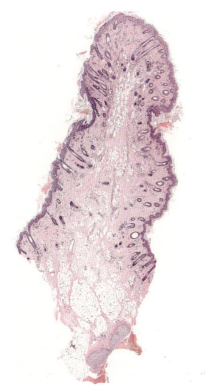

図 2-10-3　Accessory tragus〔参考症例〕
隆起部に多数の軟毛毛器官とともに、脂肪細胞がみられる。皮下には軟骨も存在する。

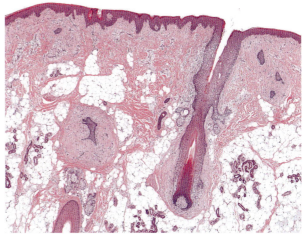

図 2-10-4　Congenital panfollicular nevus〔参考症例〕
毛包周囲結合組織の増加を伴いながら未熟な、あるいは成熟した毛包が真皮に散在している。
（札幌皮膚病理診断科・中里信一先生の厚意による）

■ Congenital Panfollicular Nevus（先天性汎毛包母斑）
（図 2-10-4）

Finn らによって近年報告された概念で、さまざまな成熟段階の毛包が結合組織の増加を伴いながら真皮に散在する[9,10]。

参考文献

1) Ackerman AB, et al: Hamartomas. In Ackerman AB, et al (eds): Neoplasms with Follicular Differentiation. pp169-204, Lea & Febiger, Philadelphia, 1993
2) Pippione M, et al: Hair follicle nevus. Am J Dermatopathol 6: 245-247, 1984
3) Labandeira J, et al: Hair follicle nevus: Case report and review. Am J Dermatopathol 18: 90-93, 1996
4) Ban M, et al: Hair follicle nevi and accessory tragi: Variable quantity of adipose tissue in connective tissue framework. Pediatr Dermatol 14: 433-436, 1997
5) Headington JT, et al: Tumors of the hair follicle: A review. Am J Pathol 85: 480-505, 1976
6) Jedrych J, et al: Another infant with an extracephalic hair follicle nevus an under-diagnosed entity. J Cutan Pathol 42: 155-157, 2015
7) Germain M, et al: Hair follicle nevus in a distribution following Blaskho's lines. J Am Acad Dermatol 46: S125-S127, 2002
8) Satoh T, et al: Histological diagnostic criteria for accessory tragi. J Cutan Pathol 17: 206-210, 1990
9) Finn LS, et al: Congenital panfollicular nevus: Report of a new entity. J Cutan Pathol 32: 59-62, 2005
10) Shiba K, et al: Case of congenital panfollicular nevus with remarkable adipose tissue proliferation. J Dermatol 44: e77-e88, 2017

11 Trichofolliculoma
毛包腫

定義および概念
Trichofolliculomaは，毛器官の全成分を含む過誤腫とされている[1,2]．1944年にMiescher[3]により最初に記載された．

臨床的事項
頻度 比較的稀な疾患である．
好発年齢・性 性差なく，中高年で切除されることが多い．
好発部位 顔面，特に鼻と耳介に多い．それ以外の部位でも稀に報告がある．
臨床像の特徴 単発の比較的小型の常色結節で，0.5〜1 cm程度のことが多い（図2-11-1）．中心臍窩がしばしばみられ，陥凹部から毛が生えていることもある．

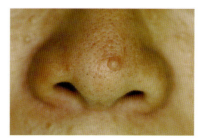

図2-11-1　Trichofolliculomaの臨床像

病理組織学的事項
病変の発育様式
拡張した毛包漏斗部様の囊腫構築である一次毛包の壁から連続して放射状に二次毛器官（二次毛包と表現されることもあるが，毛包だけでなく毛も形成されていることが多い）が形成される．さらに退縮した二次毛包から連続して三次毛器官が，さらに退縮した三次毛包から四次毛器官が形成されることもある．これらは周囲の間質と線維上皮性単位（fibroepithelial unit）を形成して，境界明瞭な病変を形成する．

構成細胞の形態および分化
毛包漏斗部から毛球・毛乳頭に至る全毛器官の成分がみられるが，奇形的である．ときに脂腺器官も伴う．

病理組織像の経時的変化
この病変は，毛周期を反映して時間経過とともにその病理組織像が変化するとされている[2,4]．

早期（early stage）（この時期に切除されることは稀である）では，多少拡張した一次毛包に少数の成長期の軟毛の毛器官が連続する．

その後の最盛期（well-developed stage）では一次毛包の内腔は大きく拡張し，ときにクレーター状となる（図2-11-2a）．その壁から，多数の成長期の二次軟毛毛器官が放射状に伸びる（図2-11-2b）．

進展期（advanced stage）になると一次毛包および二次毛包の壁は肥厚し，半数程度の二次毛器官は退縮期になる．それと同時に二次毛包からは三次毛器官の形成がみ

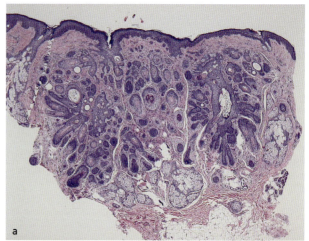

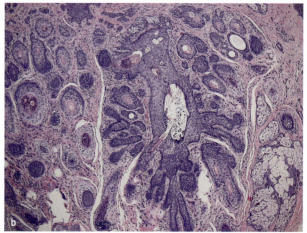

図2-11-2　最盛期のtrichofolliculoma
多くの成長期軟毛毛器官がみられる．

られる．

さらに晩期（late stage）に進むと二次毛器官は退縮し，その数を減らすが，三次毛器官や四次毛器官がさらに形成される[2,4]．

いずれの時期でも病変周囲には膠原線維の増加を伴っている（図2-11-2，2-11-3）．

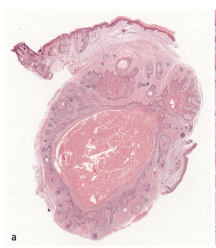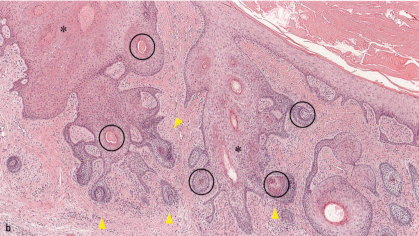

図 2-11-3　進展期の trichofolliculoma
a：進展期では一次毛包および二次毛包の壁が肥厚する．
b：壁の肥厚した退縮期の二次毛包（＊）から三次毛器官（囲み）が，三次毛包から四次毛器官（矢頭）が形成されている．

診断の手がかりとなる所見

・拡張した毛包漏斗部から多数の奇形的な毛器官が放射状に伸びている構築

その他の病理組織学的所見

　ときに，脂腺小葉の増加を伴う場合がある．それが目立つ場合，sebaceous trichofolliculoma（脂腺毛包腫）と呼ばれる．一次毛包の壁が断裂すると，化膿性肉芽腫性炎症を起こすことがある．また，切片の切れ方により一次毛包がはっきりしないこともあるので注意が必要である．

病理組織学的鑑別疾患と鑑別の要点

■ Folliculo-Sebaceous Cystic Hamartoma

　毛包下部や毛の成分の出現が稀であることと，二重裂隙の形成があり，間葉系要素の増加を伴うことで鑑別する．

参考文献

1) Hurt MA, et al: Trichofolliculoma. In LeBoit PE, et al (eds): World Health Organization Classification of Tumours, Pathology and Genetics of Skin Tumours. pp156-157, IARC Press, Lyon, 2006
2) Kazakov DV, et al: Trichofolliculoma. In Kazakov DV, et al (eds): Cutaneous Adnexal Tumors. pp289-297, Wolters Kluwer/Lippincott Williams & Wilkins, Philadelphia, 2012
3) Miescher G: Un cas de trichofolliculome. Dermatologica 89: 193-194, 1944
4) Misago N, et al: Chronological changes in trichofolliculoma: Folliculosebaceous cystic hamartoma is not a very-late stage trichofolliculoma. J Dermatol 44: 1050-1054, 2017

12 Folliculo-Sebaceous Cystic Hamartoma
毛包脂腺性嚢腫性過誤腫

定義および概念

Folliculo-sebaceous cystic hamartoma（FSCH）は，1991年Kimuraら[1])によって初めてその概念が提唱された皮膚の過誤腫性病変であり，毛包，脂腺器官および間葉系成分で構成される．

臨床的事項[2,3)]

頻度 比較的稀な病変であり，全皮膚検体の0.06〜0.09％程度とされている．

好発年齢・性 同一施設の多数例の検討では，男女比3：2程度と男性にやや多く，切除時年齢は，15〜88歳，平均54.3±15.4歳である．中高年に多い．

好発部位 70％以上が顔面に発生し，続いて頭部（14％）に多い．顔面のなかでも鼻とその周囲に最も多い（全体の30％程度）．

臨床像の特徴 常色の外方性病変のことが多い（図2-12-1）が，皮下結節や嚢腫状病変を形成することもある．大きさは2〜30 mmで，平均で8.5 mmと報告されている．

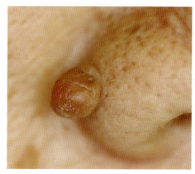

図2-12-1　FSCHの臨床像

病理組織学的事項[1,2)]

病変の発育様式

病変の中心に，脂腺導管を介して脂腺小葉が付着する毛包漏斗部様の嚢腫構築があり，これはその周囲の緻密な層状の線維性結合組織とともに線維上皮性単位（fibro-epithelial unit）を形成する．そのさらに外周には，膠原線維や脂肪細胞，血管といった間葉系成分の増加がある（図2-12-2）．すなわち，線維上皮性単位と間葉系成分の間および間葉系成分の外側の2か所に裂隙形成が観察される．

基本的には真皮の病変であるが，ときに病変は皮下脂肪組織に及ぶ．

診断の手がかりとなる所見

・脂腺器官を付着させる毛包漏斗部様構築と，その外周の間葉系成分の増生

その他の病理組織学的所見

毛包漏斗部様の嚢腫構築は切片の切れ方によって明らかではないこともある．間葉系成分の領域にはムチン（ムコイド）の貯留を伴うことがある．ときに嚢腫様構築の壁の破綻による肉芽腫性炎症を伴うこともある．しばしば，病変内にMiescher型のmelanocytic nevus（色素細胞母斑）を伴う[2,4)]（図2-12-3）．稀に毛包下部構造を伴うこともある．

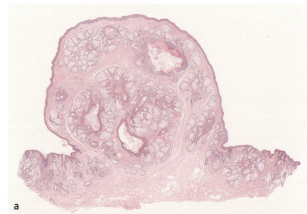
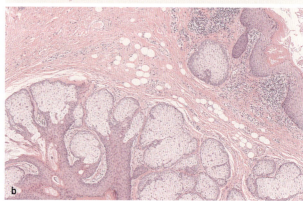

図2-12-2　FSCH
a：外方増殖性の病変内には，多数の脂腺小葉を付着させる毛包漏斗部様の嚢腫構築がみられる．
b：線維上皮性単位の外側に脂肪細胞を含む間葉系成分の増生がある．

病理組織学的鑑別疾患と鑑別の要点

■ Trichofolliculoma

最も問題となるのは，trichofolliculoma，特に脂腺増

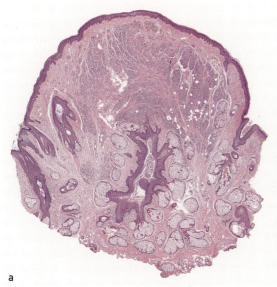
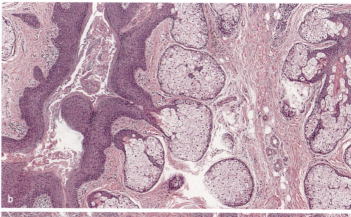
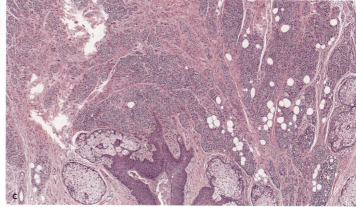

図 2-12-3 Miescher 型の melanocytic nevus を伴う FSCH
a：病変の上半分は通常の melanocytic nevus の像だが，下半分は FSCH の像である．
b：FSCH としての所見が揃っている．
c：母斑細胞とともに成熟脂肪細胞もみられる．

加を伴う例である．毛包下部や毛の成分がほとんどなく，間葉系成分の増生があれば，FSCH と診断できる[1,2]．また，FSCH は脂腺増加を伴う trichofolliculoma の末期像とする考えがある[5〜7]が，trichofolliculoma の経時的変化を観察した研究では，退縮した二次毛器官が脂腺器官で置き換えられるという像はまったく確認されなかったため，否定的である[8]．

■ Trichodiscoma

ムチン沈着の目立つ例では，trichodiscoma との鑑別が必要である．Trichodiscoma には，特徴的な脂腺器官の形態がみられ，二重の裂隙形成はみられない．

参考文献
1) Kimura T, et al: Folliculosebaceous cystic hamartoma. A distinctive malformation of the skin. Am J Dermatopathol 13: 213-220, 1991
2) Ansai S, et al: A clinicopathologic study of folliculosebaceous cystic hamartoma. Am J Dermatopathol 32: 815-820, 2010
3) Wu YH: Folliculosebaceous cystic hamartoma or trichofolliculoma? A spectrum of hamartomatous changes inducted by perifollicular stroma in the follicular epithelium. J Cutan Pathol 35: 843-848, 2008
4) Noro S, et al: Folliculosebaceous cystic hamartoma associated with melanocytic nevus. J Dermatol 38: 396-398, 2011
5) Schulz T, et al: Folliculo-sebaceous cystic hamartoma is a trichofolliculoma at its very late stage. J Cutan Pathol 25: 354-364, 1998
6) Simón RS, et al: Folliculo-sebaceous cystic hamartoma is but the sebaceous end of tricho-sebo-folliculoma spectrum. J Cutan Pathol 26: 109, 1999
7) Kazakov DV, et al: Folliculosebaceous cystic hamartoma. In Kazakov DV, et al (eds): Cutaneous Adnexal Tumors. pp402-403, Wolters Kluwer/Lippincott Williams & Wilkins, Philadelphia, 2012
8) Misago N, et al: Chronological changes in trichofolliculoma: Folliculosebaceous cystic hamartoma is not a very-late-stage trichofolliculoma. J Dermatol 44: 1050-1054, 2017

13 Nevus Comedonicus
面皰母斑

定義および概念

臨床的には面皰様の点状角栓の集合からなり，病理組織学的には主に毛包漏斗部からなる奇形的な毛包の増生を特徴とする疾患である．

臨床的事項[1,2]

通常は皮膚病変のみだが，他臓器の症状を合併する場合があり，nevus comedonicus syndrome（面皰母斑症候群）と総称される．血管奇形，骨奇形，中枢神経系の異常，白内障や，その他の皮膚症状〔vitiligo（白斑症），melanocytic nevus（色素細胞母斑），nevus sebaceus など〕がみられる場合がある．

頻度 現在まで200例以上の症例が報告されている．実際にはそれほど稀な疾患ではないと推測される．

好発年齢・性 生下時または幼児期から10歳代に発症することが多いが，稀に遅発例もある．性差はみられない．

好発部位 顔面，頸部，体幹，四肢のどこにでも発症しうるが，上半身に好発する傾向がある．手掌・足蹠・陰茎，被髪頭部の発症は稀である．

臨床像の特徴 面皰様の点状角栓の集合からなり，列序性の皮疹または局面としてみられる．自覚症状は伴わないが，稀に瘙痒を伴う場合がある．通常は片側性である．

病理組織学的事項[3]

病変の発育様式

嚢腫状に拡張した毛包漏斗部が真皮内に多数みられ，帯状に分布する（図2-13-1a）．個々の毛包漏斗部の内部には斜子織り状・層状の角化物を含む．ときに嚢腫構築同士が隣接したり，連続して配列することがある．

構成細胞の形態および分化（図2-13-1b）

嚢腫壁は顆粒層を有し，全周性に肥厚したり薄くなったりと多様な所見を示す．被覆表皮の変化は通常は目立たない．

その他の病理組織学的所見

毛包漏斗部に二次的な感染や破裂を合併して，肉芽腫性炎症や周囲間質の線維化を伴うことがある．

病理組織学的鑑別疾患と鑑別の要点

■ Acne Vulgaris（尋常性痤瘡）

開大した毛包からなる面皰を形成するが，単発病変である．

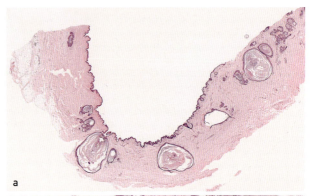
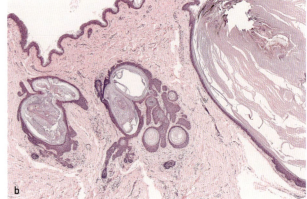

図 2-13-1 Nevus comedonicus
a：真皮内に複数の嚢腫が帯状に分布する．
b：内部に層状の角化物を含んで拡張した毛包漏斗部が観察される．

■ Dilated Pore

Nevus comedonicus の毛包漏斗部の壁が手指状・発芽状に肥厚し，dilated pore の構築と類似する場合がある．Dilated pore は単発病変のため鑑別可能である．

■ Favre-Racouchot Syndrome/Nodular Elastosis with Cysts and Comedones（嚢腫と面皰を伴う結節性弾性線維変性症）

高齢男性の頭頸部，特に眼周囲に好発する．Nevus comedonicus と同様の組織像を呈するが，真皮に弾性線維の著明な日光変性の所見がみられる点が異なる．

参考文献

1) 谷川瑛子，他：面皰母斑．玉置邦彦，他（編）：最新皮膚科学体系 11．pp14-16，中山書店，2002
2) Engber PB: The nevus comedonicus syndrome: A case report with emphasis on associated internal manifestations. Int J Dermatol 17: 745-749, 1978
3) Kazakov DV, et al: Cutaneous Adnexal Tumors. pp285-288, Wolters Kluwer/Lippincott Williams & Wilkins, Philadelphia, 2012

14 Fibrous Papule
線維性丘疹

同義語 類義語 fibrous papule of the nose, fibrous papule of the face, angiofibroma, perifollicular fibroma

定義および概念

　毛器官成分（毛包周囲結合組織を含む）とそれらの間の毛包間間質成分の増生からなる過誤腫である．Fibrous papule と angiofibroma（血管線維腫）が同一のものであることはほぼコンセンサスが得られている．

臨床的事項

　多発病変の場合は，*TSC1* 遺伝子および *TSC2* 遺伝子の異常を伴った tuberous sclerosis/Pringle's disease（結節性硬化症）を疑う必要がある．

頻度　臨床現場でよく遭遇する，ありふれた疾患である．

好発年齢・性　青年期から成人に好発する．性差はない．

好発部位　顔面，特に鼻やその周囲に多く，fibrous papule of the nose といわれるゆえんである．顔面以外での発症はほとんどない．

臨床像の特徴　単発のドーム状に隆起した丘疹で，表面は常色からときに紅褐色調を示す（図 2-14-1）．直径は数 mm～10 mm 程度で，やや硬く触れる．

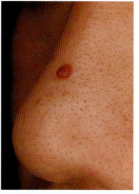

図 2-14-1　Fibrous papule の臨床像
鼻部の表面平滑な，紅褐色調の小結節である．

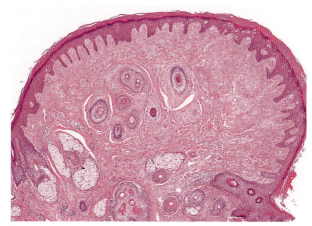

図 2-14-2　Fibrous papule
ドーム状の隆起性病変で，真皮内に毛包周囲間質成分と毛包間間質成分の増生がみられる．

病理組織学的事項[1,2)]

病変の発育様式

　ドーム状のシルエットをとる隆起性病変である（図 2-14-2）．隆起部の真皮内に，毛包上皮と毛包周囲線維腫様成分の増生，そして毛包間の血管線維腫様成分の増生がみられる．

構成細胞の形態および分化

　病変は以下の2つの要素から構成される．

■ 毛包周囲線維腫様成分（perifollicular fibromatous element）

　毛包上皮の周囲に豊富な線維性結合組織がみられる．しばしば結合組織は同心円状の分布を示す（図 2-14-3）．ときに複数の毛包にまたがって線維化がみられ，同心円状構造が不明瞭になることもある．しばしば奇形的な毛包がみられる．

■ 血管線維腫様成分（angiofibromatous element）

　毛包間の間質に，正常またはやや拡張した毛細血管の増生と，線維化がみられる．間質の細胞は，紡錘形細胞が主体であるが，ときに腫大した核をもつ細胞（図 2-14-4），多核の細胞，星芒状の核をもつ細胞が出現する場合もある．

　上記2つの要素が病変内に種々の割合でみられる．それぞれが独立してみられることもあれば，混在することもある（図 2-14-5）．

診断の手がかりとなる所見

- 表面平滑なドーム状隆起性病変
- 真皮内に散在する毛器官成分
- 毛包上皮周囲の結合組織（毛包周囲線維腫様成分）の増生
- 毛包間の結合組織（血管線維腫様成分）の増生

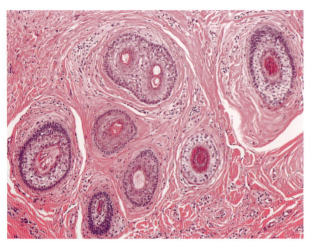

図 2-14-3　毛包周囲線維腫様成分
毛包周囲の同心円状の結合組織の増生がみられる．

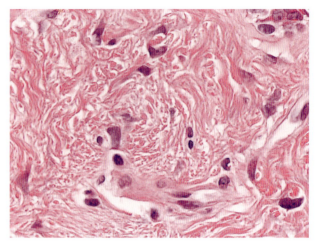

図 2-14-4　血管線維腫様成分の構成細胞
紡錘形細胞や腫大した核をもつ細胞がみられる．

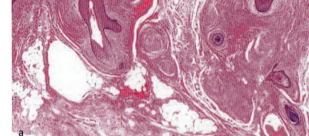

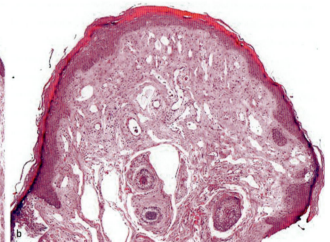

図 2-14-5　同一病変の連続切片の病理組織像
同一病変内に perifollicular fibromatous element が目立つ部位（a）と angiofibromatous element が目立つ部位（b）がみられる．

その他の病理組織学的所見

　Clear cell fibrous papule（澄明細胞性線維性丘疹），granular cell fibrous papule（顆粒細胞性線維性丘疹），epithelioid cell fibrous papule（類上皮細胞性線維性丘疹）などの稀な亜型が報告されている．増殖細胞の形態を反映した名称である．

病理組織学的鑑別疾患と鑑別の要点

■ Fibrofolliculoma/Trichodiscoma

　Fibrous papule と同様のシルエットを示すが，fibrofolliculoma は脂腺マントル様の上皮索が明瞭である点，trichodiscoma は辺縁の脂腺小葉が明瞭である点から鑑別できる．ただし，これらの所見が不明瞭な症例がしばしば経験され，fibrous papule と fibrofolliculoma/trichodiscoma が近縁疾患である可能性が報告されている[2]．

参考文献

1) Kazakov DV, et al: Cutaneous Adnexal Tumors. pp299-306, Wolters Kluwer/Lippincott Williams & Wilkins, Philadelphia, 2012
2) Misago N, et al: Fibrofolliculoma/trichodiscoma and fibrous papule (perifollicular fibroma/angiofibroma): A revaluation of the histopathological and immunohistochemical features. J Cutan Pathol 36: 943-951, 2009

15 Trichoblastoma
毛芽腫

定義および概念

　胎生期の一次毛芽あるいは出生後の成長期(anagen)初期の二次毛芽の毛芽細胞への分化を示す良性腫瘍である．Trichoepithelioma（毛包上皮腫）や desmoplastic trichoepithelioma（線維形成性毛包上皮腫）も trichoblastoma の亜型と考えられることが多い[1]．

臨床的事項

頻度　比較的稀な腫瘍である．

好発年齢・性　特に好発年齢はないが，多くは成人に発症する．性差はない[2]．Nevus sebaceus の二次性腫瘍は過去には basal cell carcinoma（BCC）が最多であるとされていたが，Ackerman らによりその多くは trichoblastoma であることが指摘され[3]，nevus sebaceus の二次性腫瘍のなかでは trichoblastoma が最も頻度が高いともいわれている．

好発部位　Nevus sebaceus と無関係に生じるものは，頭頸部，特に鼻周囲をはじめとする顔面の中央付近に好発する．

臨床像の特徴　単発で，表面は常色から淡紅色，ときに紅色を呈する皮内から皮下の小結節である．色素沈着を伴うことはあるが，通常，BCC のように全体が黒色，青色調を呈することは稀である．表面の潰瘍も原則としてはみられない（図 2-15-1）．切除時には，皮切を入れて軽く圧するのみで滑り出てきたり（pop-out あるいは shell-out と称される），周囲の間質と容易に剥離されたりする．

　Desmoplastic trichoepithelioma は，顔面に好発し，中央に陥凹を伴った光沢のある常色小丘疹である．

　Trichoepithelioma multiplex（多発性毛包上皮腫）は，常染色体優性遺伝を示す家族性疾患であり，鼻周囲を中心に，主に顔面に小さな丘疹として trichoepithelioma が多発する（図 2-15-2）．

　Brooke-Spiegler syndrome でも spiradenocylindroma とともに trichoepithelioma が多発することがある．

病理組織学的事項

腫瘍の発育様式

　主として皮内，ときに皮内から皮下の境界明瞭な結節病変を形成し，表皮との連続性はみられることもある

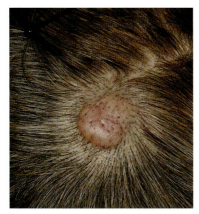

図 2-15-1　Trichoblastoma の臨床像
表面は淡紅色で平滑な皮内結節であり，潰瘍はない．

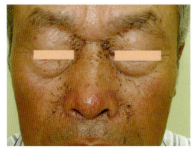

図 2-15-2　Trichoepithelioma multiplex の臨床像
眉毛部，内眼角，鼻周囲に小さな常色から褐色調の丘疹が多発している．

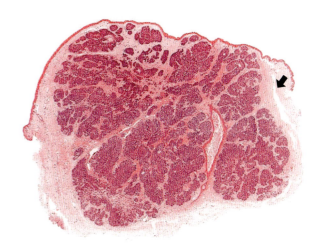

図 2-15-3　Trichoblastoma
皮内から皮下の境界明瞭な結節病変で，表皮との連続はみられない．腫瘍実質を被覆する線維性間質の外側に裂隙形成がある（矢印）．

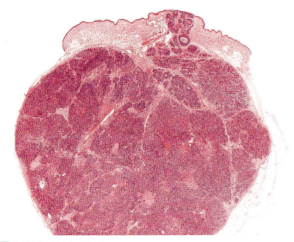

図 2-15-4　Trichoblastoma
この症例では部分的に表皮との連続が確認できるが，やはり境界明瞭な皮下結節で，線維性間質で被包されている．

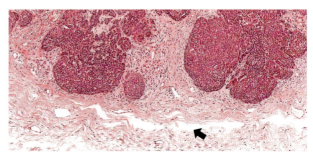

図 2-15-5　線維上皮性単位の形成
腫瘍胞巣のすぐ周囲ではなく，それらを取り囲む線維性間質の外側に裂隙形成がある（矢印）．

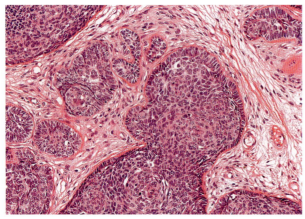

図 2-15-6　腫瘍胞巣辺縁における柵状配列
毛芽細胞類似の，楕円形の核と乏しい細胞質をもつ腫瘍細胞が，腫瘍胞巣辺縁で楕円形核の長軸が外周線と垂直になるように並ぶ．

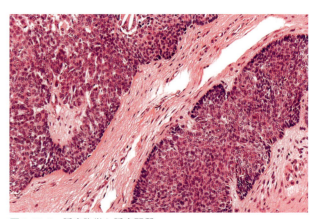

図 2-15-7　腫瘍胞巣と腫瘍間質
繊細な膠原線維と多数の線維芽細胞が腫瘍胞巣に密に接するように増殖し，腫瘍胞巣と間質との間に裂隙はみられない．

が，BCCに比べると，連続性が確認できないことが多い（図 2-15-3）．種々の大きさや形状の腫瘍胞巣が線維性間質と一体となった増殖を示し，その外で周囲間質との間に裂隙を形成することが多い（図 2-15-4，2-15-5）．

腫瘍細胞の形態および分化

増殖する細胞は，毛芽細胞に類似しており，楕円形の核をもち，細胞質の乏しい好塩基性細胞である．腫瘍胞巣辺縁では，楕円形核の長軸が外周線と垂直になるように並ぶ，柵状配列を特徴とする（図 2-15-6）．腫瘍胞巣周囲の間質は，毛乳頭や結合組織性毛根鞘に類似した，繊細な膠原線維と多数の線維芽細胞からなり，これらが腫瘍胞巣に密に接するように一塊に増殖する（図 2-15-7）．上皮成分と間質成分の一体となったこの増殖は線維上皮性単位（fibroepithelial unit）形成と称され，特にBCCとの鑑別診断のうえで最も重要な所見の1つとされる．

Trichoblastomaにおいては上皮成分と間質成分の比率はさまざまであり，上皮成分がほとんどを占めるものから間質が非常に豊富な症例まで存在する．間質が豊富な例では膠原線維束が毛芽細胞様細胞の集塊を取り巻く渦巻き状に走行する傾向があり，これは毛芽周囲の結合組織性毛根鞘を模した形態と考えられている[4]．

正常の毛芽においてそれと向き合うように乳頭状の間葉組織がみられ，毛乳頭と称されるが，trichoblastomaにおいても，この毛芽・毛乳頭に類似した構造が種々の程度にみられる（図 2-15-8）．

Ackermanらはtrichoblastomaを病理組織学的な腫瘍胞巣の構築パターンによって次のように分類した[3]．しかし，1つの病変内に複数の型がみられることも稀ではない．さらに，Kazakovらはretiformとracemiform

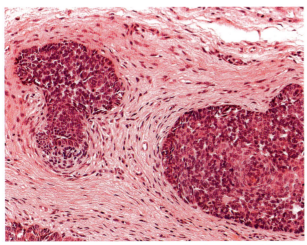

図 2-15-8　Trichoblastoma における毛包下部への分化所見
腫瘍細胞が形成する毛芽様構築と，それと向き合うような毛乳頭様の間葉組織の増生がみられる．

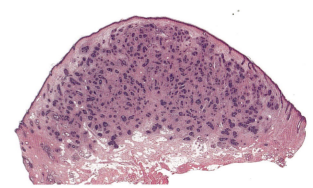

図 2-15-9　Small nodular type trichoblastoma
個々の腫瘍胞巣が小型であり，そのため，間質成分の比率が高くなっている．

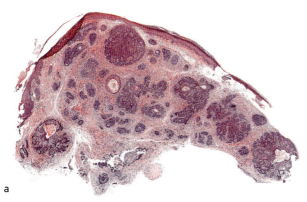

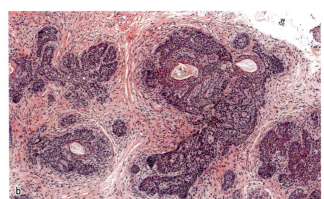

図 2-15-10　Trichoepithelioma(cribriform type trichoblastoma)
a：腫瘍胞巣内に角化嚢腫の構造があり，篩状の構築を形成している．
b：篩状構造を示す腫瘍胞巣が線維上皮性単位を形成している．

については trichoblastoma の中でみられうる構築パターンにすぎないと述べ，独立した亜型とはしていない[2]．

■ **Large Nodular Type（大結節型）**（図 2-15-3, 2-15-4），
Small Nodular Type（小結節型）（図 2-15-9）

類円形の結節状の腫瘍胞巣で構成されるものをいう．腫瘍胞巣の大きさの判断は主観的となることが避けられず，また大小さまざまな腫瘍胞巣が混在する症例も多いことから，厳密に区別を要するわけではない．

■ **Cribriform Type（篩状型）**（図 2-15-10）

Trichoepithelioma とほぼ同義である．表在性の分布となり，腫瘍胞巣内に角化嚢腫の構造を形成して篩状の構築を示したりする．

■ **Columnar Type（柱状型）**（図 2-15-11）

Desmoplastic trichoepithelioma とほぼ同義である．真皮内に病変が限局し，間質の強い線維化を伴う．腫瘍胞巣は索状，柱状となり，角化嚢腫構造も高頻度にみら

れる．病変の中央が軽度陥凹し，臨床的にも中央の陥凹した小結節あるいは丘疹を呈するのが特徴である．

■ **Retiform Type（網状型）**

上皮索が網状の増殖を示す．

■ **Racemiform Type（総状花序型）**

フジの花のように，短い枝の先に花房がついたような増殖パターン（図 2-15-12）を指す．

その他の病理組織学的所見

その他の特徴的な病理組織学的亜型として，下記の二者がある．

■ **Adamantinoid Trichoblastoma（エナメル上皮腫様毛芽腫）**

Cutaneous lymphadenoma（皮膚リンパ腺腫）ともいわれる．Small nodular type あるいは large nodular type の trichoblastoma において，腫瘍胞巣内に著明なリンパ球浸潤があり，腫瘍胞巣内部が淡明となる（図 2-15-13）．

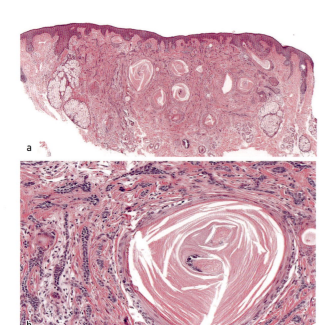

図 2-15-11　Desmoplastic trichoepithelioma（columnar type trichoblastoma）
a：真皮内に病変が限局し，間質の強い線維化を伴う．
b：腫瘍胞巣は索状や柱状となり，角化嚢腫構造もある．

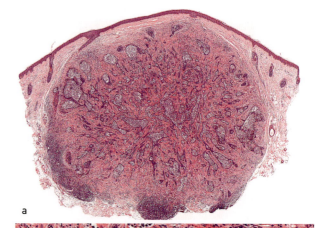

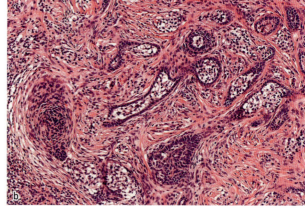

図 2-15-13　Adamantinoid trichoblastoma（cutaneous lymphadenoma）
a：基本像は small nodular type trichoblastoma であるが，腫瘍胞巣内部が淡明となっている．
b：腫瘍胞巣内に著明なリンパ球浸潤がある．

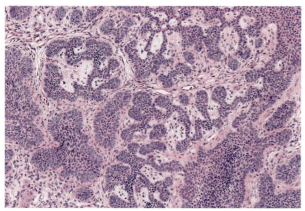

図 2-15-12　Racemiform type trichoblastoma
フジの花の房のように，短い枝の先に花房がついたような構造が多数，密に並んで増殖する．

■ **Trichogerminoma（毛胚腫）**

　Trichoblastoma と同様の良性のシルエットをとり，毛芽細胞に類似した小型細胞が腫瘍胞巣辺縁で増殖の主体をなす（図 2-15-14a）が，腫瘍胞巣内部に淡明または淡好酸性の細胞質をもつ細胞が結節状に比較的境界明瞭に増殖する構造（cell balls）（図 2-15-14b）を特徴とする．しかし実際には，trichogerminoma は部分的に trichoblastoma 成分を有することが多く，trichoblastoma の一亜型と考えられている[5]．

　Cell balls に類似した，やや明るい細胞の球状集塊は，nodular type の BCC や trichoblastoma でもみられることがあるが，trichogerminoma における cell balls は，内部が軽度同心円状の配列を示すこと，個々が間質に囲まれて孤立性に分布することなく上皮性架橋を介して互いに連結したり，大型腫瘍胞巣内に複数が埋め込まれるように分布したりすることが特徴とされる．

診断の手がかりとなる所見
・皮内から皮下の境界明瞭で非浸潤性の病変
・腫瘍胞巣辺縁の核の柵状配列
・毛芽や毛乳頭を模した，間質の細胞との密な関連

その他の病理組織学的所見
　腫瘍胞巣内部で壊死がみられることがある．

免疫組織化学的所見
　BerEP4 にしばしば陽性となるが，BCC でも陽性となるため，BCC との鑑別にはあまり有用ではない．CK20 陽性の Merkel 細胞が腫瘍胞巣内に混在している所見は trichoblastoma に特徴的であり，BCC との鑑別にも利用される．

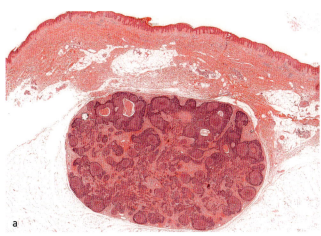 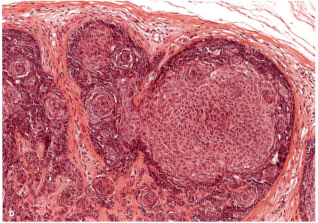

図 2-15-14　Trichogerminoma
a：Trichoblastoma と同様の良性のシルエットをとる病変である．
b：毛芽細胞に類似した小型細胞が腫瘍胞巣辺縁で増殖するが，腫瘍胞巣内部には淡明あるいは淡好酸性細胞質をもつ細胞が結節状に比較的境界明瞭に増殖している．

病理組織学的鑑別疾患と鑑別の要点

■ BCC

　Trichoblastoma では腫瘍胞巣周囲の線維芽細胞が腫瘍胞巣と隙間なく一体となって線維上皮性単位を形成する．一方，BCC では腫瘍胞巣の周囲にムチン（ムコイド）沈着や，その結果としての裂隙があり，線維上皮性単位を形成しない．この鑑別についての詳細は第 4 章-5（→ 224 頁）を参照されたい．

■ Morphoeic/Infiltrative BCC（モルヘア/浸潤型基底細胞癌）および Microcystic Adnexal Carcinoma（MAC）

　Desmoplastic trichoepithelioma（columnar trichoblastoma）では，線維化した間質を背景に小型好塩基性の腫瘍細胞が索状・小塊状に増殖するため，morphoeic/infiltrative BCC や MAC との鑑別が問題になる場合がある．後二者では真皮深層やときに皮下脂肪組織に至る深部への境界不明瞭な浸潤性増殖を示すのに対して，desmoplastic trichoepithelioma では真皮浅層にとどまることが鑑別のポイントとなる．

　また，臨床的には，desmoplastic trichoepithelioma が小型の中心陥凹を伴う常色丘疹であるのに対し，後二者では境界不明瞭でやや大型の皮内から皮下の硬結となりやすい．MAC は口唇やその周囲に好発する．これらの鑑別についての詳細は第 4 章-4（→ 220 頁）を参照されたい．

参考文献

1) Hurt MA, et al: Benign tumours with follicular differentiation. In LeBoit PE, et al (eds): World Health Organization Classification of Tumours. pp152-159, IARC Press, Lyon, 2006
2) Kazakov DV, et al: Trichoblastomas. In Kazakov DV, et al (eds): Cutaneous Adnexal Tumors. pp207-229, Wolters Kluwer/Lippincott Williams & Wilkins, Philadelphia, 2012
3) Ackerman AB, et al: Neoplasms with Follicular Differentiation, 2nd ed. pp209-219, 405-622, Ardor Scribendi, Philadelphia, 2001
4) 福本隆也：毛芽腫．真鍋俊明，他（編）：腫瘍病理鑑別診断アトラス 皮膚腫瘍 I．pp95-97, 文光堂，2010
5) Goto K, et al: Reappraisal of the confusing concept "trichogerminoma" and the ill-defined finding "cell balls": Clinicopathologic analysis of 6 cases of trichogerminoma and comparison with 2 cases of basal cell carcinoma with cell ball-like features. Am J Dermatopathol, 2017[Epub ahead of print]

16 Panfolliculoma
汎毛包腫

定義および概念

Panfolliculomaは，毛器官のすべての要素への分化を示す良性腫瘍である．毛器官のすべての要素とは，毛包漏斗部，毛包峡部，毛包幹部，毛包球部/毛乳頭，毛母基，陰影細胞，毛芽を指す．

臨床的事項

頻度 非常に稀である．
好発年齢・性 成人に発症し，性差はない．
好発部位 顔面を含む頭頸部に好発する．
臨床像の特徴 単発の無症候性の結節または硬結としてみられる．

病理組織学的事項[1]

腫瘍の発育様式

全体構築により，nodular type，superficial type，cystic typeの3つの亜型への分類案が提唱されている．ただし，これらの亜型が混在する症例もみられる．

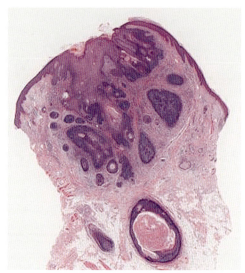

図 2-16-1 Nodular type に superficial type の要素が混在する pan-folliculoma
毛包上皮や表皮と一部連続し，真皮内に大小の多結節性の腫瘍胞巣を形成する．

① Nodular Type
真皮内の結節性・腫瘤性の病変である（図 2-16-1）．

② Superficial Type
表皮または真皮浅層に限局する表在性の病変である．

③ Cystic Type
中央に毛包漏斗部様の嚢腫構築があり，その壁内または壁から突出するような腫瘍胞巣が分布する病変である（図 2-16-2）．

腫瘍細胞の形態および分化[2]

毛器官のすべての要素への分化所見，すなわち，毛包漏斗部，毛包峡部，さらには毛包下部の外毛根鞘，内毛根鞘，毛乳頭，そして毛（毛母基や陰影細胞）と毛芽への分化所見がみられる（図 2-16-3〜2-16-5）．

診断の手がかりとなる所見

・Trichoblastoma に類似する基本構築
・毛器官のすべての要素への分化所見

病理組織学的鑑別疾患と鑑別の要点

それぞれの亜型に応じた鑑別疾患を列挙する．

1) Nodular Type の鑑別疾患

■ Trichoblastoma
毛芽や毛乳頭への分化を示す腫瘍であるが，通常はそ

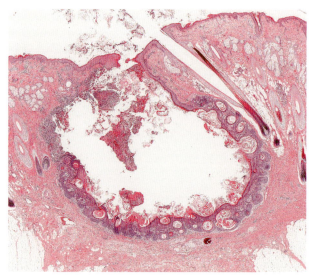

図 2-16-2 Cystic panfolliculoma
中央に毛包漏斗部様の嚢腫構築があり，その壁から突出するように腫瘍胞巣が分布する．

れ以外の毛器官の要素はみられない．ときに他の要素への分化所見を伴うことがあるが，毛器官のすべての要素への分化所見は揃わない．

■ Pilomatricoma
毛母細胞様細胞と陰影細胞からなる腫瘍で，主に毛母基を含む毛への分化を示す．ときに他の要素への分化所

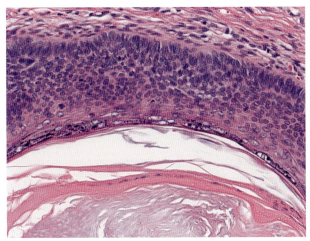

図 2-16-3　毛包漏斗部への分化所見
顆粒層を伴う上皮細胞から構成される囊腫構築で，内腔に層状の角化物を有する．

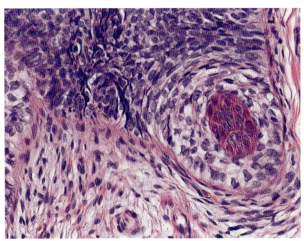

図 2-16-4　外毛根鞘および内毛根鞘への分化所見
淡い好酸性または澄明な細胞質をもつ小型細胞の増殖からなり，腫瘍胞巣辺縁の柵状配列と周囲の基底膜を伴う．その内側には赤紫色調を呈するトリコヒアリン顆粒がみられる．

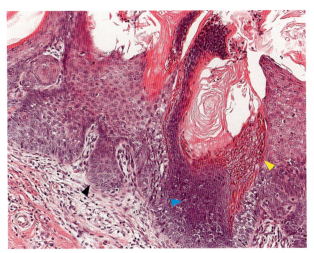

図 2-16-5　毛芽，毛母基，毛包下部への分化所見
毛芽（黒矢頭），毛母基（青矢頭），および内毛根鞘（黄矢頭）への分化所見が観察される．

見を伴うことがあるが，毛器官のすべての要素への分化所見は揃わない．

■ Congenital Panfollicular Nevus（先天性汎毛包母斑）

正常毛器官のすべての要素への分化所見を含む疾患だが，全体像は過誤腫様の増殖様式および分布を示す．また，生下時より存在する点も panfolliculoma と異なる．

2) Superficial Type の鑑別疾患

■ Tumor of Follicular Infundibulum

表皮と連続して，真皮乳頭層に表在性かつ網状に分布する腫瘍胞巣からなる病変である．腫瘍胞巣は（名称に反して）毛包峡部を模倣する細胞で構成されている．毛芽様構造がときに出現するが，他の部位への分化所見はみられない．

■ Basal Cell Carcinoma, Superficial Type

表皮と連続して真皮乳頭層に表在性に腫瘍胞巣が分布するが，腫瘍細胞は異型性を伴う毛芽細胞様であり，周囲間質との間の裂隙形成やムチンの沈着がみられる．

3) Cystic Type の鑑別疾患

■ Trichofolliculoma

すべての毛器官分化の所見がみられる過誤腫である．中心に拡張した毛包漏斗部様の囊腫構築があり，その壁から周囲に放射状に奇形的な二次毛器官がみられる．二次毛器官はさまざまな分化段階を示すが，総じて panfolliculoma に比べてより成熟した毛器官構造を示す．

■ Pilar Sheath Acanthoma

拡張した毛包漏斗部様の囊腫構築の壁が発芽様・蕾状に増殖し，毛包漏斗部と峡部への分化を示す．毛包下部の要素を欠く．

■ Cystic Trichoblastoma

拡張した毛包漏斗部様の囊腫構築を中心に，壁が発芽様・蕾状に増殖して毛芽細胞に分化する腫瘍胞巣がみられる．ときに毛母基や内毛根鞘の分化を伴うことがあるが，すべての毛器官分化所見が揃うことはない．

参考文献
1) Shan SJ, et al: Panfolliculoma and histopathologic variants: A study of 19 cases. Am J Dermatopathol 36: 965-971, 2014
2) Kazakov DV, et al: Cutaneous Adnexal Tumors. pp297-299, Wolters Kluwer/Lippincott Williams & Wilkins, Philadelphia, 2012

17 Pilomatricoma
毛母腫

同義語 類義語 pilomatrixoma, calcifying epithelioma, calcifying epithelinoma of Malherbe

定義および概念

主に毛母基を含む毛への分化を示す良性腫瘍である.

臨床的事項

通常は単発性病変としてみられるが, myotonic dystrophy（筋緊張性ジストロフィー）や Turner's syndrome などの基礎疾患に伴って多発することが知られている.

頻度 臨床現場でよく遭遇するありふれた疾患である.

好発年齢・性 小児, 若年成人に多い. 20歳までに好発するが, 全年齢で発症しうる. 女性にやや多い.

好発部位 頭頸部に好発する. 次いで上肢に多く報告される.

臨床像の特徴[1] 表面常色で, 皮内から皮下に硬く触れる境界明瞭な腫瘍性病変である. 緩徐に増大し, 1〜3cm程度の大きさになる（図2-17-1）. 稀に急速に増大し, 巨大な腫瘤を形成するものがある. その他の特異な臨床像として, ときに被覆表皮が萎縮性に皺を有し, 水疱様の外観を呈する症例がある（図2-17-2）. また, 囊腫状構築をとる症例や, 潰瘍形成を伴う症例, 炎症を伴って内容物が経表皮的に排出される症例なども知られている.

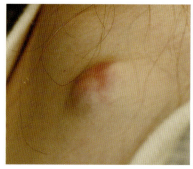

図2-17-1　典型的な pilomatricoma の臨床像
皮内の弾性硬, 表面平滑な結節性病変である.

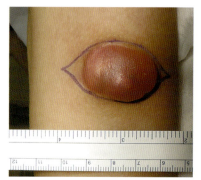

図2-17-2　表面の皮膚萎縮と水疱様外観を伴う pilomatricoma
（南奈良総合医療センター皮膚科・岡崎愛子先生の厚意による）

病理組織学的事項[2]

腫瘍の発育様式

真皮から皮下にかけての比較的境界明瞭な単あるいは多結節性病変としてみられる（図2-17-3）. 好塩基性の細胞と好酸性の細胞から構成され, 病変内に青灰色の石灰沈着を伴う. その病期に応じて多彩な所見をとる腫瘍である.

腫瘍細胞の形態および分化

3種類の構成細胞を以下に述べる.

■ 毛母細胞様細胞（matrical cells）

好塩基性細胞（basophilic cells）とも表現される. クロマチンの濃い好塩基性の核をもつ小型細胞で, 細胞質は目立たず, 細胞同士の境界が不明瞭で混み合うように分布する. 核は類円形から卵円形で, 核分裂像が目立つことが多い.

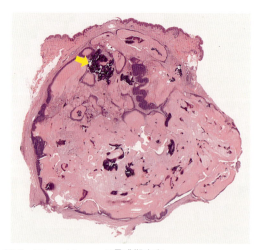

図2-17-3　Pilomatricoma の最盛期病変
真皮から皮下にかけての結節性の病変であり, 好塩基性の毛母細胞様細胞と好酸性の陰影細胞から構成され, 病変内に青灰色の不規則な石灰沈着（矢印）を伴う.

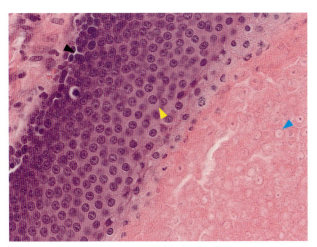

図 2-17-4　Pilomatricoma の 3 種類の構成細胞
毛母細胞様細胞（黒矢頭）が上毛母細胞様細胞（黄矢頭）を経て，陰影細胞（青矢頭）へ移行する像がみられる．

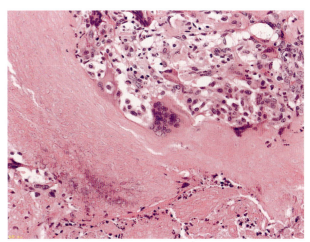

図 2-17-5　陰影細胞に対する異物反応
陰影細胞周囲の間質に異物型多核巨細胞や組織球主体の炎症細胞浸潤がみられる．

■ **上毛母細胞様細胞（supramatrical cells）**

　毛母細胞様細胞は淡い好酸性の豊富な細胞質をもつやや大型の上毛母細胞様細胞に変化する．核小体はより明瞭になる．

■ **陰影細胞（shadow cells）**

　Ghost cells とも表現される．核が濃縮・消失し，好酸性の細胞質のみ残された細胞である．細胞同士の境界は比較的明瞭になる．

　毛母細胞様細胞は上毛母細胞様細胞を経て，陰影細胞へと移行していく．この移行は正常毛包の毛球部における毛母細胞から毛皮質への変化の過程を模倣していると考えられ，pilomatricoma の診断において大切な所見となる（図 2-17-4）．

病理組織像の経時的変化

　Pilomatricoma はその病期によって多彩な所見をとる．毛母細胞様細胞，上毛母細胞様細胞および陰影細胞の割合は病期によって異なる．それぞれの病期における代表的な病理組織学的所見を以下にまとめて記載する．

■ **早期（early stage）病変**

　毛包上皮・毛包漏斗部との連続性がしばしばみられる．毛包との連続性がみられない症例は真皮から皮下の境界明瞭な小型の結節性病変として認識される．ときに嚢腫状構築をとる例が報告されており，その嚢腫壁は毛包漏斗部様の扁平上皮と毛母細胞様細胞の増殖で構成される[3]．

■ **最盛期（well-developed stage）病変**（図 2-17-3）

　毛母細胞様細胞や上毛母細胞様細胞の割合が減少し，陰影細胞が主体となってくる．多くの症例で青灰色の石

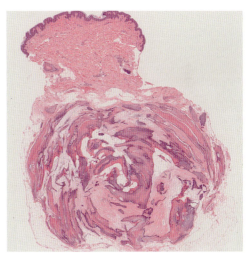

図 2-17-6　Pilomatricoma の晩期病変
病変の大部分が化生した骨組織へと置換されている．

灰化がみられる．間質には種々の程度に炎症細胞浸潤を伴う．異物型多核巨細胞が目立ち，陰影細胞に対する異物反応と考えられる（図 2-17-5）．シデロファージ，メラノファージがみられる場合もある．

■ **晩期（late stage）病変**

　毛母細胞様細胞や，上毛母細胞様細胞はほぼ消失し，広範囲にわたり陰影細胞や，石灰化物が分布するようになる．ときに，病変全体が化生した骨組織に置換され，osteoma cutis（皮膚骨腫）に似た所見を呈する（図 2-17-6）．

診断の手がかりとなる所見

・真皮から皮下の結節性病変
・好塩基性の領域と好酸性の領域の存在
・陰影細胞の集塊

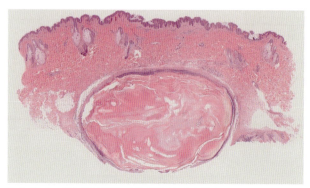

図 2-17-7　毛包漏斗部様の重層扁平上皮を伴う pilomatricoma
囊腫状構築をとる病変である．壁の大部分は毛母細胞様細胞で構成され，上毛母細胞様細胞を経て，内腔に向かって陰影細胞へと移行している．壁の一部は顆粒層を有する重層扁平上皮で構成され，内腔に向かって層状の角化を示している．

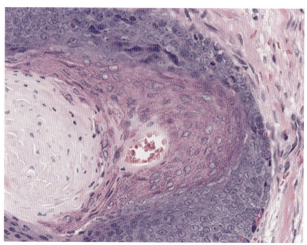

図 2-17-8　内毛根鞘分化を伴う pilomatricoma
病変の一部で，毛母細胞様細胞からトリコヒアリン顆粒をもつ淡明な細胞と青灰色の角質細胞（blue gray corneocytes）への移行がみられる．

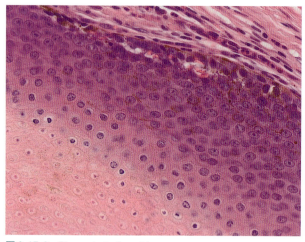

図 2-17-9　Pigmented pilomatricoma
毛母細胞様細胞の間にメラニン顆粒が沈着し，樹状メラノサイトも少数介在する．

その他の病理組織学的所見

Pilomatricoma には，毛以外の毛器官のさまざまな部位への分化所見がみられることもある．時期を問わず，病変内に種々の程度に毛包漏斗部様の重層扁平上皮を伴うことがある（図 2-17-7）．また早期から最盛期の病変を丹念に観察すると，ときに内毛根鞘への分化所見がみられることがある（図 2-17-8）．ごく稀には毛芽細胞への分化所見を伴うこともある[4]．その他，以下のような亜型が知られている．

■ Pigmented Pilomatricoma（色素性毛母腫）（図 2-17-9）

病変内にメラニン顆粒の沈着が著明な病変は pigmented pilomatricoma と呼ばれる．また，pilomatricoma 内に多数のメラノサイトが共生するものは，melanocytic matricoma（色素細胞毛母腫）と呼ばれることがあり，malignant melanoma（悪性黒色腫）との鑑別が問題となる．

■ Proliferating Pilomatricoma（増殖性毛母腫）（図 2-17-10）

高齢者に好発し，臨床的には急速に増大傾向を示す大型の病変としてみられる．病理組織学的には通常の pilomatricoma の範疇であるが，核分裂像や毛母細胞様細胞の割合が多いとされる．Pilomatrical carcinoma と診断できるような悪性所見はみられず，それらの前駆病変か否かはいまだ不明である[5]．

■ 間質の変化を伴う Pilomatricoma（図 2-17-11）

周囲間質に著明な浮腫や脈管拡張，弾性線維の減少を伴うことがあり，anetodermic variant（皮膚萎縮型）と呼称される．臨床像や病理組織像によって，bullous variant（水疱型），lymphangiectatic variant（リンパ管拡張型）などと表現されることもある．臨床的には，皮膚が萎縮し，表面の皺やたるみ，ときに水疱様の外観を呈することが知られている．発生機序としては，腫瘍による圧迫，外的刺激に伴う炎症などからリンパうっ滞が起こり，リンパ管の拡張や間質へのリンパ液の漏出や浮腫が生じると推測されている[6]．

■ Perforating Pilomatricoma（穿孔性毛母腫）

表皮または毛包漏斗部を介して，病変の一部が真皮から表面に経表皮排出されるものを指す．臨床的には潰瘍，紅色調の隆起性病変，皮角様外観などを呈する．この亜型では，通常の pilomatricoma と比較して腫瘍胞巣が真皮の浅い部位に分布するとされる[7]．

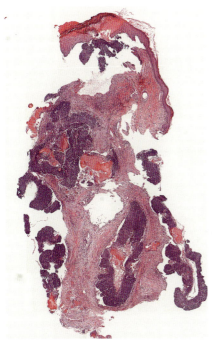

図 2-17-10　Proliferating pilomatricoma
高齢者の前額部病変．病変内には好塩基性の毛母細胞の割合が多いが，細胞の異型性は目立たず，異型分裂像はない．

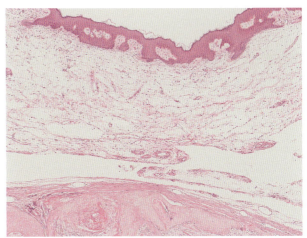

図 2-17-11　間質の変化を伴う pilomatricoma
腫瘍の直上の間質の浮腫が著明で，拡張した脈管腔がみられる．
（南奈良総合医療センター皮膚科・岡崎愛子先生の厚意による）

免疫組織化学的所見

　Pilomatricoma の発症には Wnt/β-catenin シグナル伝達経路および bcl-2 癌タンパクの関連が推測されている．β-catenin 染色は，毛母細胞様細胞および上毛母細胞様細胞の核と細胞質に種々の程度で陽性となる．陰影細胞に移行すると発現が消失し，陰性化する．また，bcl-2 も陽性になることが知られ，こちらも陰影細胞に移行する際に陰性化する．

病理組織学的鑑別疾患と鑑別の要点

■ Pilomatrical Carcinoma

　非常に稀な腫瘍である．Proliferating pilomatricoma との鑑別がしばしば問題になる．病理組織学的には，左右非対称性の全体構築，周囲組織との境界不整性，塊状壊死，高度な細胞異型，異型分裂像，核分裂像の顕著な増加，脈管侵襲像などが pilomatrical carcinoma を疑わせる所見として挙げられる[8]．

■ 小円形細胞腫瘍のパターンを示す疾患群

　大型の pilomatricoma から部分生検した際に，毛母細胞様細胞の増殖のみが目立ち，pilomatricoma に特徴的な陰影細胞が確認できない場合が稀にある．前述のように毛母細胞様細胞は細胞学的には悪性に該当するような所見が多々みられ，他の小円形細胞腫瘍と誤認する可能性がある．一例として，Merkel cell carcinoma（Merkel 細胞癌），malignant lymphoma（悪性リンパ腫），malignant melanoma（特にメラニン顆粒やメラノサイトが目立つ場合），metastatic small cell carcinoma（転移性小細胞癌），さらには Ewing's sarcoma（Ewing 肉腫）などの軟部腫瘍が挙げられる．

参考文献

1) 佐藤俊樹：毛母腫．玉置邦彦，他（編）：最新皮膚科学体系 12. pp128-132, 中山書店, 2002
2) Kazakov DV, et al: Cutaneous Adnexal Tumors. pp241-253, Wolters Kluwer/Lippincott Williams & Wilkins, Philadelphia, 2012
3) Kaddu S, et al: Morphological stages of pilomatricoma. Am J Dermatopathol 18: 333-338, 1996
4) Nishie W, et al: Follicular germinative cells in pilomatricoma. Am J Dermatopathol 28: 510-513, 2006
5) Kaddu S, et al: Proliferating pilomatricoma. A histopathologic simulator of matrical carcinoma. J Cutan Pathol 24: 228-234, 1997
6) 村上かおり，他：続発性 anetoderma を伴う毛母腫の臨床的・病理組織学的検討．日皮会誌　107：1855-1859, 1997
7) Alli N, et al: Perforating pilomatricoma. J Am Acad Dermatol 35: 116-118, 1996
8) Herrmann JL, et al: Pilomatrix carcinoma: 13 new cases and review of the literature with emphasis on predictors of metastasis. J Am Acad Dermatol 71: 38-43, 2014

18 Trichilemmoma
外毛根鞘腫

同義語 類義語　tricholemmoma

定義および概念

主に毛包下部の外毛根鞘への分化を示す良性腫瘍である．

臨床的事項

顔面に多発する場合には，背景に Cowden's disease がある可能性が高い．Nevus sebaceus に続発する二次性腫瘍としても知られる．

頻度　比較的稀な腫瘍である．
好発年齢・性　成人に発症し，性差はない．
好発部位　頭頸部，特に顔面の中央付近に好発する．
臨床像の特徴　ドーム状，疣贅状の表面平滑な常色の1cm程度までの単発性病変としてみられることが多い．

病理組織学的事項[1)]

腫瘍の発育様式

外方性かつ内方性の増殖性病変で，表皮は平滑または疣贅状を示す（図2-18-1a）．表面に錯角化した角層を付着することが多い．表皮または毛包上皮と連続して真皮内に腫瘍胞巣が形成される．腫瘍胞巣は単房性から多房性で周囲間質と境界明瞭なシルエットをとる．

腫瘍細胞の形態および分化

増殖する細胞は，淡好酸性または淡明な細胞質をもつ異型性に乏しい類円形細胞である（図2-18-1b）．淡好酸性の細胞が主体のものは毛包峡部の外毛根鞘への分化が示唆され，淡明な細胞が主体のものは毛包下部の外毛根鞘への分化が示唆される．腫瘍胞巣の辺縁では細胞が柵状配列を示し，明瞭な基底膜上に配列する．辺縁の細胞の核は基底膜とは離れた部位に位置することがある．病変の中央部ではときに角化巣や squamous eddies がみられる．

診断の手がかりとなる所見

・毛包と関連した外・内方増殖性病変
・淡好酸性または淡明な細胞質をもつ小型細胞の増殖
・腫瘍胞巣辺縁の柵状配列と明瞭な基底膜の存在

その他の病理組織学的所見

代表的な亜型として，desmoplastic trichilemmoma（線維形成性外毛根鞘腫）が知られている（図2-18-2）．

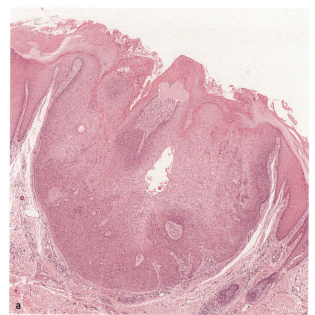

図2-18-1　Trichilemmoma
a：主に内方増殖性を示す境界明瞭な病変である．
b：好酸性の細胞質をもつ細胞が増殖し，辺縁で柵状配列を示す．周囲には基底膜がみられる．病変内に squamous eddies が散見される．

病変の辺縁部は境界明瞭であるが，病変内の間質に線維形成（fibroplasia）や硝子化が目立ち，間質に圧迫された腫瘍胞巣が散在性に分布して浸潤のような所見を呈することがある．

免疫組織化学的所見

外毛根鞘分化を確認するためのマーカーとしてCD34がある．淡好酸性細胞の増殖が優位なタイプでは辺縁部

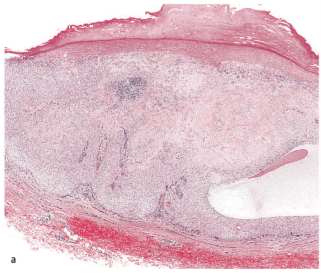
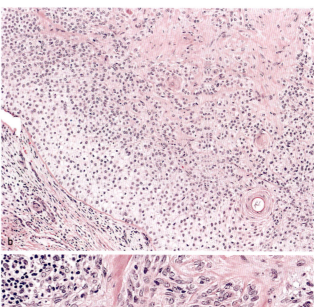
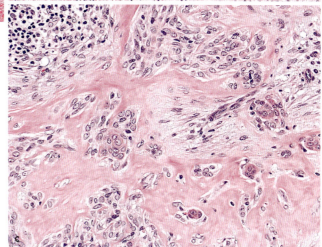

図 2-18-2　Desmoplastic trichilemmoma
a：周囲組織との境界は明瞭で，病変の中央部の間質に好酸性の領域が目立つ．
b：病変の辺縁部には明瞭な基底膜とともに淡明な細胞の増殖がみられ，中央部には間質の線維化・硝子化がみられる．
c：線維化のある領域では，間質に腫瘍胞巣が圧迫されて，一見すると浸潤と紛らわしい所見がみられる．

に限局した CD34 陽性像に，淡明細胞の増殖が優位なタイプではびまん性の CD34 陽性像になりやすい[2]．

病理組織学的鑑別疾患と鑑別の要点

■ Inverted Follicular Keratosis

Inverted follicular keratosis は毛包漏斗部に生じた seborrheic keratosis（脂漏性角化症）または verruca vulgaris（尋常性疣贅）と一般的に考えられている．病変内に多数の squamous eddies がみられ，棘融解も目立つことが多い．腫瘍胞巣辺縁の柵状配列や肥厚した基底膜が目立たない点も両者の鑑別点となる．

■ Hidradenoma

特に clear cell hidradenoma（澄明細胞汗腺腫）の構成細胞は淡明な細胞質をもち，trichilemmoma のそれと紛らわしい場合がある．表皮と連続して分布する場合には特に鑑別が必要となる．毛包との関連性が目立たない点，腫瘍胞巣辺縁の柵状配列がみられない点，腫瘍胞巣内に管腔構造がみられる点などが trichilemmoma との鑑別点となる．

参考文献

1) Kazakov DV, et al: Cutaneous Adnexal Tumors. pp260-264, Wolters Kluwer/Lippincott Williams & Wilkins, Philadelphia, 2012
2) Misago N, et al: CD34 expression in human hair follicles and tricholemmoma: A comprehensive study. J Cutan Pathol 38: 609-615, 2011

第 2 章 毛器官系病変

19 Proliferating Trichilemmal Tumors
増殖性外毛根鞘性腫瘍

同義語
類義語 : proliferating trichilemmal cyst, malignant proliferating trichilemmal cyst, proliferating trichilemmal cystic squamous cell carcinoma, proliferating isthmic cystic carcinoma, malignant pilar tumor

定義および概念

毛包峡部の外毛根鞘に類似した分化を優位に示す囊腫状あるいは充実性の腫瘍性病変である．

良性に近いものから悪性まで，一連のスペクトラム上にある疾患概念である．実際に，境界明瞭で一部に増殖性変化を伴う良性病変が，中間悪性を経て悪性化し，浸潤癌に至るとの時間的経過が想定されている．

上記のように多くの同義語あるいは類義語が提唱されており，増殖形態や細胞異型によってこれらの病名が使い分けられることもあるが，ここでは便宜上，proliferating trichilemmal tumors(PTTs)の名称の下に一括して取り扱うことにする[1]．

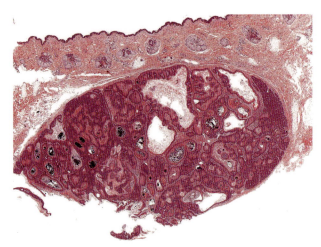

図 2-19-1　PTT の典型例
境界明瞭な皮内から皮下の結節で，多結節状の囊腫状構築を示す．

臨床的事項

頻度　比較的稀な腫瘍である．
好発年齢・性　中高年者に多く，女性にやや多い[2]．
好発部位　85～90％が被髪頭部に発症する．通常は単発であるが，稀に多発の報告もある．
臨床像の特徴　正常皮膚に覆われた皮内あるいは皮下の結節で，被髪頭部発生の場合，ときに脱毛を表面に伴うことがある．病変が進行した場合には，表面の潰瘍化を示すこともある．

病理組織学的事項

腫瘍の発育様式

境界明瞭な皮内から皮下の病変で，多結節状に囊腫状の腫瘍病変が増殖する（図 2-19-1）．通常は表皮との連続性はないが，ときに部分的に連続することもある．構成する上皮細胞は一部で内腔側に突出するような増殖を示す．初期病変あるいは良性に準じる病変では，囊腫壁の一部が内側に向かって島状に突出，増殖する（図 2-19-2）だけだが，やがてその変化が病変の大部分を占めるに至る（図 2-19-1）．さらには，囊腫状病変の外側にも向かって突出性あるいは圧排性に増殖するようになり（図 2-19-3），悪性病変になると外側に向かって不規則な浸潤性増殖を示すようになる（図 2-19-4）．この時期になると腫瘍細胞は周囲組織を破壊したり，リンパ行性あるいは，血行性に転移したりする．つまり squa-

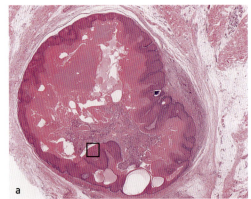

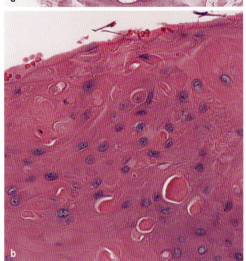

図 2-19-2　良性病変
a：囊腫壁の一部のみが内側に向かって島状に突出，増殖する．黒枠は b の拡大範囲を示す．
b：同部の細胞異型は軽度にとどまる．

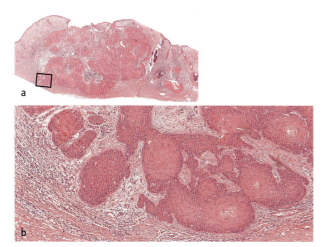

図 2-19-3　中間悪性病変
a：病変全体は輪郭の外に向かう．黒枠は b の拡大範囲を示す．
b：圧排性の増殖がみられる．

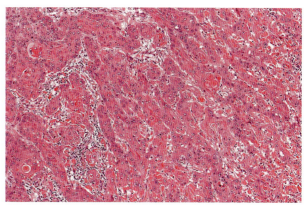

図 2-19-4　悪性病変
病変の辺縁で，外方へ向かって不規則な浸潤性増殖を示す．腫瘍胞巣内方への角化という極性も失われ，SCC との鑑別を要する．

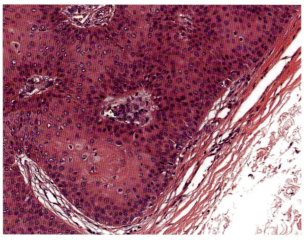

図 2-19-5　PTTs の腫瘍細胞
腫瘍細胞は，基底膜側では弱い柵状配列を示す小型の基底細胞様細胞，腫瘍胞巣の中心側では好酸性の細胞質を豊富に有する細胞である．

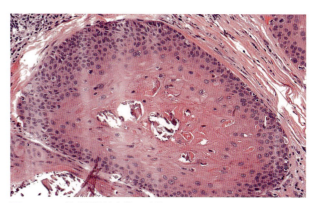

図 2-19-6　外毛根鞘性角化の所見
顆粒層を介さず均質な好酸性の角質細胞へと移行する．

mous cell carcinoma(SCC)(有棘細胞癌)と同様の生物学的態度を示すと考えられている．

腫瘍細胞の形態および分化

構成細胞は大型で好酸性の細胞質を有するものが主体で，基底膜側では小型の基底細胞様細胞が部分的に柵状配列を示し(図 2-19-5)，腫瘍胞巣中央に向かって顆粒層を介さずに均質な好酸性の角層へと移行する(図 2-19-6)．すなわち，外毛根鞘性角化/峡部型角化(trichilemmal keratinization/isthmic keratinization)を示す．

境界明瞭で外側への増殖のない，良性寄りの病変では，核異型は乏しいことが多いが，ときに，部分的には核の濃染や核膜の不整，核分裂像の増加がみられることがある(図 2-19-7)．

囊腫状の輪郭の外側に向かって圧排性あるいは浸潤性増殖を示す．悪性寄りの病変では，核異型が強く，広範囲にみられる(図 2-19-8)ことが多い[1]．このような病変では外毛根鞘性角化も不明瞭になることがあり，形態学的にも SCC との鑑別が問題となる場合がある[3,4]．

診断の手がかりとなる所見

- 囊腫内腔側へ向かう角化の極性を示す単結節または多結節の増殖性病変
- 腫瘍胞巣辺縁での柵状配列
- 外毛根鞘性角化

その他の病理組織学的所見

腫瘍胞巣中心部の角化巣の部分で，しばしば細長い棘状のコレステロール結晶痕(図 2-19-9)や石灰化物(図 2-19-10)がみられる．

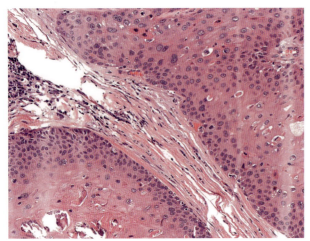

図 2-19-7　良性寄りの病変の細胞所見
この病変では，核異型の弱い腫瘍胞巣と，核の濃染や核膜の不整，異角化などを示す腫瘍胞巣が併存している．

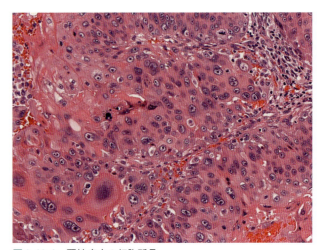

図 2-19-8　悪性病変の細胞所見
核の濃染や核分裂像の増加が明らかである．腫瘍胞巣中心に向かう外毛根鞘性角化はやや不明瞭で，壊死との識別が難しい．

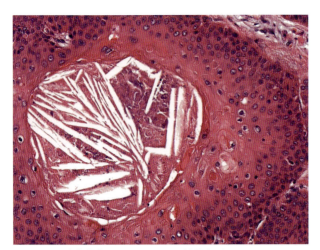

図 2-19-9　角化巣内のコレステロール結晶痕

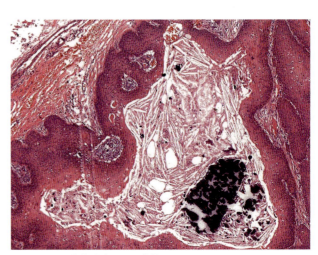

図 2-19-10　角化巣内の石灰化物

免疫組織化学的所見

外毛根鞘分化を示唆するマーカーである CD34 が陽性を示すこと，p53 や Ki-67 の発現パターンが SCC のそれと類似すること，などが文献報告されているが，いずれも散発的な報告にとどまり，本腫瘍の診断において有用性が確立されたものはない．

病理組織学的鑑別疾患と鑑別の要点

■ SCC

前述のように PTTs のなかでも悪性側の端に位置する病変では，SCC との鑑別が問題となることがある．病変の主座が真皮内から皮下であること，多結節性に嚢腫状の腫瘍胞巣が増殖する病変であること，PTTs の良性寄りの成分が部分的に確認されること，などが鑑別のポイントとなる．

■ Hidradenocarcinoma

多くの場合は表皮と連続性を欠く真皮から皮下の悪性腫瘍で，多結節状の増殖パターンを呈することから，hidradenocarcinoma も PTTs と鑑別が問題になることがある．PTTs の良性寄りの成分の存在，明瞭な柵状配列などが確認できれば，PTTs を強く疑うことができる．

参考文献

1) Kazakov DV, et al: Microcystic adnexal carcinoma. In Kazakov DV, et al (eds): Cutaneous Adnexal Tumors. pp274-279, Wolters Kluwer/Lippincott Williams & Wilkins, Philadelphia, 2012
2) 三浦圭子：増殖性外毛根鞘性腫瘍．真鍋俊明，他（編）：腫瘍病理鑑別診断アトラス　皮膚腫瘍I．pp119-120，文光堂，2010
3) Khaled A, et al: Malignant proliferating trichilemmal cyst of the scalp: Histological aspects and nosology. Pathologica 103: 73-76, 2011
4) Mones JM, et al: Proliferating trichilemmal cyst is squamaous cell carcinoma. Dermatopathol Pract Conc 4: 295-310, 1998

20 | Keratoacanthoma and Its Malignant Forms
ケラトアカントーマおよびその悪性型

定義および概念

Keratoacanthoma（KA）の疾患概念には混乱がある．すなわち，良性の表皮系あるいは毛包系腫瘍とする考え[1,2]がある一方で，欧米を中心にsquamous cell carcinoma（SCC）（有棘細胞癌）の一型とする記載も多い[3,4]．またKAは単一の疾患単位ではなく，いくつかの腫瘍を含んだ疾患群とする考えもある[5]．

本項では，近年提唱されているKAとその類縁病変の分類[6]に従って，KAを毛包漏斗部および峡部への分化を示す良性毛包系腫瘍の1つの疾患単位として解説する．ただし，本来のKAは良性の経過をとるものの，生物学的に不安定な特性をもつために，しばしば悪性化して病変内にSCCを発生させる[7,8]．

臨床的事項

頻度 比較的多い腫瘍であり，大学病院などの基幹病院では年間数例ほど経験される．

好発年齢・性 高齢者に好発する．Muir-Torre syndromeを母地とするものや，その他の症候群を背景に多発する亜型もあるが，通常は単発である．

好発部位 露光部，特に顔面を含む頭頸部に好発する．ごく稀に爪下に生じる．

臨床像の特徴 中央に角栓を容れたドーム状あるいはクレーター状の結節で，辺縁部は正常表皮が圧排伸展されることにより常色で光沢を示す（図2-20-1）．

発症後，比較的急速に増大して半球状を呈し，数か月の経過で自然消退することが多く，この臨床経過が最大の特徴の1つである[1,2]．

病理組織学的事項

腫瘍の発育様式

多房状，あるいは，それらの癒合したクレーター/カップ状の構築を示しながら，外・内方性に発育する上皮性腫瘍である．角化傾向を示すため中央に角栓を形成し，病変の辺縁には口唇状突出（epidermal lip）を伴う（図2-20-2a, b）．

腫瘍細胞の形態および分化

主な構成細胞は毛包漏斗部および毛包峡部への分化を呈する毛包角化細胞である．特に，すりガラス状の淡好酸性大型細胞質をもつ角化細胞（large pale-pink cellsと称される）は特徴的で，この細胞には核異型性がほとんどみられない（図2-20-2c）．そして，腫瘍胞巣の辺縁では細胞質の比較的乏しい細胞が増殖し，それらの細胞には若干の核の多形性や核の混み合いが観察される（図2-20-2d）．

しばしば病変深部の腫瘍胞巣辺縁で周囲間質との境界が不明瞭になることがあり（図2-20-3a, b），SCCとの鑑別が問題となる場合がある．ただし，KAでは上記のlarge pale-pink cellsに核異型性がなく，腫瘍胞巣辺縁部の数層の細胞に核の多形性や混み合いがあるという極性（勾配）がある（図2-20-3c）点でSCCと区別される．病変の一部にのみこのような所見を欠いたSCCと診断可能な領域があるときには，後述するKA-like SCCやKA with malignant transformationを疑わなくてはならない[6]．

病理組織像の経時的変化[9,10]

■ 早期/増殖期（early/proliferative stage）病変

① 上皮が角化物を充満させながら複数の彎入を示す（図2-20-4a）．深部以外では，ケラトヒアリン顆粒を有する顆粒層を経た層状角化を示し，毛包漏斗部に類似する（図2-20-4b）．

② いわゆるlarge pale-pink cellsは病変の深部に限局して存在し，病変の深部で周囲の間質との境界が不明瞭になることがある．

③ 最盛期や消失期のKAに比べて，腫瘍細胞の核異型性や核分裂像が，特に腫瘍胞巣の辺縁においてよく

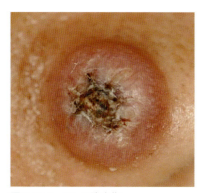

図2-20-1　KAの臨床像
中央に角栓を容れるドーム状あるいはクレーター状の結節で，辺縁部は正常表皮の圧排伸展により光沢を示す．

第 2 章　毛器官系病変

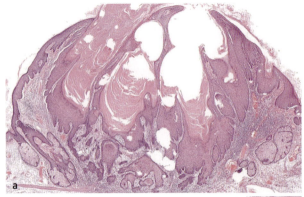
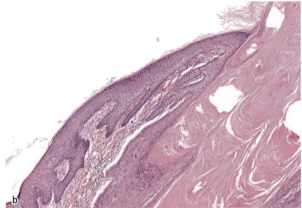
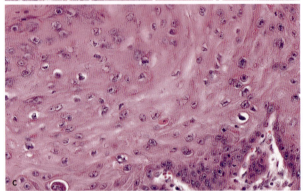
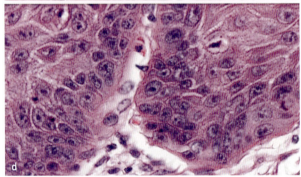

図 2-20-2　最盛期 KA
a：外・内方性に発育する多房状の構造が互いに癒合して，クレーター/カップ状の構築となり，中央には角栓を容れる．
b：病変の辺縁には圧排された正常表皮が覆い，病変を構成する上皮に向かって先端部で折り返す，口唇状突出と称される構造がある．
c：主たる構成細胞は，すりガラス状の淡好酸性細胞質を豊富に有し，large pale-pink cells と称される，角化細胞である．これらの細胞にはほぼ核異型性がない．
d：腫瘍胞巣の辺縁では細胞質の比較的乏しい基底細胞様細胞が増殖し，その部分では核の異型性や核の混み合いが種々の程度にみられる．

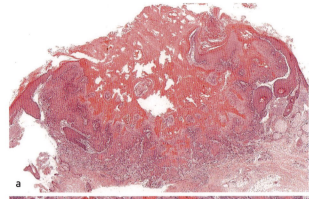
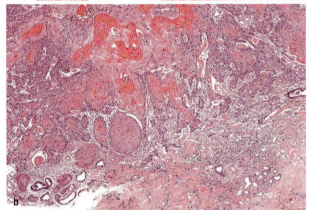
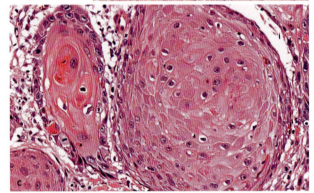

図 2-20-3　浸潤性発育を示す KA
a：KA でも，ときに真皮深層でやや浸潤性の増殖パターンを示すことがある．
b：不規則な小結節状，索状の浸潤性増殖であり，一見すると悪性を疑わせる所見である．
c：しかし，主たる構成細胞はやはり large pale-pink cells で，腫瘍胞巣辺縁の小型細胞との極性が明瞭にみられる．

みられる（図 2-20-4c）．

この ②③ の特徴のため，早期/増殖期の KA は SCC と過剰診断される，あるいは疑われる場合がある[11]．

■ 最盛期（well-developed）病変

① 横方向に複数の彎入を示した上皮が癒合して，中央に大きな角栓を容れたクレーター状，あるいはカップ状の構築となる（図 2-20-2a）．

② 病変全体の主な構成細胞が large pale-pink cells となる．毛包峡部分化を示唆する緻密な角化を示す（図 2-20-2b）．

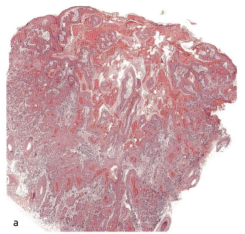
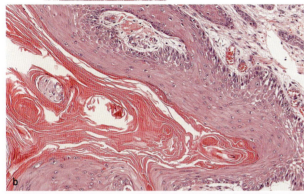
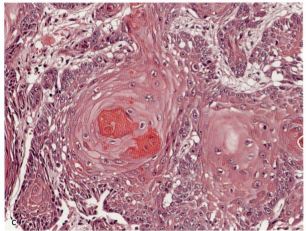

図 2-20-4　早期/増殖期 KA
a：角化物を充満する上皮が複数の彎入を示すが，この段階では癒合してクレーター状構築はまだ形成されていない．
b：深部以外では，上皮は顆粒層を介して層状の角層に移行する，毛包漏斗部型の角化パターンを示す．
c：病変を構成する角化細胞の核異型や核分裂像が，特に腫瘍胞巣の辺縁においてよくみられる．

③ときに細かいケラトヒアリン顆粒や部分的な錯角化を伴う．
④腫瘍胞巣辺縁では，やや小型の角化細胞が数層の縁取りのように増殖し，核の混み合いや分裂像も種々の程度にみられる．これらの細胞は腫瘍胞巣内側にある large pale-pink cells と極性を保って分布する（図 2-20-5）．

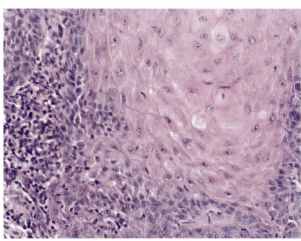

図 2-20-5　最盛期 KA の構成細胞
腫瘍胞巣辺縁では，小型の角化細胞が数層にわたり増殖し，この部は核の混み合い，分裂像を示す．腫瘍胞巣内側の large pale-pink cells とこれらの細胞とが極性をもって，比較的明瞭に移行している．

■消失期（regressing）の病変

①外方・内方性の発育が目立たなくなり，クレーター状の構築は部分的に残存するのみとなる．上皮は菲薄化するが，病変内には角栓がある（図 2-20-6a）．
②表層は再び層状の毛包漏斗部型角化を示す（図 2-20-6b）．Large pale-pink cells は減少し，いまだ菲薄化しきっていない上皮部分のみに残存する（図 2-20-6c）か，あるいは完全に消失する．下床の真皮は炎症細胞浸潤や線維化を種々の程度に伴う．

診断の手がかりとなる所見
・辺縁に口唇状突出を伴い，中央に角栓を容れる，クレーター状の構築
・核異型性に乏しい large pale-pink cells 主体の増殖
・腫瘍胞巣内の微小膿瘍（図 2-20-7）

その他の病理組織学的所見

1）KA with SCC Component

KA はしばしば悪性化して SCC を発生させるが，それら 2 つの構成成分の境界が比較的明瞭に区分されるものは KA with malignant transformation，そうでないものは KA-like SCC と呼び分けられる．ただし，両者の鑑別が困難な症例もあり，KA with SCC component として総称されることもある．

ちなみに，SCC 成分を伴わない KA ではほぼ全例が自然消退するが，SCC 成分を伴う KA でも約 30％の症例が消退する[12]．このことから，KA は悪性化しても元来の消退能がある程度は残っていることが示唆される．

■KA-like SCC

KA の性質を模倣した組織構築や細胞所見が不完全に

第2章 毛器官系病変

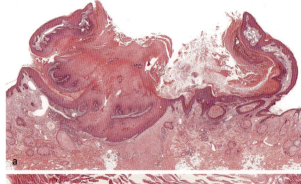

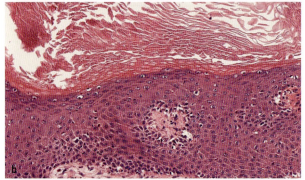

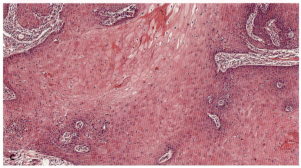

図2-20-6 消失期KA
a：クレーター状構築は部分的に残存するのみで，上皮は菲薄化する．内部には角栓がある．
b：層状の毛包漏斗部型の角化を示す．
c：Large pale-pink cells は減少し，いまだ菲薄化しきっていない上皮の部分のみに残存する．

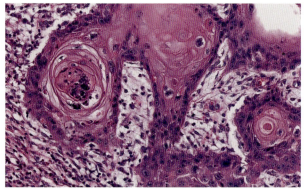

図2-20-7 腫瘍胞巣内の微小膿瘍

確認されるものの，全体が悪性腫瘍として診断可能な病変である．（図2-20-8a，b）．左右対称性は部分的に失われ，構成細胞は典型的 large pale-pink cells ではなくなり，特に腫瘍胞巣内部にまで明らかな核異型がみられる（図2-20-8c）．良性のKAに相当する領域が残存していることもあるが，悪性成分との境界は不明瞭である[6]．

■ KA with Malignant Transformation

KA成分とSCC成分が混在した病変であるが，その二者の境界が比較的明瞭に区分されるものを称する（図2-20-9）．

2）その他の亜型

■ KA Centrifugum Marginatum（遠心性環状ケラトアカントーマ）

遠心性に拡大するとともに中心治癒傾向を示し，大型の環状局面を呈する．四肢遠位部に好発する．

■ Eruptive KA（Grzybowski型）（発疹性ケラトアカントーマ）

非常に稀な亜型で，小型の角化性小結節がきわめて多数（数百からときに数千個）出現する．日光曝露部が中心であるが，粘膜や掌蹠など毛器官の存在しない部にも病変が及び，自然消退傾向に乏しい．

■ Subungual KA（爪甲下ケラトアカントーマ）[13]

手指に好発する有痛性の爪甲下病変で，骨破壊を伴ったり，自然消退しないこともある．病理組織学的には，large pale-pink cells が顆粒層を介さずに唐突に角化し，上皮の全層で多数の個細胞性角化が観察される（図2-20-10）．

その他の亜型

■ KA en Plaque/Nodule（局面/結節状ケラトアカントーマ）[14]

通常のKAと同様に，早期/増殖期には毛包漏斗部分化，最盛期には毛包峡部および漏斗部分化を示す上皮の彎入によって構築されるが，それらは癒合せずに全体としてクレーター状にならない．構成細胞は通常のKAでみられる異型性の乏しい large pale-pink cells が主体である（図2-20-11）．臨床的にも中心に角栓を容れたクレーター状結節とならないため，viral verruca（ウイルス性疣贅）や seborrheic keratosis（脂漏性角化症）が疑われることが多い．自然消退傾向を示すかどうかは不明である．

免疫組織化学的所見

表皮や毛包上皮における CK の発現パターンと比較し，KA が毛包分化を示す腫瘍である可能性を指摘した報告があるが，KA とそれに類似した他の腫瘍との鑑別において実用的なマーカーはいまだ知られていない．

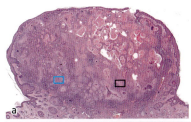
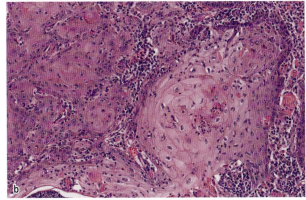
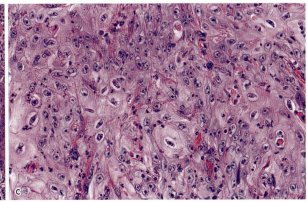

図 2-20-8　KA-like SCC
a：KA とほぼ同様のクレーター状構築をとるが，全体の均一性，対称性が損なわれている．黒枠は b，青枠は c の拡大範囲を示す．
b：主たる構成細胞は，KA でみられる large pale-pink cells である．
c：SCC 成分の構成細胞の細胞質は，典型的 large pale-pink cells のように淡好酸性でも豊富でもなく，核異型も明らかである．腫瘍胞巣辺縁の基底細胞様細胞との極性をもった移行像も消失している．

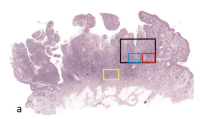
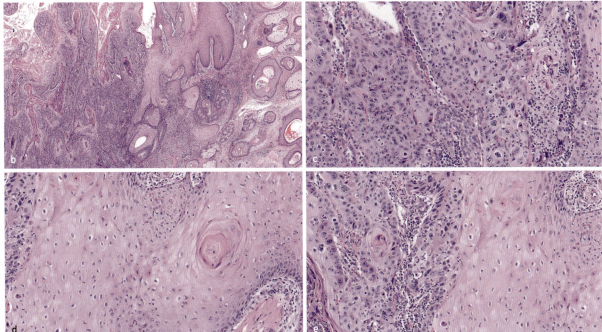

図 2-20-9　KA with malignant transformation
a：KA とほぼ同様の構築であるが，左半分で好塩基性が強く，クレーター構築も不明瞭となっている．黒枠は b，黄枠は c，赤枠は d，青枠は e の拡大範囲を示す．
b：淡好酸性細胞の領域と好塩基性細胞の領域が病変内で境界明瞭に区分される．
c：左側の拡大では腫瘍胞巣全体にわたって異型の明らかな角化細胞が増殖し，Bowen's disease のような像である．
d：右側の淡好酸性の腫瘍胞巣では典型的 large pale-pink cells が主体で，腫瘍胞巣辺縁の小型細胞との極性もよく保たれている．
e：上記二者の境界はきわめて明瞭に区分される．

第2章 毛器官系病変

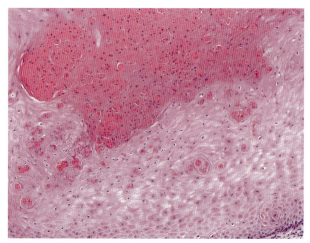

図2-20-10 Subungual KA
淡好酸性で豊かな細胞質をもつ角化細胞が唐突に角化し，上皮内に多数の個細胞性角化を示すのが特徴である．

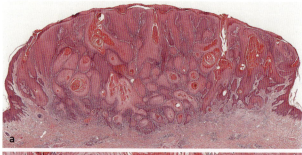
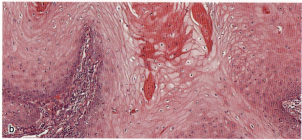

図2-20-11 KA en plaque/nodule
a：隣り合う上皮の彎入が癒合することはなく，全体としてクレーター状構築とならない．
b：構成細胞の主体は large pale-pink cells であり，細胞異型に乏しい．

病理組織学的鑑別疾患と鑑別の要点

　KAやKA with SCC component以外にもクレーター状の構築を呈する疾患がいくつかあり，これらは常にKAとの鑑別が問題となる．クレーター状構築を示す疾患の鑑別については第4章-9(→240頁)を参照されたいが，本項では第4章-9で取り扱われていないクレーター状構築を示す疾患についていくつか簡単に紹介する．

■ 分子標的薬関連の扁平上皮増殖性疾患[15]

　BRAF阻害薬やマルチキナーゼ阻害薬などの分子標的薬の使用によって扁平上皮増殖性疾患が発生することがある．このなかにはKAに相当する病変が含まれているが，それ以外にも verrucous keratosis（疣贅状角化症）やSCCなども知られている．

■ Muir-Torre syndromeにおける脂腺系腫瘍

　Muir-Torre syndromeではKA以外にもクレーター状構築を示す脂腺系腫瘍が発生しやすい．逆にクレーター状構築を示す脂腺系腫瘍は本症候群を疑うきっかけとなりうる．脂腺分化の有無によりKAとの鑑別は容易である．

■ その他のクレーター状構築を示す良性病変

　Inverted follicular keratosis や molluscum contagiosum（伝染性軟属腫）などもときにクレーター状構築を示すことがある．

参考文献

1) Habif TP: Benign skin tumors. In Baxter S (ed): Clinical Dermatology, 3rd ed. pp638-639, Mosby-year book, St. Louis, 1996
2) 長野　徹：皮膚科セミナリウム　ケラトアカントーマ．日皮会誌 199：1049-1063, 2009
3) Weedon D, et al: Acanthomas. In Le Boit PE, et al (eds): World Health Organization Classification of Tumours. pp44-47, IARC Press, Lyon, 2006
4) Hodak E, et al: Solitary keratoacanthoma is a squamous-cell carcinoma: Three examples with metastases. Am J Dermatopathol 15: 332-342, 1993
5) 安斎眞一，他：ケラトアカントーマ—最近の話題．皮病診療 32：600-606, 2010
6) Misago N, et al: Keratoacanthoma and other types of squamous cell carcinoma with crateriform architecture: Classification and identification. J Dermatol 40: 443-452, 2013
7) Weedon DD, et al: Squamous cell carcinoma arising in keratoacanthoma: A neglected phenomenon in the elderly. Am J Dermatopathol 32: 423-426, 2010
8) Sánchez Yus E, et al: Solitary keratoacanthoma: A self-healing proliferation that frequently becomes malignant. Am J Dermatopathol 22: 305-310, 2000
9) Schwartz RA: Keratoacanthoma. J Am Acad Dermatol 30: 1-19, 1994
10) Misago N, et al: The histopathologic changes in keratoacanthoma depend on its stage. J Cutan Pathol 41: 617-619, 2014
11) Kossard S, et al: Keratoacanthoma and infundibulocystic squamous cell carcinoma. Am J Dermatopathol 30: 127-134, 2008
12) Takai T, et al: Natural course of keratoacanthoma and related lesions after partial biopsy: Clinical analysis of 66 lesions. J Dermatol 42: 353-362, 2015
13) Allen CA, et al: Subungual keratoacanthoma. Histopathology 25: 181-183, 1994
14) Misago N, et al: Keratoacanthoma en plaque/nodule: A brief report of the clinicopathological features of five cases. J Dermatol 44: 803-807, 2017
15) Harvey NT, et al: Squamoproliferative lesions arising in the setting of BRAF inhibition. Am J Dermatopathol 34: 822-826, 2012

21 Tumor of Follicular Infundibulum
毛包漏斗部腫瘍

定義および概念

　表皮と連続する上皮索が真皮乳頭層で網状に増殖して皿状(plate-like)の病変を形成する良性腫瘍である．名称に反して毛包峡部の外毛根鞘への分化を示す[1]．Basal cell carcinoma(BCC)など他疾患の近傍にみられることもあるため，表皮の反応性変化とする考えもある[2]．

臨床的事項[2〜4]

頻度　稀である．10万検体中3〜17例と報告されている．

好発年齢・性　主に中年から高齢者にみられ，性差はない．

好発部位　顔面，頸部に多い．他の部位にも出現する．

臨床像の特徴　数mm〜1cm程度の常色の角化性丘疹あるいは扁平隆起する結節である．通常は単発であるが，多発することもある．

病理組織学的事項[5,6]

腫瘍の発育様式（図2-21-1a）

　表皮下に周囲との境界明瞭な皿状病変が形成され，病変は厚くなった真皮乳頭層にとどまることが多い．病変内では，小型の角化細胞が表皮や毛包漏斗部と数か所で連続しながら索状および網状に分布し，有窓状あるいは格子状(fenestrated)と呼ばれる．上皮胞巣の周囲に裂隙はなく，間質のムチン(ムコイド)沈着も目立たない．

腫瘍細胞の形態および分化（図2-21-1b）

　上皮索の幅は数層から十数層で，辺縁ではときに核が柵状に配列する．細胞質は豊富で好酸性で明るく，グリコーゲンを含み，毛包峡部の外毛根鞘細胞に類似する．核異型性や核分裂像は乏しい．上皮索の周囲には好酸性の明瞭な基底膜がみられることがある．ときに，脂腺導管に類似する管腔構造を伴う．

診断の手がかりとなる所見

・表皮と数か所で連続しながら，真皮乳頭層で水平方向に有窓状に分布する皿状病変
・毛包峡部の角化細胞(isthmic cells)に類似する細胞

病理組織学的鑑別疾患と鑑別の要点

■ Pilar Sheath Acanthoma

　構成細胞は類似するが，Pilar sheath acanthomaでは，真皮浅層に皿状や有窓状の構築をとることはない．

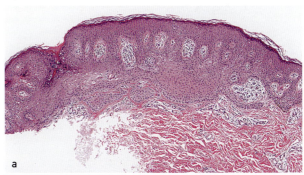
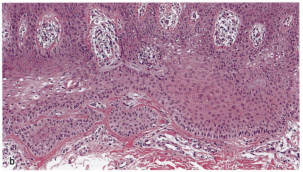

図2-21-1　Tumor of follicular infundibulum
a：腫瘍胞巣は，表皮と一部で連続しながら真皮浅層に皿状に分布する．
b：腫瘍細胞は好酸性細胞質をもち，毛包峡部の外毛根鞘細胞に類似する．腫瘍胞巣の辺縁では柵状配列があり，基底膜の肥厚が目立つ．

■ Superficial BCC, Fibroepithelioma of Pinkus

　これらのBCCではtumor of follicular infundibulumに類似することがある．BCCでは，毛芽細胞様の腫瘍細胞が腫瘍胞巣の辺縁に柵状配列し，周囲間質との間にムチン沈着を伴う裂隙形成があること，核異型性や核分裂像がみられることから鑑別できる．

参考文献

1) Mehregan AH, et al: A tumor of follicular infundibulum. Report of a case. Arch Dermatol 83: 924-927, 1961
2) Abbas O, et al: Tumor of follicular infundibulum: An epidermal reaction pattern? Am J Dermatopathol 31: 626-633, 2009
3) Mehregan AH: Infundibular tumor of the skin. J Cutan Pathol 11: 387-395, 1984
4) Cribier B, et al: Tumor of follicular infundibulum: A clinicopathologic study. J Am Acad Dermatol 33: 979-984, 1995
5) Ackerman AB, et al: Tumor of follicular infundibulum. In Ackerman AB, et al (eds): Neoplasms with Follicular Differentiation. pp329-348, Ardor Scribendi, New York, 2001
6) Kazakov DV, et al: Tumor of follicular infundibulum. In Kazakov DV, et al (eds): Cutaneous Adnexal Tumors. pp269-272, Wolters Kluwer Health/Lippincott Williams & Wilkins, Philadelphia, 2012

22 Pilar Sheath Acanthoma
毛鞘棘細胞腫

定義および概念

Pilar sheath acanthoma は，開大した毛包漏斗部様の囊腫構築とその囊腫壁から球根状あるいは蕾状に増殖する上皮小葉を特徴とする良性毛包系腫瘍である．主に毛包峡部の外毛根鞘への分化を示し，しばしば脂腺導管の構造も伴う[1]．

臨床的事項

頻度 稀である．Mehregan は，10 万検体中 3 例，Ackerman らは，約 56 万検体中 21 例と報告している[2,3]．

好発年齢・性 中年から高齢者にみられ，性差はない．

好発部位 顔面，特に口囲に多い．

臨床像の特徴 5〜10 mm 程度の単発性の常色の丘疹で，中央に 1〜2 mm の陥凹を伴う．

病理組織学的事項[3,4]

腫瘍の発育様式

中央に開大した毛包漏斗部様の囊腫構築があり，それに連続して球根状の上皮小葉が放射状に突出する(図2-22-1a)．ただし，薄切面によっては，開孔部や中央の囊腫構築が不明瞭となって，真皮内に大小の上皮胞巣が集簇した像となることもある．

腫瘍細胞の形態および分化

構成する細胞は，毛包峡部の角化細胞(isthmic cells)に類似しており，豊富な好酸性の細胞質をもち，ときに細胞質は淡明となる(図2-22-1b)．腫瘍胞巣の辺縁では，細胞質の少ない立方状の細胞が柵状に配列する．ときに，退縮期(catagen)の外毛根鞘に類似して壊死した細胞が散見される．腫瘍胞巣内に小さい角化囊腫あるいは管腔様の構造を伴うことがあり，この構造は脂腺導管を模倣していると考えられる．毛包下部への分化像が部分的にみられることがあるが，毛は通常存在しない．

診断の手がかりとなる所見

・毛包峡部の角化細胞に分化する細胞
・脂腺導管構造

病理組織学的鑑別疾患と鑑別の要点

■ Dilated Pore

拡大した毛包漏斗部構築の周囲に軽度の放射状の上皮の増殖がみられるが，峡部への分化所見はない．

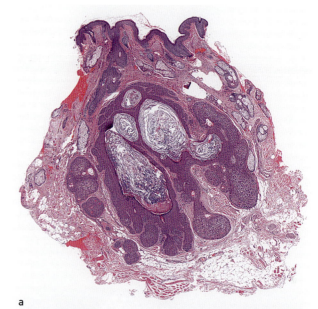
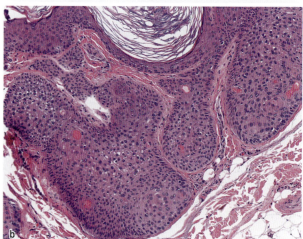

図2-22-1　Pilar sheath acanthoma
a：開大した毛包漏斗部様の囊腫構築が中央にあり，そこから球根状の上皮小葉が放射状に突出している．
b：構成細胞は，毛包峡部の角化細胞に類似する．

参考文献

1) Mehregan AH, et al: Pilar Sheath Acanthoma. Arch Dermatol 114: 1495-1497, 1978
2) Mehregan AH: Infundibular tumor of the skin. J Cutan Pathol 11: 387-395, 1984
3) Ackerman AB, et al: Pilar sheath acanthoma. In Neoplasms with Follicular Differentiation. pp329-348, Ardor Scribendi, New York, 2001
4) Kazakov DV, et al: Pilar sheath acanthoma. In Cutaneous Adnexal Tumors. pp272-274, Wolters Kluwer Health/Lippincott Williams & Wilkins, Philadelphia, 2012

23 Trichoadenoma
毛包腺腫

定義および概念

主に毛包漏斗部への分化を示す良性の毛包系腫瘍であるが，毛包峡部への分化所見も部分的にみられる．Trichoadenomaという名称が与えられているものの，実際の腫瘍内に腺構造はなく，適切な腫瘍名ではない[1,2]．

臨床的事項

頻度 非常に稀である．
好発年齢・性 成人に発症し，性差はない．
好発部位 顔面に好発する．その他，臀部，大腿，背部に発生した報告がある．
臨床像の特徴 表面は常色から灰色・褐色調を示す小型の単発性の結節である（図2-23-1）．緩徐に発育する．

病理組織学的事項

腫瘍の発育様式

真皮を主体とした境界明瞭な病変で，ときに皮下脂肪組織まで分布する．病変は，大小不同，多数の毛包漏斗部様嚢腫構造で構成される．周囲間質に膠原線維の増加を伴う（図2-23-2a）．

腫瘍細胞の形態および分化

嚢腫壁を構成する細胞は，毛包漏斗部の重層扁平上皮に類似し顆粒層を伴う角化を示す．嚢腫内には層状の角質物を含む．嚢腫構造のいくつかは円柱状の毛包漏斗部上皮索でつながる（図2-23-2b）．表皮との連続性はない．

診断の手がかりとなる所見

・大小不同を示す多数の毛包漏斗部様嚢腫構造

その他の病理組織学的所見

嚢腫構造周囲の間質に異物型多核巨細胞浸潤を伴う肉芽組織がみられることがある．

病理組織学的鑑別疾患と鑑別の要点

■ Nevus Comedonicus

多数の毛包漏斗部様嚢腫構造がある点が類似するが，嚢腫はより大型で，表皮と連続する．

■ Desmoplastic Trichoepithelioma（線維形成性毛包上皮腫）

多数の角化嚢腫構造を伴う．病変が真皮上層に限局すること，角化嚢腫はより小型で，毛芽細胞様細胞の増殖があることが鑑別点となる．免疫染色では腫瘍細胞がBerEP4が部分的に陽性となり，通常陰性を示すtrichoadenomaとの鑑別に有用である[3]．

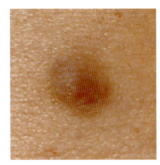

図 2-23-1 Trichoadenomaの臨床像
右臀部外側の淡褐色調，弾性硬の隆起性結節である．

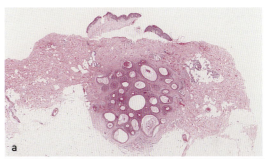

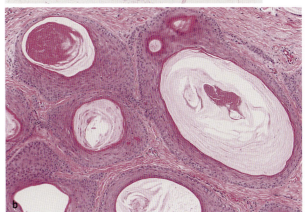

図 2-23-2 Trichoadenoma
a：膠原線維の増加を伴う境界明瞭な病変である．
b：一部が上皮索で連続した毛包漏斗部様嚢腫構造がみられる．

■ Microcystic Adnexal Carcinoma

毛包漏斗部様嚢腫構造だけでなく，エクリン管あるいはアポクリン管様構造や充実性腫瘍胞巣から構成される．また，皮下脂肪組織以深にまで浸潤することが多い．

参考文献

1) Ackerman AB, et al: Neoplasms with Follicular Differentiation. pp209-219, Ardor Scribendi, New York, 2001
2) Kazakov DV, et al: Cutaneous Adnexal Tumors. pp282-284, Wolters Kluwer Health/Lippincott Williams & Wilkins, Philadelphia, 2012
3) Shimanovich I, et al: Trichoadenoma of Nikolowski is a distinct neoplasm within the spectrum of follicular tumors. J Am Acad Dermatol 62: 277-283, 2010

24 Inverted Follicular Keratosis
反転性毛包角化症

定義および概念

1954年にHelwigによって良性の毛包漏斗部腫瘍として報告された疾患であるが，その疾患概念については議論が多い．Verruca vulgaris(VV)(尋常性疣贅)の亜型[1]やseborrheic keratosis(SK)(脂漏性角化症)の亜型[2]とする見解の他にも，trichilemmomaと同一スペクトラム上の病変とする意見もある[3]．なお，多くの症例では病変部でのヒト乳頭腫ウイルス(human papilloma virus；HPV)の存在を確認できていないことから，VVの亜型とする可能性については否定的との見方もある[4]．

臨床的事項

頻度 生検検体数10万件当たり70件であり，稀ではない[5]．

好発年齢・性 50歳以上の中高年に好発し，男性に多い傾向がある[1]．

好発部位 約90％は頭頸部に出現し，頰部，鼻部，前額，眼瞼が多い．

臨床像の特徴 単発性の常色の結節状あるいは糸状疣贅状(filiform verrucous)の病変であり，直径0.3～1cmである[4]．

病理組織学的事項

腫瘍の発育様式[6]

しばしば毛包上皮を含みながら，内方増殖性(endophytic)の病変を形成する(図2-24-1a)．それに加えて，種々の程度の外方増殖性(exophytic)の変化を伴い，ときに外方増殖性が主体の場合もある(図2-24-2a)．真皮では垂直方向に配列する大きな上皮小葉(lobule)や手指状に突出した上皮胞巣を形成する．Mehreganは本症を病理組織学的に以下の4亜型，つまり，①錯角化を伴った角層肥厚があり外方増殖性が主体のpapillomatous wart-like type(乳頭腫状疣贅様型)，②病変の辺縁部で，表皮が乳頭層を伴って上方に伸延する口唇状突出(epidermal lip)があり，中央部には内方および外方増殖性を示す充実性の上皮胞巣のあるkeratoacanthoma-like type(ケラトアカントーマ様型)，③充実性で小葉状の上皮塊があり，内方増殖性が主体のsolid nodular type(充実性結節型)，そして④上皮胞巣内に不規則な裂隙を形成したcystic type(囊腫型)，に分類している[5,7]．

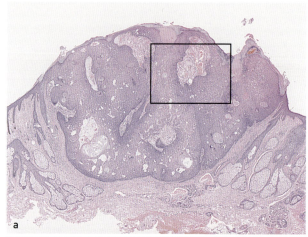
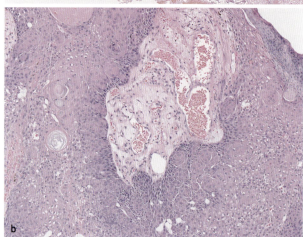
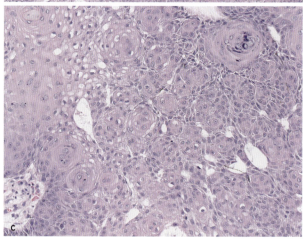

図2-24-1 内方増殖性が主体のsolid nodular type
a：外方よりも内方増殖性が優位である．黒枠はbの拡大範囲を示す．
b：腫瘍胞巣は基底細胞様細胞と有棘細胞様細胞で構成されており，多数のsquamous eddiesを伴う．真皮には拡張した血管を伴う．
c：多数のsquamous eddiesが広範囲に観察される．

24 Inverted Follicular Keratosis

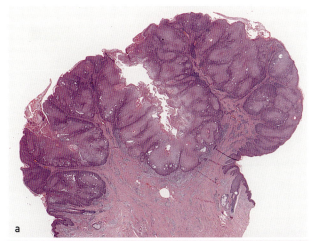

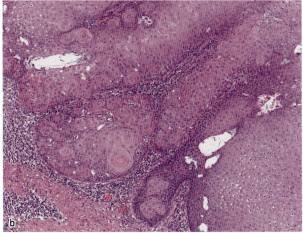

図2-24-2　外方増殖性が主体の papillomatous wart-like type
a：乳頭状に隆起した外方増殖性の病変である．
b：基底細胞様細胞と有棘細胞様細胞で構成された上皮胞巣内に多数の squamous eddies がある．真皮には炎症細胞浸潤を伴っている．

腫瘍細胞の形態および分化[6]

いずれの亜型かにかかわらず，基底細胞様細胞と有棘細胞様細胞で構成された上皮胞巣を形成し，その辺縁部に配列する基底細胞様細胞が中心部へ向かって角化する傾向がある（図2-24-1b）．基底細胞様細胞は核分裂像を伴う．また，特徴的な所見として，角化細胞が渦状に緊密な層を形成して分布する squamous eddies がある（図 2-24-1b, c, 2-24-2b）．また，squamous eddies の辺縁部には裂隙の形成があり，棘融解を伴うこともある．

診断の手がかりとなる所見

・毛包漏斗部上皮を中心とする基底細胞様細胞と有棘細胞様細胞で構成された内方・外方増殖性の病変
・上皮胞巣内の squamous eddies とその辺縁部の裂隙，および棘融解像

その他の病理組織学的所見

表層には錯角化を示す角層肥厚を伴う．真皮乳頭層には，拡張し，蛇行状に配列する血管を伴う．また，腫瘍胞巣周囲の真皮には，種々の程度にリンパ球や組織球を中心とする炎症細胞浸潤を伴う．

病理組織学的鑑別疾患と鑑別の要点

■ Irritated Seborrheic Keratosis（被刺激型脂漏性角化症）

皮膚表面に対して平行に配列する上皮胞巣を形成する．また，病変は上皮胞巣の大部分を占めるメラニン顆粒を伴う基底細胞様細胞と，角層の直下や偽角質囊腫の周囲に分布する有棘細胞様細胞で構成される．

■ Trichilemmoma

内方増殖性の構築が類似するが，グリコーゲンの貯留した淡明な細胞質をもつ腫瘍細胞の存在や腫瘍胞巣辺縁部での柵状配列，基底膜の肥厚を伴う点が異なる．

参考文献

1) Ackerman AB, et al: Neoplasms with Follicular Differentiation. pp293-312, Ardor Scribendi, New York, 2001
2) Elder DB, et al: Lever's Histopathology of the Skin, 11th ed. p976, Lippincott Williams and Wilkins, Philadelphia, 2015
3) Requena L, et al: Inverted follicular keratosis and tricholemmoma. In Requena L, et al (eds): Cutaneous Adnexal Neoplasms. pp567-590, Springer International Publishing, Cham, 2017
4) Mehregan AH, et al: Inverted follicular keratosis and Verruca vulgaris: An investigation for the papillomavirus common antigen. J Cutan Pathol 11: 99-102, 1984
5) Mehregan AH: Infundibular tumors of the skin. J Cutan Pathol 11: 387-395, 1984
6) Patterson JW: Weedon's Skin Pathology. pp906-908, Churchill Livingstone Elsevier, London, 2016
7) Mehregan AH: Inverted follicular keratosis is a distinct follicular tumor. Am J Dermatopathol 5: 467-470, 1983

25 Basal Cell Carcinoma
基底細胞癌

同義語 類義語 basalioma, basal cell epithelioma

定義および概念

Basal cell carcinoma（BCC）は，主に毛芽細胞に分化する腫瘍細胞で構成される悪性腫瘍である．局所破壊性はあるが，遠隔転移はきわめて稀（0.01％未満あるいは0.05％との報告がある）である．

局所再発しやすい組織亜型としては，small nodular/micronodular type（小結節/微小結節型），morphoeic/infiltrative type（モルヘア/浸潤型），basosquamous carcinoma（基底有棘細胞癌）が挙げられる．一方，所属リンパ節転移や遠隔転移は，nodular type（結節型）やbasosquamous carcinomaで多いとされている．遠隔転移は肺に多いが，骨や他の臓器にも起こりうる．転移を起こすと腫瘍死することもある．

臨床的事項[1]

頻度 ヒトに生じる悪性腫瘍のなかで最も多いものの1つとされている．

好発年齢・性 本邦の多数例での検討では，切除時平均年齢は60歳代後半～70歳程度であった．明らかな性差は知られていない．

好発部位 日本人の多数例の検討では，70％程度が顔面に生じる．次いで体幹に生じる例が多い．顔面のなかでは，鼻に最も多く，次いで頬部，眼囲の順である．臨床病型別では，nodular typeおよびmorphoeic type（モルヘア型）は顔面に多く，superficial type（表在型）とfibroepithelioma of Pinkus（Pinkus線維上皮腫）は体幹・四肢に多い．

臨床像の特徴 4つの臨床病型に分けて解説する．

① Superficial Type
皮膚面より軽度に隆起する扁平な斑を形成する．紅色あるいは赤褐色の局面を背景に，黒色あるいは褐色の斑を混じる．発生部位は，体幹に多い．

② Nodular Type
日本人では，黒色あるいは黒褐色の結節を形成することが多い．顔面に好発する．皮膚潰瘍を伴うと結節潰瘍型と呼ばれる．

③ Morphoeic Type
浸潤を伴う斑を形成することが多い．ときに皮膚潰瘍を伴う．皮膚色や紅色の局面のこともあるが，病変のどこかには黒色あるいは褐色の色素沈着を伴うことが多い．臨床的に病変境界は不明瞭である．発生部位としては顔面に多い．

④ Fibroepithelioma of Pinkus
隆起性の結節を形成することが多く，soft fibroma（軟性線維腫）あるいはseborrheic keratosis（脂漏性角化症）などに類似した臨床像を呈することが多い．部位としては体幹に最も多く，四肢がそれに次ぐ．

病理組織学的事項

腫瘍の発育様式
BCCは真皮浅層に発生し，ときに皮下脂肪組織や深部の他臓器にまで拡がる．腫瘍は，被覆表皮あるいは皮膚付属器上皮と連続しているのが原則であるが，皮膚潰瘍を伴う病変ではそれが確認できないこともある．腫瘍胞巣の形状は亜型によりさまざまである．

腫瘍細胞の形態および分化
小型の基底細胞様細胞が腫瘍胞巣を形成し，その辺縁に楕円形の核をもつ腫瘍細胞が柵状に配列する．この核の柵状配列は，胎生期の一次毛芽や成長期（anagen）初期の毛包下端でみられる二次毛芽に類似した形態であり，毛芽細胞分化の所見と考えられる（図2-25-1～2-25-3）．腫瘍胞巣内には，ムチン（ムコイド）が豊富に沈着し，腫瘍胞巣と間質の間にもムチンの沈着（図2-25-3）あるいはそれに伴う裂隙形成がみられる（図2-25-1, 2-25-2）．腫瘍胞巣と間質の間のムチンの沈着は，裂隙形成と同等の診断的意義をもつ[2]．

診断の手がかりとなる所見
・腫瘍胞巣辺縁での核の柵状配列
・腫瘍胞巣内とその周囲のムチン沈着
・腫瘍胞巣と間質の間の裂隙形成

その他の病理組織学的所見
有色人種の病変では，腫瘍胞巣や間質にメラニン顆粒が沈着することが多い．その際，腫瘍胞巣内にメラノサイトも種々の程度に混在している．また，石灰化物やアミロイドが腫瘍胞巣や間質に沈着することもある．

BCCは，腫瘍胞巣の分布形態や周囲組織の反応に

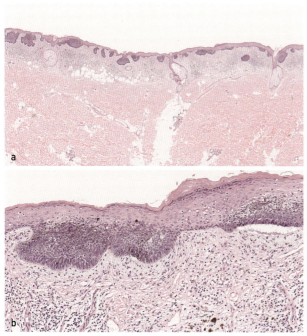

図 2-25-1 Superficial type
a：被覆表皮あるいは毛包上皮から蕾状に突出する腫瘍胞巣が観察される．
b：表皮下層から真皮乳頭層にかけて腫瘍胞巣が分布する．

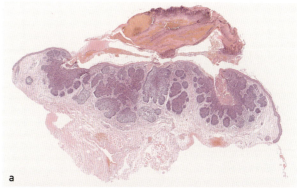

図 2-25-2 Nodular (solid) type
a：中型から大型の充実性の腫瘍胞巣から構成されている．
b：腫瘍胞巣と間質の間には裂隙が形成されている．

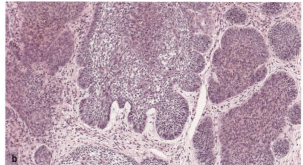

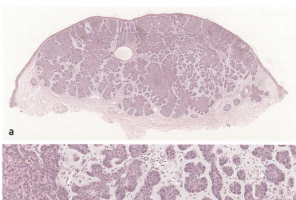

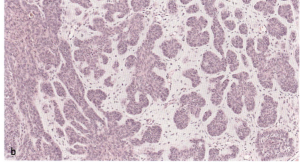

図 2-25-3 ムチンの貯留が著明で，裂隙形成の目立たない nodular (solid) type
a：大型充実性の腫瘍胞巣から細かく出芽するようにして発育している．
b：この症例では，腫瘍間質にムチンの沈着が目立つが，裂隙形成ははっきりしない．

よって，以下のような病理組織亜型に分類される．

■ Superficial Type（図 2-25-1）

腫瘍胞巣は比較的小型であり，被覆表皮あるいは皮膚付属器上皮から蕾状に突出するようにして，真皮乳頭層に限局しながら分布する．ただし，他の亜型を伴うと真皮網状層にまで病変が及ぶこともある．腫瘍胞巣は被覆表皮に密着するが，表皮を全層性に置換することはない．生検材料では actinic keratosis（日光角化症）などの squamous cell carcinoma（SCC）*in situ*（上皮内有棘細胞癌）との鑑別に悩まされることもしばしばであり，真皮浅層までの小さな生検材料では，さまざまな病変に伴う follicular induction（毛包誘導）を superficial BCC と誤認することもあるので注意が必要である．

■ Nodular Type

最も頻度の高い亜型である．毛芽細胞様細胞が大小さまざまな結節状の腫瘍胞巣を形成する．Nodular type はさらに以下の4つに細分類されることもある．

① Solid Type（充実型）（図 2-25-2, 2-25-3）

中型から大型の充実性の腫瘍胞巣のみで構成される病変を指す．

② Adenoid Type（腺様型）（図 2-25-4a）

Adenoid cystic type（腺様囊胞型）も同義である．腫瘍胞巣内にムチンが顕著に沈着することによって小塊状の

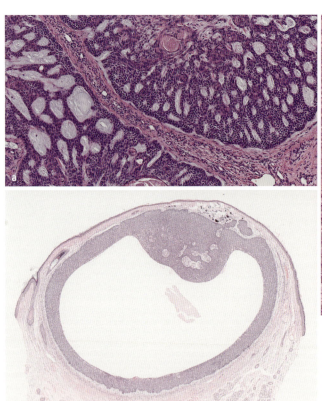
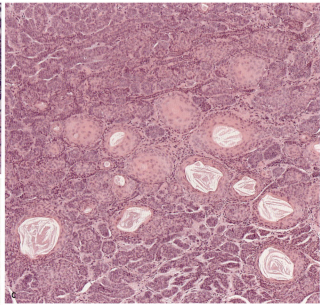

図 2-25-4　Solid type 以外の nodular type
a：Adenoid type.　b：Cystic type.　c：Keratotic type.

貯留巣が散在し，複数の偽腺腔構造を有する篩状構築の腫瘍胞巣が出現する病変である．Adenoid cystic carcinoma との鑑別がしばしば問題になるが，adenoid BCC では，真の腺腔構造はみられず，筋上皮細胞が腫瘍胞巣内に分布することもなく，BCC としての古典的な所見が病変のどこかにみられることが通常である．

③ **Cystic Type（囊腫型）**（図 2-25-4b）

囊腫状構築を呈する病変を指す．腫瘍胞巣内に生じた塊状壊死巣が脱落して，あるいは多量のムチンが貯留したことによって囊腫状構築が形成されると考えられる．充実性腫瘍胞巣も目立つ病変は solid-cystic type（充実囊腫型）と表現されることもある．

④ **Keratotic Type（角化型）**（図 2-25-4c）

腫瘍胞巣内，特に各腫瘍胞巣の中心部に小型の角化囊腫や角化巣が散在性に出現する病変を指す．後述の basosquamous carcinoma と混同されやすく，異同についての議論もあるが，basosquamous carcinoma では扁平上皮分化が顕著であり，扁平上皮分化成分が病変の一部に領域性をもって出現するのに対して，keratotic type では扁平上皮分化が顕著ではなく，扁平上皮分化所見が病変全体に散在性に観察される点で区別される．

■ **Morphoeic Type and Infiltrative Type（モルヘア型および浸潤型）**（図 2-25-5）

増加した膠原線維間に細かい索状の腫瘍胞巣が散在性に分布する病変は morphoeic type あるいは sclerosing type（硬化型）と称される．Morphoeic type, morphea-like type, morpheaform type, morpheiform type, sclerodermiform type（強皮症型），fibrosing type（線維化型）などと表現されることもある．Morphoeic type と同様の腫瘍胞巣の形状および分布様式を示すが，膠原線維の増加があまり著しくなく，ムチン沈着が明瞭に観察される症例に対しては，infiltrative type あるいは infiltrating type として別に扱われることもある．ただし，実際にはこれらの亜型は併存することも多く，しばしば区別することも困難である．

■ **Fibroepithelioma of Pinkus**（図 2-25-6）

毛芽細胞様細胞が柵状配列を示しながら細い上皮索を形成し，網状あるいは有窓状の構築を呈する病変である．腫瘍間質は特異的な毛包間質（specific follicular stroma）を模倣しており，しかも腫瘍間質とその周囲間質との境界にはしばしば裂隙が形成され，線維上皮性単位（fibroepithelial unit）を形成する．このため，BCC というよりも fenestrated trichoblastoma（有窓型毛芽腫）

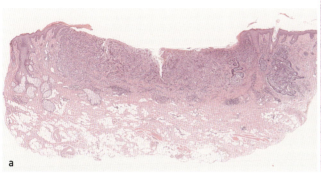
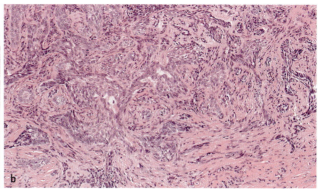

図 2-25-5　Morphoeic type
a：深部への浸潤性発育の目立つ腫瘍である．
b：細かい索状の腫瘍胞巣が膠原線維を密に沈着させながら不規則に分布している．

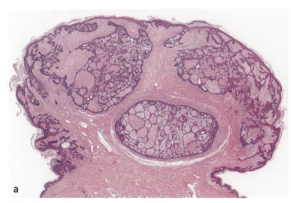
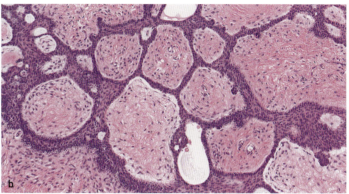

図 2-25-6　Fibroepithelioma of Pinkus
a：亜有茎性ポリープとして発育する病変であり，腫瘍間質とその外側の周囲間質との間に裂隙が形成されている．
b：主として毛芽細胞様細胞によって構成されている．

として trichoblastoma の亜型として扱われることもある．

■ Infundibulocystic Type（漏斗部囊腫型）（図 2-25-7，2-25-8）

BCC の一亜型として取り扱われることが多いが，その理解に関しては専門家間でもしばしば不一致がみられ，basaloid follicular hamartoma，trichoepithelioma（毛包上皮腫），索状構造の目立つ他の BCC 亜型との概念的あるいは診断基準的な区別に混乱がある．

一般的には真皮乳頭層を主座とした数 mm 大の小さな病変のことが多いが，それを超えて大きくなることもある．いずれにしても周囲組織との境界は非常に明瞭である．毛包峡部への分化が優位にみられる亜型であり，主たる構成細胞は毛芽細胞様ではなく，有棘細胞に類似した峡部角化細胞（isthmic cells）様細胞である．これらの細胞が既存の毛包漏斗部あるいは新たに形成されたかもしれない小型の漏斗部囊腫に連続しながら互いに連結する上皮索となって増殖する病変となる．間質にはムチンの沈着が目立つ．通常の nodular type BCC が併存することもあるとされている．

Basaloid follicular hamartoma と病理組織学的に鑑別することはほとんど不可能であり，その診断には臨床像を参照する必要がある．Trichoepithelioma との異同も議論されているが，一般的な trichoepithelioma と比べると，間質成分に対して上皮成分の占める割合が高い．Sebaceous mantle hyperplasia は周囲組織と境界不明瞭な病変であり，比較的容易に鑑別可能である．毛芽細胞様細胞が主な構成細胞である fibroepithelioma of Pinkus と異なって，毛芽細胞様細胞は索状構造の末端部に限局してみられるだけのことが多い．

この亜型は稀に多発するが，その場合には，nevoid basal cell carcinoma syndrome/Gorlin-Goltz syndrome（母斑性基底細胞癌症候群）や multiple hereditary infundibulocystic basal cell carcinoma syndrome（多発性遺伝性漏斗部囊腫型基底細胞癌症候群）の可能性を考慮しなければならない．

■ Small Nodular/Micronodular Type（小結節/微小結節型）

小型の腫瘍胞巣が浸潤性に拡がり，周囲組織との境界が不整かつ不明瞭な病変である．このため，切除時に病変が取り残されることもしばしばである．Small nodu-

第2章 毛器官系病変

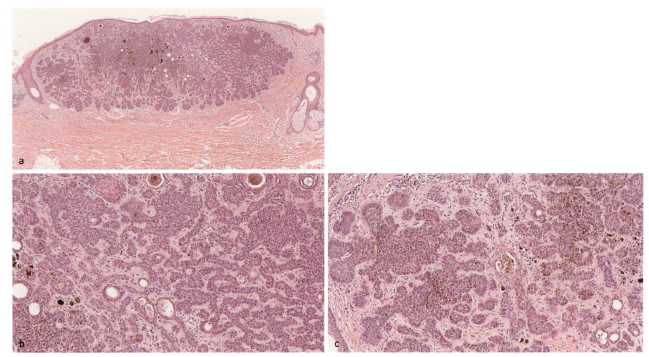

図 2-25-7　Infundibulocystic type の小型病変
a：真皮乳頭層から網状層を圧排するように発育する，周囲組織との境界が明瞭な腫瘍である．
b：有棘細胞様細胞あるいは峡部細胞様細胞によって主に構成されている．
c：一部の上皮索末端部には毛芽細胞様細胞もみられる．

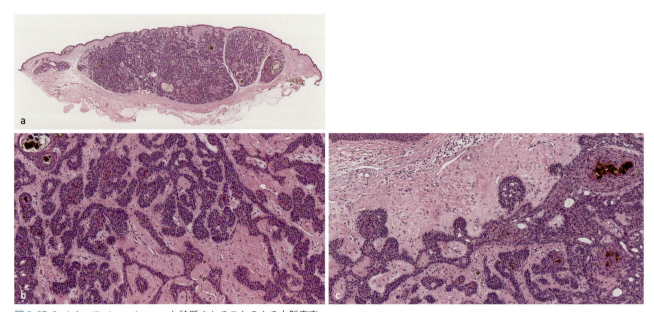

図 2-25-8　Infundibulocystic type と診断されることのある大型病変
a：真皮深層にまで達する大きな病変である．
b：上皮索が樹枝状に増生している．
c：一部には毛芽細胞様細胞もみられる．このように角化嚢腫がほとんど確認できない例もある．

lar/micronodular type は，腫瘍胞巣周囲に裂隙を伴わないものに限定して診断されることもあるが[4]，その場合には特異的な毛包間質がみられず，small nodular trichoblastoma がしっかりと除外されていることが前提である．他の BCC 亜型に伴って部分的に出現することも多い（図 2-25-9）．

■ Adamantinoid Type（アダマンチノーマ様型）

　Ameloblastoma（エナメル上皮腫）に類似して，腫瘍胞巣中心部で腫瘍細胞間の離開が生じて淡明な領域が出現し，辺縁部で核の柵状配列が明瞭にみられる亜型である．病変の一部にだけこの所見が出現することもある．歴史的には ameloblastoma が adamantinoma（アダマン

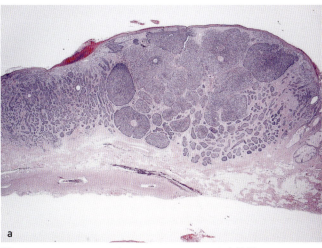
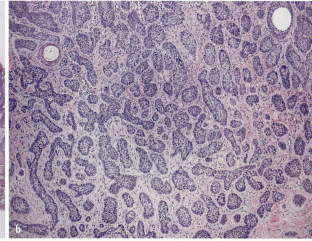

図 2-25-9　Nodular type と small nodular type の合併例
a：Nodular (solid) type の周りを small nodular type が取り囲むように拡がっている．
b：小型の腫瘍胞巣が周囲に裂隙を形成することなく浸潤性に拡がっている．

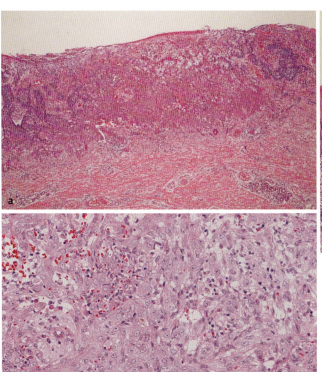
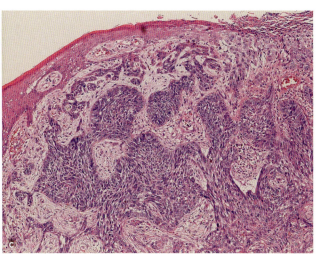

図 2-25-10　Basosquamous carcinoma (metatypical BCC)
a：中央部に扁平上皮分化の目立つ腫瘍成分が観察される．
b：その部位では有棘細胞様の腫瘍細胞が増殖している．
c：辺縁部には通常の BCC の所見が確認される．
(Matsuoka Y, et al: Case of basosquamous carcinoma: Dermoscopic and immunohistochemical findings. J Dermatol 42: 1102-1103, 2015 より)

チノーマ）と混同されていた時代があり，その影響もあって本亜型は adamantinoid type と呼称されることが一般的である．

■ Basosquamous Carcinoma（図 2-25-10）

腫瘍の一部に領域性に扁平上皮分化がみられ，明らかな有棘細胞様細胞が出現する病変である．扁平上皮分化の領域は毛芽細胞様細胞が増殖する領域と明確に区分さ

第2章 毛器官系病変

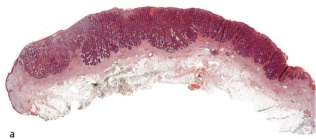
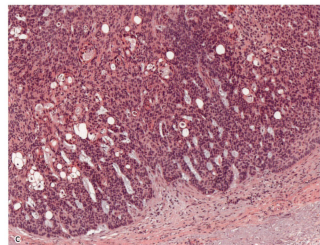
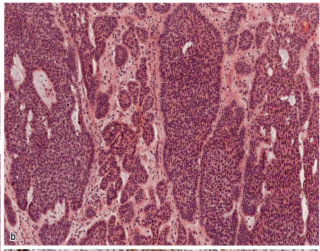
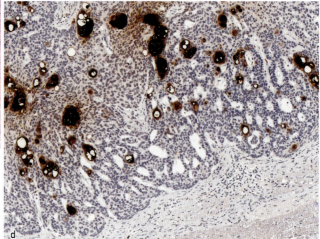

図 2-25-11　BCC with ductal differentiation
a：Nodular type に相当する構築の病変である．
b：病変は毛芽細胞様細胞の増殖からなり，BCC としての典型像を示す．
c：一部に管腔構造が観察される．
d：管腔面に CEA が膜状に陽性となる．

れるが，両者が連続的に移行している病変は metatypical BCC（変型性基底細胞癌）として区別されることもある．他の亜型に比べて再発や転移する頻度が高いとされている．

■ **BCC with Ductal Differentiation（導管分化を伴う基底細胞癌）（図 2-25-11）**

BCC に真の導管構造が出現することがある．病変のわずかな領域に導管構造が出現することは実際にはそれほど稀ではないが，断頭分泌（decapitation secretion）像を伴うような真の腺管構造が出現する病変（BCC with glandular differentiation）はほとんどない．

■ **BCC with Sarcomatoid/Metaplastic Change（肉腫様/化生性変化を伴う基底細胞癌）**

Sarcomatoid/metaplastic BCC（肉腫様/化生性基底細胞癌）と表現されることも多い．通常の BCC の癌腫成分が肉腫様成分に移行する像が確認される．肉腫様成分は分化方向不明な低悪性度肉腫に相当することが多いが，osteosarcoma（骨肉腫），chondrosarcoma（軟骨肉腫），leiomyosarcoma（平滑筋肉腫）などに相当する，異所性の分化を示す肉腫様成分が出現することや malignant giant cell tumor（悪性巨細胞腫）に相当する肉腫様成分が出現することもある．ちなみに，上皮と間質の移行像がなく，特異的な毛包間質成分自体が悪性化したと考えられる症例では，trichoblastic carcinosarcoma（毛芽癌肉腫）を疑わなくてはならない．

■ **その他の特殊な所見**

その他の稀な細胞所見として，澄明細胞/風船細胞（clear cells/balloon cells），顆粒細胞（granular cells），印環細胞（signet-ring cells），紡錘形細胞（spindle cells），巨細胞/モンスター細胞（giant cells/monster cells）などが挙げられる．また，sebaceoma のように，rippled pattern（さざ波状パターン），labyrinthine/sinusoidal pattern（迷路状/類洞状パターン），carcinoid-like pattern（カルチノイド様パターン）といった特徴的な細胞配

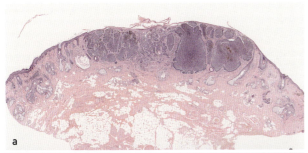
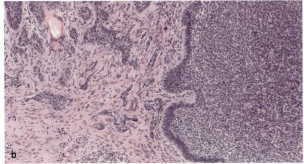

図 2-25-12　Nodular type と morphoeic type の合併例
a：病変中央部に浸潤性発育や線維化の目立つ腫瘍成分がみられる．
b：大型の充実性腫瘍胞巣の近傍に細かな索状の腫瘍胞巣が膠原線維の増加を伴いながら浸潤性に拡がっている．

列を示すこともある．さらに，特異な分化所見としては，BCC with sebaceous differentiation（脂腺分化を伴う基底細胞癌）や BCC with matrical differentiation（毛母分化を伴う基底細胞癌）などが知られているが，これらの病変は BCC として典型的な病理組織所見を優位に示すことが多い．また，BCC with neuroendocrine differentiation（神経内分泌分化を伴う基底細胞癌）や BCC with myoepithelial differentiation（筋上皮分化を伴う基底細胞癌）といった既報例もあるが，通常の BCC でも，CD56，chromogranin A，α-SMA が陽性であることが多いため，安易にそのような診断をつけることは避けるべきであろう[3]．

なお，これらの亜型はいくつかが併存することもしばしばである[1]（図 2-25-9，2-25-12）．

免疫組織化学的所見

腫瘍細胞には，BerEP4 がほとんどの例で陽性である[5]．CK17 もほぼ全例に陽性となる．逆に，EMA や adipophilin，CK1，CK20 が陽性になることはほとんどない[5,6]．ときに，CA19-9，androgen receptor が陽性である[5]．稀に，CA15-3，CEA，CK7，CK19 が陽性になることもある[6〜8]．

病理組織学的鑑別疾患と鑑別の要点

Trichoblastoma

Trichoblastoma やその亜型である trichoepithelioma は，腫瘍胞巣と間質の間にムチン沈着や裂隙形成がないこと，毛包球部や毛乳頭といった毛包下部への分化所見が確認されることが多いことから BCC と鑑別される[2]．免疫組織化学的には，trichoblastoma では腫瘍胞巣内に CK20 陽性の Merkel 細胞が散在しているが，BCC にはみられない[9]．

Apocrine Type Mixed Tumor of the Skin

稀に毛芽細胞の増加が目立つことがあり，病変の大部分が毛芽細胞胞巣で構成されることもありうる．病変の一部に筋上皮細胞分化細胞の増殖やアポクリン腺構造があることで鑑別される[10]．

SCC

SCC では actinic keratosis や Bowen's disease といった表皮内 in situ 腫瘍成分を伴うのに対し，BCC では表皮や付属器上皮との連続性はあるが，これらの上皮を全層性置換するような病変を形成しないこと，BCC では免疫組織化学的に BerEP4 が陽性になることが多いが，SCC では陽性になることはきわめて稀であること，逆に，SCC ではしばしば EMA が陽性となるが，BCC では陰性であること，から鑑別する[5]．

その他

基底細胞様細胞が結節状に増殖するその他の上皮性腫瘍との鑑別も必要なことがある．Sebaceoma，sebaceous carcinoma，trichilemmoma，poroid neoplasms，Merkel cell carcinoma（Merkel 細胞癌）などが挙げられるが，腫瘍細胞の分化方向を同定することにより鑑別可能である．

参考文献

1) 安齋眞一，他：Basal cell carcinoma：基底細胞癌の臨床病理学的検討．日皮会誌　118：1697-1707，2008
2) 安齋眞一，他：Fibroepithelial unit：基底細胞癌と毛芽腫の病理組織学的鑑別における有用性の検討．日皮会誌　114：179-185，2004
3) Goto K: Under-recognized immunoexpression of "neuroendocrine markers" and "myoepithelial markers" in basal cell carcinomas: Does it indicate true neuroendocrine and myoepithelial differentiation? J Cutan Pathol 44: 991-993, 2017
4) Kazakov DV, et al: Basal cell carcinoma. In Kazakov DV, et al (eds): Cutaneous Adnexal Tumors. pp177-200, Wolters Kluwer/Lippincott Williams & Wilkins, Philadelphia, 2012
5) 安齋眞一：基底細胞癌：Basal cell carcinoma．田中　勝，他（編）：皮膚がんバリエーションアトラス．p4，医学書院，2016
6) Ansai S, et al: Sebaceous carcinoma: An immunohistochemical reappraisal. Am J Dermatopathol 33: 579-587, 2011
7) Ansai S, et al: Immunohistochemical findings of sebaceous carcinoma: Retrieval of cytokeratin expression by a panel of anti-cytokeratin monoclonal antibodies. J Dermatol 30: 951-958, 2011
8) Ansai S, et al: Immunohistochemical differentiation of extra-ocular sebaceous carcinoma from other skin cancers. J Dermatol 31: 998-1008, 2004
9) 井上多恵，他：毛芽腫におけるケラチン 20 陽性細胞の存在意義：特に基底細胞癌との鑑別における有用性について．日皮会誌　111：1969-1979，2001
10) 安齋眞一，他：Mixed tumor of the skin：皮膚混合腫瘍の臨床病理学的検討．日皮会誌　117：1959-1967，2007

26 Pilomatrical Carcinoma
毛母癌

同義語・類義語: malignant pilomatricoma, invasive pilomatrixoma, metastatic pilomatrixoma, pilomatrix carcinoma, matrical carcinoma, matrix carcinoma, calcifying epitheliocarcinoma of Malherbe

定義および概念

Pilomatrical carcinoma は毛母分化を示す悪性腫瘍であり，その発生としては良性の pilomatricoma からの悪性転化よりも de novo 発生が主たる機序と推測されている[1]．毛母分化は毛母細胞(matrical cells)や上毛母細胞(supramatrical cells)から陰影細胞(shadow cells)への移行像で判断され，良悪性に関しては，左右非対称性の全体構築，周囲組織との境界不整性，塊状壊死(necrosis en masse)が主な診断基準とされている．しばしば所属リンパ節や肺，骨などに転移するが，局所再発は重要な転移予測因子として知られている[1]．

臨床的事項

頻度 現在までに 100 例以上の報告例があるが，既報例には良性の pilomatricoma がいくつか含まれている可能性もあり，実際にはきわめて稀な腫瘍である．

好発年齢・性 良性の pilomatricoma が小児から若年成人に好発するのに対し，pilomatrical carcinoma は 50 歳代が最も多い[2]．ただし小児を含む幅広い年代に発生しうる．

好発部位 顔面や頸部に最も多く，被髪部頭部や上肢がこれに続く[1]．

臨床像の特徴 既報例では 1～20 cm 大の皮内から皮下にかけての腫瘤である．緩徐に発育するが，しばしば急激な増大を示す．潰瘍を伴うこともある．

病理組織学的事項

腫瘍の発育様式[1,2]（図 2-26-1，2-26-2）

腫瘍は大きな多結節性病変であることが多く，真皮に主座があるが，皮下にまで達することも多い．良性の pilomatricoma に比べて，左右非対称性の病変であり，周囲組織との境界は不整で，少なくとも部分的には浸潤性に発育している．充実性腫瘍胞巣内には塊状壊死巣を伴う（図 2-26-1b, d，2-26-2b）．

腫瘍細胞の形態および分化[1,2]

良性の pilomatricoma と同様に 3 種類の細胞から構成される．すなわち，濃染する小型類円形核とわずかな細胞質からなる毛母細胞様細胞，豊富な淡好酸性細胞質をもつやや大型の上毛母細胞様細胞，そして陰影細胞である（図 2-26-1c, d，2-26-2b）．細胞異型に関しては，非常に異型に乏しくて良性の pilomatricoma と区別できない症例（図 2-26-1c, d）から高異型度の症例までさまざまである．核分裂像もあまり目立たない症例から非常に目立つ症例まで多様である．したがって，細胞異型や核分裂像などの細胞学的所見に関しては，良悪性でかなり重複しうるため，細胞学的観点だけで良悪性を鑑別するのはしばしば困難である．

診断の手がかりとなる所見

・毛母細胞様細胞からなる小円形細胞腫瘍
・陰影細胞からなる塊状物
・悪性腫瘍としての発育様式や塊状壊死巣

その他の病理組織学的所見

腫瘍間質には，石灰化物，骨化物，それらに対する異物反応，線維化反応(desmoplastic reaction)がみられるが，良性の pilomatricoma との鑑別には役立たない．

免疫組織化学的所見

良性の pilomatricoma と同様に β-catenin の核内発現が観察される．

病理組織学的鑑別疾患と鑑別の要点

■ Pilomatricoma

特に小さな生検材料では良悪性の鑑別はしばしば困難である．また，proliferating pilomatricoma（増殖性毛母腫）との鑑別も問題となるが，これ自体が悪性あるいは悪性前駆病変を含んでいる可能性もあり，概念的に確定していない部分もある[1,3]．悪性の判断には，左右非対称性の全体構築，周囲組織との境界不整性，塊状壊死が主な基準として用いられる．また，出現頻度は多くないが，高度な細胞異型，異型核分裂像，核分裂像の顕著な増加，脈管侵襲像も悪性判断の根拠となりうる[1,2]．

■ Basal Cell Carcinoma with Matrical Differentiation （毛母分化を伴う基底細胞癌）

Basal cell carcinoma が，部分的（多くの例ではごく限られた領域）に毛母分化を示すことがあるが，basal cell carcinoma としての基本像がどこかに観察される．

■ その他の小円形細胞腫瘍

Pilomatricoma と同様，特に小さな生検材料では種々の小円形細胞腫瘍との鑑別が問題となりうる．

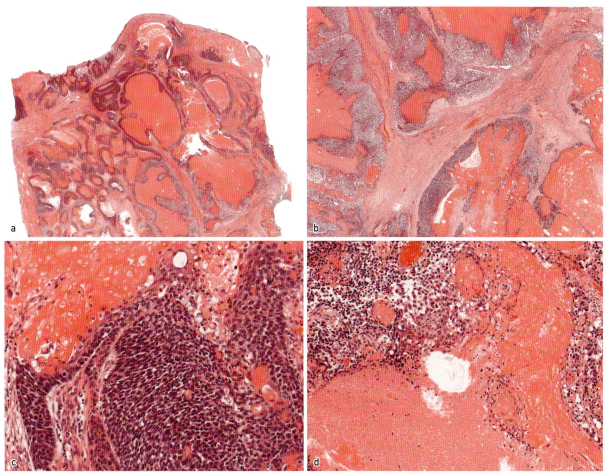

図 2-26-1　局所再発およびリンパ節転移を来した pilomatrical carcinoma
a：潰瘍を伴う巨大な腫瘍である．
b：左上には腫瘍胞巣内に塊状壊死巣がみられ，右下には腫瘍胞巣内に陰影細胞塊がみられる．
c：ほとんど異型のない毛母細胞様腫瘍細胞が陰影細胞に移行している．
d：右上の陰影細胞塊と異なり，左下の塊状壊死巣では細胞の輪郭が不明瞭である．
（順天堂大学人体病理病態学・山下淳史先生の厚意による）

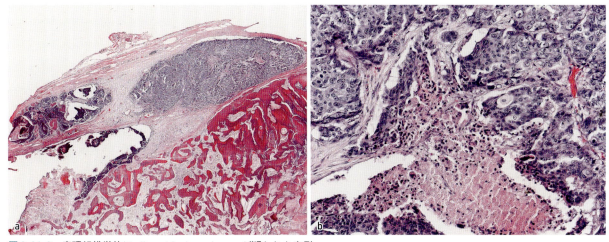

図 2-26-2　病理組織学的に pilomatrical carcinoma が疑われた症例
a：15cm 大と巨大な腫瘍であったが，陰影細胞塊が主体であった．
b：中等度の細胞異型を示す毛母細胞様腫瘍細胞および上毛母細胞様腫瘍細胞がみられ，一部には明らかな壊死巣も観察された．
（岡山大学病院皮膚科・小橋美那先生の厚意による）

参考文献
1) Kazakov DV, et al: Pilomatrical carcinoma. In Kazakov DV, et al (eds): Cutaneous Adnexal Tumors. pp253-256, Wolters Kluwer/Lippincott Williams & Wilkins, Philadelphia, 2012
2) Herrmann JL, et al: Pilomatrix carcinoma: 13 new cases and review of the literature with emphasis on predictors of metastasis. J Am Acad Dermatol 71: 38-43, 2014
3) Kaddu S, et al: Proliferating pilomatricoma: A histopathologic simulator of matrical carcinoma. J Cutan Pathol 24: 228-234, 1997

27 Trichilemmal Carcinoma
外毛根鞘癌

同義語・類義語 tricholemmal carcinoma, folliculocentric squamous cell carcinoma with tricholemmal differentiation

定義および概念

　毛包下部の外毛根鞘への分化を優位に示す悪性腫瘍であり，trichilemmoma の悪性型に相当する[1]．腫瘍はグリコーゲンの貯留した淡明な細胞質をもつ毛包角化細胞で主に構成される[1]．Headington による最初の報告以降，clear cell squamous cell carcinoma（澄明細胞性有棘細胞癌）との異同を含め，疾患概念の独立性についても議論の余地がある．ただし，Misago らは，trichilemmal carcinoma と報告されている症例の少なくとも一部は follicular squamous cell carcinoma（毛包性有棘細胞癌）の性格を示すと報告しており，clear cell squamous cell carcinoma と区別されるという立場をとっている[2]．

　病理組織学的な診断基準としては，① 小葉状の分布（lobular arrangement），② 腫瘍細胞の細胞質内への PAS 陽性のグリコーゲンの貯留（図 2-27-2），③ 毛包中心性（folliculocentricity）の病変，④ 腫瘍胞巣辺縁部での淡明細胞の上極側での核の柵状配列（図 2-27-2），⑤ PAS 陽性/ジアスターゼ抵抗性の厚い基底膜の存在（図 2-27-3），⑥ 外毛根鞘性角化/峡部型角化（trichilemmal keratinization/isthmic keratinization），そして ⑦ 先行病変としての trichilemmoma の合併，が挙げられており，これに基づいて厳密に診断されるべきである[3]．

臨床的事項

頻度　きわめて稀である．

好発年齢・性　高齢者に多く，男性にやや多い傾向がある[4]．

好発部位　顔面や耳，四肢などの露光部に好発する．

臨床像の特徴　緩徐に増殖する丘疹や局面，あるいは結節を形成し，潰瘍化することがある．再発・転移は少なく，悪性度は低い[4,5]．

病理組織学的事項

腫瘍の発育様式[6]

　腫瘍は表皮や毛包脂腺上皮と連続する毛包中心性の病変となる．また，複数の小葉構造を伴う浸潤性増殖を示し，外毛根鞘に類似した特徴を示す[7]（図 2-27-1）．先行病変としての trichilemmoma を併存させていることもある．

腫瘍細胞の形態および分化

　腫瘍細胞の細胞質は，PAS 陽性のグリコーゲンが貯留しているため淡明である（図 2-27-2）．この腫瘍細胞は小葉構造の辺縁部で柵状配列を示し，周囲には肥厚した基底膜もみられる[7]（図 2-27-2）．外毛根鞘性角化や多数の核分裂像もみられる．

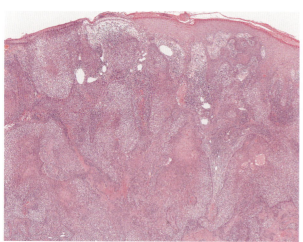

図 2-27-1　Trichilemmal carcinoma の発育様式
表皮と連続しながら複数の小葉構造を伴う腫瘍胞巣が浸潤性に増殖している．

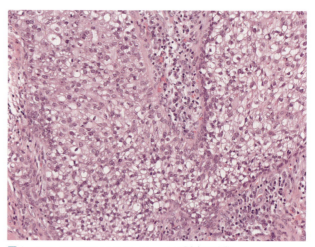

図 2-27-2　Trichilemmal carcinoma の腫瘍細胞像
外毛根鞘細胞に類似した淡明な細胞質をもつ腫瘍細胞が増殖しており，核異型性を伴っている．腫瘍胞巣の辺縁部には腫瘍細胞の核の柵状配列があり，明瞭な基底膜を確認できる．

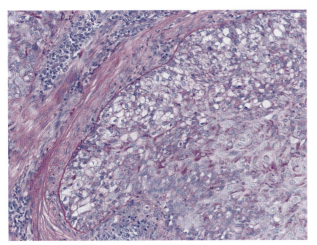

図 2-27-3　PAS 染色
腫瘍細胞の細胞質は種々の程度に PAS 陽性であり，一部の腫瘍胞巣の辺縁部には厚い基底膜が確認される．

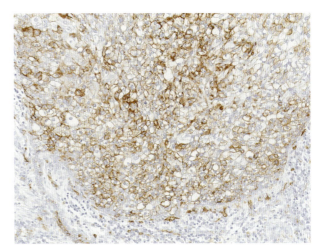

図 2-27-4　CD34
腫瘍細胞の多くは CD34 陽性である．

免疫組織化学的所見

免疫組織化学的には，CK1 陰性/CK17 陽性（病変全体の腫瘍胞巣内部の規則的パターン）[3] である．また，CD34 陽性所見も特徴的である（図 2-27-4）．

病理組織学的鑑別疾患と鑑別の要点

■ Clear Cell Squamous Cell Carcinoma

病理組織学的に本症と共通する多くの特徴をもつが，明らかな毛包分化のないものがこれに相当する．毛包上皮を含む病変の周囲に Bowen's disease や actinic keratosis（日光角化症）などの squamous cell carcinoma *in situ*（上皮内有棘細胞癌）に相当する病変が存在する例（つまり周囲の表皮内病変が毛包へ伸展したことが推察される場合）や，腫瘍胞巣の辺縁部に明らかな明瞭な基底膜を確認できない例では，trichilemmal carcinoma と診断すべきではない．

■ Desmoplastic Trichilemmoma（線維形成性外毛根鞘腫）

基本構築は trichilemmoma の構築を呈し，腫瘍の外側辺縁部では周囲との境界が明瞭かつ平滑であるが，腫瘍胞巣の内部では膠原線維の増加した間質を背景に腫瘍細胞が散在性に分布して偽浸潤を示す．

■ Proliferating Trichilemmal Tumors

毛包峡部の外毛根鞘への分化を示す疾患であり，真皮や皮下に多房性の囊腫を伴う病変を形成し，表皮や毛包上皮との連続性はない．

参考文献

1) Headington JT: Tricholemmal carcinoma. J Cutan Pathol 19: 83-84, 1992
2) Misago N, et al: Folliculocentric squamous cell carcinoma with tricholemmal differentiation: A reappraisal of tricholemmal carcinoma. Clin Exp Dermatol 37: 484-491, 2012
3) Kazakov DV, et al: Cutaneous Adnexal Tumors. pp266-267, Wolters Kluwer/Lippincott Williams & Wilkins, Philadelphia, 2012
4) Wong TY, et al: Tricholemmal carcinoma. A clinicopathologic study of 13 cases. Am J Dermatopathol 16: 463-473, 1994
5) Swanson PE, et al: Tricholemmal carcinoma: Clinicopathologic study of 10 cases. J Cutan Pathol 19: 100-109, 1992
6) Patterson JW: Weedon's Skin Pathology. pp921-922, Churchill Livingstone Elsevier, London, 2016
7) Reis JP, et al: Tricholemmal carcinoma: Review of 8 cases. J Cutan Pathol 20: 44-49, 1993

28 Infundibular Squamous Cell Carcinoma
毛包漏斗部型有棘細胞癌

同義語・類義語 | follicular squamous cell carcinoma

定義および概念

Infundibular squamous cell carcinoma（infundibular SCC）は毛包漏斗部から連続的に発育し，毛包漏斗部および峡部への分化を示す悪性腫瘍である[1,2]．毛包漏斗部の角化細胞は被覆表皮の角化細胞と形態学的に区別できず，それらの腫瘍も鑑別困難であるが，毛包漏斗部から連続しながら浸潤発育し，被覆表皮にほとんど病変がないことを根拠として infundibular SCC と診断する．

ちなみに，毛芽，毛母基，毛包下部の外毛根鞘，毛包峡部の外毛根鞘への分化を主に示す悪性腫瘍はそれぞれ basal cell carcinoma, pilomatrical carcinoma, trichilemmal carcinoma, proliferating trichilemmal carcinoma と分類されている．

臨床的事項

頻度 実際にはそれほど稀ではないかもしれないが，あまり認識されていない腫瘍である．
好発年齢・性 ほとんどが高齢者に生じる．性差はない．
好発部位 頭頸部，特に露光部に好発する．
臨床像の特徴 常色から紅色の単発結節で，辺縁は光沢を有

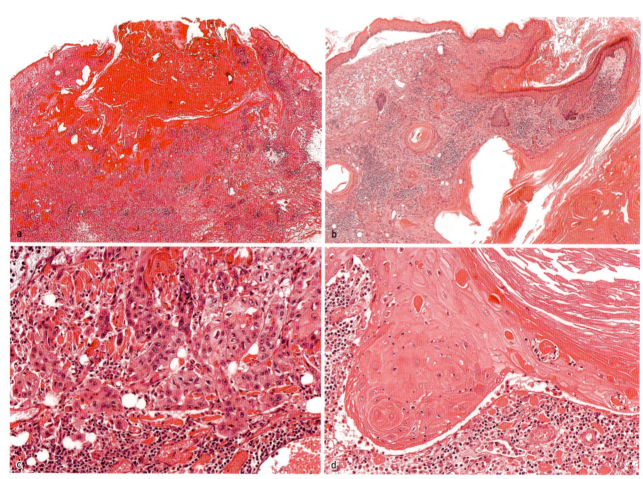

図 2-28-1　Infundibular SCC
a：表面に開口して内部に角栓をもつ，クレーター状構築を示す．その底部から上皮細胞が不規則に周囲下方へ浸潤増殖する．
b：病巣辺縁の開口部では，表皮あるいは毛包漏斗部の形態を示す上皮が彎入しており，病変が漏斗部と連続または漏斗部を場として増殖していることが確認できる．
c：病巣深部では，異型性の明らかな角化細胞が浸潤性増殖を示す．
d：KA でみられるような淡好酸性のすりガラス状細胞質を豊富にもつ腫瘍細胞（large pale-pink cells）がしばしば部分的に観察される．

して正常皮膚が伸展され，中央は角栓あるいは潰瘍となる．Keratoacanthoma(KA)のような週単位の急な増大は示さず，月単位あるいは1〜2年単位での増大であることが多い．

病理組織学的事項

腫瘍の発育様式

毛包漏斗部に連続しながら下方に放射状に浸潤性増殖する．底部で幅広に増殖して，クレーター状といえる形をとりつつ，その底部から異型角化細胞が伸びる部分をもつという構築をとることもある(図2-28-1a)．クレーター状病変では病変内で彎入した上皮と病変辺縁の表皮が連続して移行する[3]．毛包間や周囲の被覆表皮には，SCCあるいは上皮内癌と診断可能な部分はないか，あっても限定的な範囲にとどまる(図2-28-1b)．

腫瘍細胞の形態および分化

増殖の主体は，通常型SCCと同様の異型角化細胞である(図2-28-1c)．ただし，病巣深部では，KAでみられるような淡好酸性のすりガラス状細胞質を豊富にもつ腫瘍細胞(large pale-pink cells)がしばしば混じる(図2-28-1d)．

診断の手がかりとなる所見

・毛包漏斗部と連続した発育形態
・毛包間の被覆表皮には腫瘍細胞がない，あるいはほとんどない
・Large pale-pink cells の存在
・毛包下部への分化所見の欠如

その他の病理組織学的所見

複数の漏斗部が癒合し，拡張した漏斗部構築を形成することがある．

免疫組織化学的所見

Infundibular SCC の診断において有用性の確立されたものはない．

病理組織学的鑑別疾患と鑑別の要点

■ 通常型 SCC

毛包上皮に病変が及ぶことはありうるが，それが主体ではなく，被覆表皮との連続性や被覆表皮内の *in situ* 腫瘍成分が確認される．

■ KA

異型の弱い腫瘍細胞(large pale-pink cells)が増殖の主体である．ただしKAが悪性化するとその部分はinfundibular SCC に相当する腫瘍となる．換言すると，infundibular SCC の一部は悪性化したKAの最終像である可能性が指摘されている[4]．

参考文献

1) Diaz-Cascajo C, et al: Follicular squamous cell carcinoma of the skin: A poorly recognized neoplasm arising from the wall of hair follicles. J Cutan Pathol 31: 19-25, 2004
2) Kossard S: Infundibular (follicular) and infundibulocystic squamous cell carcinoma: A clinicopathological and immunohistochemical study. Am J Dermatopathol 34: 675-676, 2012
3) Misago N, et al: Infundibular (follicular) and infundibulocystic squamous cell carcinoma: A clinicopathological and immunohistochemical study. Am J Dermatopathol 33: 687-694, 2011
4) Misago N, et al: Crater/ulcerated form of infundibular squamous cell carcinoma: A possible distinct entity as a malignant (or high-grade) counterpart to keratoacanthoma. J Dermatol 42: 667-673, 2015

第 3 章 | 脂腺器官系病変

1 脂腺器官の正常組織

　成熟した脂腺器官は，脂腺小葉（sebaceous lobules）と脂腺導管（sebaceous ducts）から構成され，脂腺小葉では脂腺細胞（sebocytes）自体が崩壊する全分泌（holocrine secretion）によって脂質を主体とするさまざまな物質を分泌している．また，未成熟な，あるいは萎縮した脂腺器官は脂腺マントル（sebaceous mantles）として観察される．

　脂腺器官は毛包に付属して手掌足底を除くほぼ全身に分布しているが，脂漏部位〔頭部，顔面（特に，いわゆるTゾーン），胸骨部，肩甲骨間，腋窩，臍囲，外陰部〕では，特に発達した脂腺器官が多く分布する．通常は脂腺導管を通じて毛包と連続し開口するが，口唇や外陰部などの皮膚粘膜移行部や乳輪では，毛包を介さず直接皮表に開口することもあり，異所性脂腺（ectopic sebaceous glands）あるいは独立脂腺（free sebaceous glands）と呼ばれる．眼瞼のMeibom腺（Meibomian glands）もその一種である．

脂腺小葉（sebaceous lobules）（図3-1-1）[1,2]

　脂腺小葉は，成熟脂腺細胞と未成熟細胞（immature cells）で構成される西洋梨型の構造物であり，表皮から少し離れた真皮網状層に分布するのが通常であるが，ectopic sebaceous glands, sebaceous gland hyperplasia, nevus sebaceus では，表皮直下にも分布することがある．

　正常脂腺小葉における未成熟細胞は，扁平で小葉の辺縁に位置する．小葉の中心部には成熟脂腺細胞が集塊を形成する．成熟脂腺細胞は多房性の細胞質内空胞を有し，その空胞に圧迫されて核は金平糖状あるいはホタテの貝殻状と形容されるような形態を示す．空胞内は本来，脂質が含有されているが，永久標本作製時の操作でその脂質は失われている．

脂腺導管（sebaceous ducts）（図3-1-2）[1,2]

　脂腺小葉に連続して，毛包漏斗部の最下部に開口する導管構造である．通常4～5層の重層扁平上皮で壁が形成され，凹凸のある薄い緻密な角層の下にケラトヒアリン顆粒を有する細胞の層がみられる．毛包漏斗部に近づくと明らかな顆粒層を形成する．

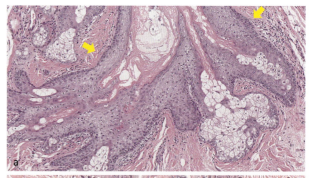

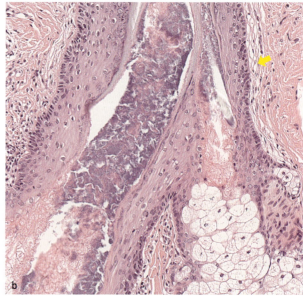

図3-1-2　正常の脂腺導管（矢印）

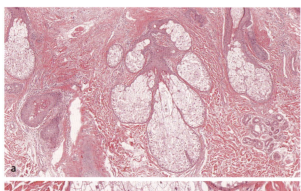

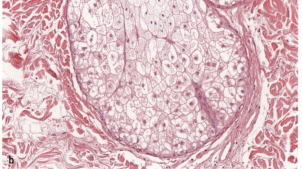

図3-1-1　正常の脂腺小葉

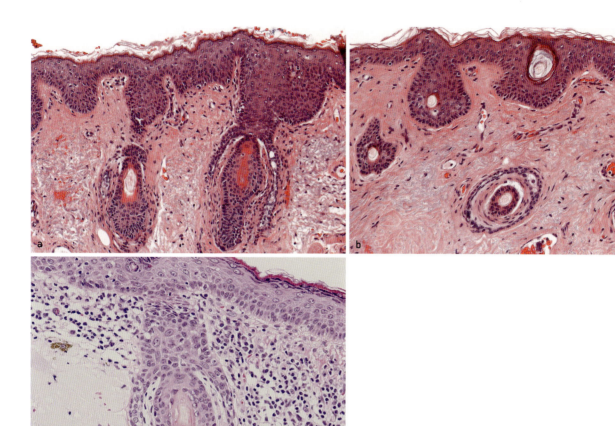

図 3-1-3　脂腺マントル

脂腺マントル（sebaceous mantles）（図 3-1-3）

　毛包漏斗部から峡部へ移行する部の毛包上皮から索状に形成される未分化な基底細胞様上皮細胞の集塊である（図 3-1-3a）．ときに成熟脂腺細胞が散在性あるいは小葉状に分布することがある（図 3-1-3a）．三次元構造的には，毛包を取り巻くスカート状の構造物とされている（図 3-1-3b）．

　脂腺器官にも周期があり，出生直後には成熟脂腺器官であるものが，週から月の単位で脂腺マントルとなり，思春期以降に再び脂腺小葉の目立つ成熟脂腺器官になる．さらに，老年期にはまた脂腺マントルに戻るとされている．しかし，稀には，青壮年でも脂腺マントルがみられることがある．したがって，脂腺マントルは，基本的には未成熟な，あるいは萎縮した脂腺器官と考えることができる．

参考文献

1) Ackerman AB, et al: Aspects embryonic, histologic, and anatomic. In Ackerman AB, et al (eds): Histologic Diagnosis of Neoplasms with Sebaceous Differentiation, 2nd ed. pp22-30, Ardor Scribendi, New York, 2009
2) Kazakov DV, et al: Anatomy and histology of sebaceous glands. In Kazakov DV, et al (eds): Cutaneous Adnexal Tumors. p329, Wolters Kluwer/Lippincott Williams & Wilkins, Philadelphia, 2012

2 脂腺器官系病変の概要

　脂腺系の腫瘍性あるいは腫瘍様病変は，脂腺細胞(sebocytes)分化あるいは脂腺導管(sebaceous ducts)分化を証明することによって，診断される．脂腺細胞分化は，正常脂腺小葉でみられるように，多房性の細胞質内空胞と，その空胞に圧迫されて金平糖状あるいはホタテの貝殻状の形態を示す核を認識することによって判断される．脂腺導管分化は数層の上皮細胞から構成される管状あるいは囊腫状の構築として認識され，内腔面には凹凸のある薄い緻密な角層を伴う．脂腺マントル分化に関しては，未分化な基底細胞様細胞で構成される索状構造によって疑われる[1,2]．

　脂腺器官系病変は表3-2-1に示すように分類される．また，脂腺マントル関連病変に関しては，別にまとめる(表3-2-2)．

　また，脂腺分化は，毛器官やアポクリン器官系の腫瘍でもしばしばみられる．これは，毛器官，脂腺器官，アポクリン器官は，いずれも胎生期の毛芽(hair germ)に由来し，毛包脂腺アポクリンユニットと呼ばれる共通した構造単位を形成しているためである．このような腫瘍の診断に際しては，腫瘍の主要な分化が何であるか，全体構築がどうであるかを評価することが重要である．

参考文献
1) Ackerman AB, et al: Denominators in common for diagnosis histopathologic of neoplasms with sebaceous differentiation. In Ackerman AB, et al (eds): Histologic Diagnosis of Neoplasms with Sebaceous Differentiation, 2nd ed. pp18-21, Ardor Scribendi, New York, 2009
2) Kazakov DV, et al: Common denominators for diagnosis of lesions with sebaceous differentiation. In Kazakov DV, et al (eds): Cutaneous Adnexal Tumors. pp329-333, Wolters Kluwer/Lippincott Williams & Wilkins, Philadelphia, 2012

表 3-2-1　脂腺器官系病変(脂腺マントル関連病変を除く)の分類

異所形成	Ectopic sebaceous glands
囊腫(囊腫状過誤腫)	Steatocystoma
過形成	Sebaceous gland hyperplasia
過誤腫	Nevus sebaceus Folliculo-sebaceous cystic hamartoma〔第2章-12(→120頁)に記載〕
良性腫瘍	Reticulated acanthoma with sebaceous differentiation Sebaceoma Sebaceous adenoma
低悪性度腫瘍	Sebaceous borderline neoplasm
悪性腫瘍	Sebaceous carcinoma

表 3-2-2　脂腺マントル関連病変の分類

過形成	Sebaceous mantle hyperplasia
過誤腫	Fibrofolliculoma/Trichodiscoma
良性腫瘍	Sebaceous mantleoma

3 脂腺器官および脂腺器官系病変の免疫組織化学的所見

脂腺系腫瘍の診断には，成熟脂腺細胞(sebocytes)様細胞の同定が必須である．通常，成熟脂腺細胞様細胞の同定はHE染色標本で可能であるが，それが難しい場合，補助的に免疫組織化学染色が利用されることがある．以前は，パラフィン包埋されていない組織検体を用いた脂肪染色(SudanⅢなど)が脂腺分化の証明に用いられてきたが，パラフィン包埋切片では施行できないことやその感度の低さから，最近はあまり行われなくなった．それに代わって，脂腺系腫瘍に対して多くの免疫組織化学染色が試されてきており，ここではその知見をまとめて紹介する．

正常脂腺器官の免疫組織化学的所見

正常脂腺小葉および脂腺導管

成熟脂腺細胞に特異性の高い抗原としては，adipophilin[1~4]（図3-3-1），perilipin[2,3]（図3-3-2），progesterone receptor membrane component 1, squalene synthase，およびα/β hydrolase domain containing protein 5[5]が挙げられる．これらは脂肪滴関連タンパク(lipid droplet-associated proteins)と呼ばれる(図3-3-1)．

また，特異的ではないが，human milk fat globules (HMFG)1，HMFG2[6]，CEA[7]，BCA-225[8]，CA15-3[8]，EMA[9]は，脂腺器官とエクリン器官，アポクリン器官で陽性になる．これらのうち，HMFG1およびHMFG2，CA15-3，EMA，BCA-225は，脂腺器官において成熟脂腺細胞と脂腺導管細胞の一部で陽性になる(図3-3-3，3-3-4)が，未成熟細胞(immature cells)では陰性である．CEAも同様であるが，脂腺器官における陽性強度はあまり強くない．

Androgen receptor(AR)[1,10]は，成熟脂腺細胞および未成熟細胞，そして一部の脂腺導管細胞の核に陽性となる．Thomsen-Friedenreich antigen[8,11]も成熟脂腺細胞に陽性である．

CKに関しては，AE1/AE3とCK5，CK14は脂腺器官にびまん性に陽性である．CK15は，未成熟細胞とときに脂腺導管細胞に発現している．CK7は，成熟脂腺

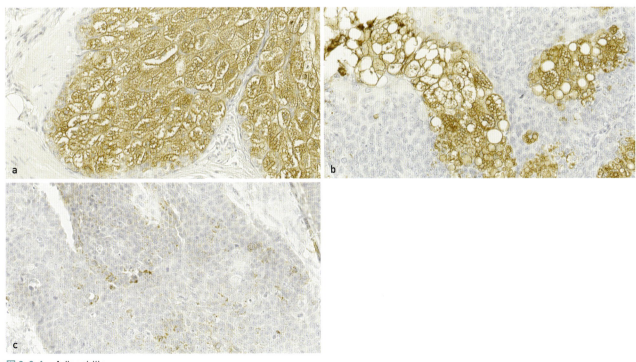

図3-3-1　Adipophilin
a：正常脂腺小葉では，成熟脂腺細胞の細胞質内に泡沫状あるいは顆粒状に強く陽性である．
b：Sebaceous carcinomaでも成熟脂腺細胞様細胞に同様な陽性所見がみられる．
c：Squamous cell carcinomaなど，脂腺分化を伴わない腫瘍でも，腫瘍細胞の一部に細顆粒状の陽性所見がみられることがあるが，この所見に診断的意義はない．

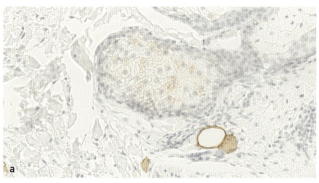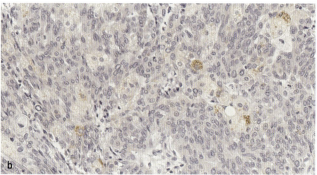

図 3-3-2　Perilipin
a：正常皮膚組織では，脂肪細胞の細胞質内空胞壁に強く陽性所見がみられるが，成熟脂腺細胞では弱く陽性になっているのみである．
b：Sebaceous carcinoma では散在性に強陽性の細胞があるが，多くの腫瘍細胞は弱い陽性所見を示す．
（a：埼玉医科大学皮膚科の厚意による．b：佐賀大学皮膚科の厚意による）

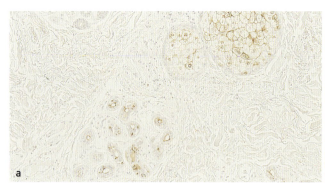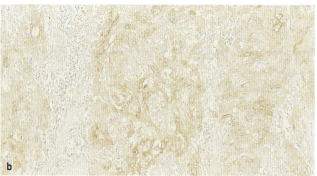

図 3-3-3　CA15-3
a：成熟脂腺細胞とエクリン腺上皮細胞に陽性である．
b：Sebaceous carcinoma にも陽性となる．

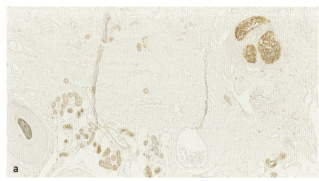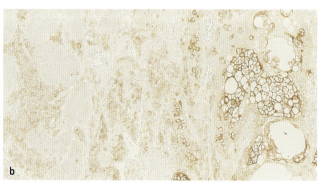

図 3-3-4　EMA
a：成熟脂腺細胞とエクリン腺上皮細胞に陽性である．
b：Sebaceous carcinoma にも陽性となる．

細胞および未成熟細胞に陽性である．CK6, CK16, CK17 は脂腺導管でのみ陽性となる．CK1, CK10, CK17, CK18, CK20 は脂腺器官全体に陰性である[12]．

脂腺マントル

脂腺マントルでは，CK15 が特徴的に陽性となるが，特に CD8（clone：C8/144B）の CK15 への交差反応が脂腺マントルにより特異的とされている．また，vimentin も弱陽性となる．さらに脂腺マントルや脂腺導管には少数ながら CK20 陽性の Merkel 細胞が分布している[13]．

脂腺系腫瘍における免疫組織化学的所見と鑑別診断への応用

脂腺系腫瘍における成熟脂腺細胞様細胞や未成熟細胞様細胞，脂腺導管分化細胞の免疫組織化学染色所見は，

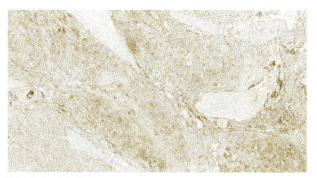

図 3-3-5　CA19-9
しばしば sebaceous carcinoma に陽性となる.

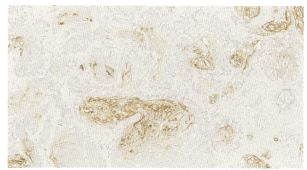

図 3-3-6　CEA
Sebaceous carcinoma に陽性となることがある.

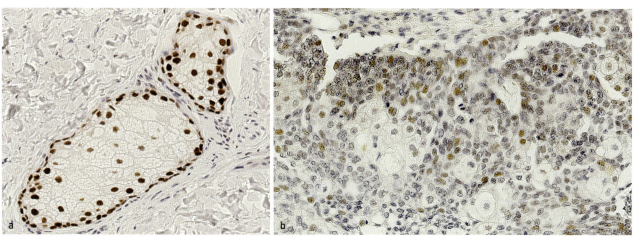

図 3-3-7　AR
a：成熟脂腺細胞および未成熟細胞の核に陽性である.
b：Sebaceous carcinoma においても腫瘍細胞の核に陽性となる.

表 3-3-1　Sebaceous carcinoma とその主な鑑別疾患における免疫組織化学的所見のまとめ

	LDPAs	HMFG, BCA-225	CEA	EMA	CA15-3	CA19-9	AR	BerEP4	CK1	CK15	CK6, 16	CK7	CK8
Ocular sebaceous carcinoma	+++	+++	++	+++	+++	++	+++	−	−	+	+	++	++
Extraocular sebaceous carcinoma	+++	+++	++	+++	++	+	++	±	−	+	+	++	+
Sebaceoma	+++	+++	+	+++	++	++	++	−	−	+	±	++	+
Squamous cell carcinoma	−	−	+	+++	++	±	±	−	++	−	+++	±	−
Basal cell carcinoma	−	−	±	−	±	++	++	+++	±	+++	±	++	+

−：0%，±：1〜10%，+：11〜40%，++：41〜80%，+++：81〜100%
LDPAs：lipid droplets associated antigens that include adipophilin, perilipin, progesterone receptor membrane component 1, squalene synthase, and α/β hydrolase domain containing protein 5.
HMFG：human milk fat globules 1 and 2，AR：androgen receptor.

正常のそれとほぼ同様である．

　脂肪滴関連タンパクのなかでは，adipophilin が感度，特異度ともに優れている．しかし，挫滅あるいは変性したような小さな検体の場合，しばしば adipophilin の陽性像の評価が困難なことがあり，感度は低いが，他の脂肪滴関連タンパクの所見を参考に診断を確定しなければならないこともある[5]．また，抗 adipophilin 抗体はしばしば細胞質内に顆粒状の非特異反応がみられる（図 3-3-

1c）．Adipophilin の陽性所見は，細胞質内の脂肪滴に膜状に染色されることによって判定されなければならない[1,2,4]．その際，正常の成熟脂腺細胞のコントロール所見を参考にするのがよい（図 3-3-1）．
　CA19-9 は，正常脂腺器官では陽性にならないが，脂腺腫瘍の一部，特に眼瞼 sebaceous carcinoma と sebaceoma で半数程度の例が陽性となる[1]（図 3-3-5，3-3-6）．CD117（c-KIT）も正常脂腺器官では陰性であるが，

脂腺系腫瘍の多くの例で部分的かつ弱い陽性反応がみられるとされている[14]．

　CK15は，sebaceomaではしばしば陽性になるが，sebaceous carcinomaではほぼ陰性とされている[15]．ただし，いずれにおいても陽性率が低いという報告や[12]，いずれにおいてもほぼ陽性である[16]という報告もあり，その評価は一定していない．

　汎用される抗体による陽性所見をまとめると，sebaceous carcinomaなどの脂腺系腫瘍は，EMA＋，AR＋，BerEP4±，adipophilin＋であり，squamous cell carcinoma（有棘細胞癌）は，EMA＋，AR±，BerEP4−，adipophilin−，basal cell carcinomaは，EMA−，AR±，BerEP4＋，adipophilin−である[3]（図3-3-7）．眼瞼および眼瞼外のsebaceous carcinoma，squamous cell carcinoma，basal cell carcinomaの主な抗体における陽性率のまとめ[1,12]を表3-3-1に示す．

参考文献

1) Ansai S, et al: Sebaceous carcinoma: An immunohistochemical reappraisal. Am J Dermatopathol 33: 579-587, 2011
2) Muthusamy K, et al: Immunohistochemical staining for adipophilin, perilipin and TIP47. J Clin Pathol 59: 1166-1170, 2006
3) Izumi M, et al: Sebaceous carcinoma of the eyelids: Thirty cases from Japan. Pathol Int 58: 483-488, 2008
4) Ostler DA, et al: Adipophilin expression in sebaceous tumors and other cutaneous lesions with clear cell histology: An immunohistochemical study of 117 cases. Mod Pathol 23: 567-573, 2010
5) Plaza JA, et al: Role of immunohistochemistry in the diagnosis of sebaceous carcinoma: A clinicopathologic and immunohistochemical study. Am J Dermatopathol 37: 809-821, 2015
6) Ansai S, et al: A histochemical and immunohistochemical study of extra-ocular sebaceous carcinoma. Histopathology 22: 127-133, 1993
7) Metze D, et al: Expression of a glycoprotein of the carcinoembryonic antigen family in normal and neoplastic sebaceous glands. J Am Acad Dermatol 34: 735-744, 1996
8) Ansai S, et al: Immunohistochemical differentiation of extra-ocular sebaceous carcinoma from other skin cancers. J Dermatol 31: 998-1008, 2004
9) Heyderman E, et al: Epithelial markers in primary skin cancer: an immunoperoxidase study of the distribution of epithelial membrane antigen (EMA) and carcinoembryonic antigen (CEA) in primary skin carcinomas. Histopathology 8: 423-434, 1984
10) Bayer-Garner IB, et al: Immunohistochemical staining for androgen receptors: A sensitive marker for sebaceous differentiation. Am J Dermatopathol 21: 426-431, 1999
11) Kanitakis J, et al: Thomsen-Friedenreich and its precursor (Tn) antigen expression in normal skin and in benign cutaneous tumours: A marker for sebaceous differentiation. Acta Derm Venereol (Stockh) 78: 173-176, 1998
12) Ansai S, et al: Immunohistochemical findings of sebaceous carcinoma: Retrieval of cytokeratin expression by a panel of anti-cytokeratin monoclonal antibodies. J Dermatol 30: 951-958, 2011
13) Goto K, et al: Carcinoid-like/labyrinthine pattern in sebaceous neoplasms represents a sebaceous mantle phenotype: Immuno- histochemical analysis of aberrant vimentin expression and cytokeratin 20-positive Merkel cell distribution. Am J Dermatopathol 39: 803-810, 2017
14) Goto K: Immunohistochemistry for CD117 (KIT) is effective in distinguishing cutaneous adnexal tumors with apocrine/eccrine or sebaceous differentiation from other epithelial tumors of the skin. J Cutan Pathol 42: 480-488, 2015
15) Misago N, et al: Cytokeratin 15 expression in neoplasms with sebaceous differentiation. J Cutan Pathol 33: 634-641, 2006
16) Bieniek R, et al: Sebaceous tumours contain a subpopulation of cells expressing the cytokeratin 15 stem cell marker. Br J Dermatol 156: 378-380, 2007

4 Ectopic Sebaceous Glands
異所性脂腺

同義語
類義語
free sebaceous glands
眼瞼：Meibomian glands
口唇，頬粘膜，外陰部：Fordyce's spots, Fordyce's granules, Fordyce's disease, Fordyce's condition
亀頭包皮：Tyson's glands
乳輪部：Montgomery's tubercles

定義および概念

脂腺器官は毛包と関連して全身皮膚に広く分布するが，毛包の存在しない皮膚に脂腺器官が出現することもあり，そのような脂腺器官は ectopic sebaceous glands あるいは free sebaceous glands（独立脂腺）と呼ばれる．

最も高頻度にみられるのは口唇や頬粘膜の Fordyce's spot であり，陰唇や亀頭包皮（Tyson's glands）にも観察される．乳輪部にも同様の変化がみられることがあり，Montgomery's tubercles と呼ばれる．加えて，舌，食道，子宮頸部などにも生じることがある．また，毛器官の分布しない眼瞼縁に開口する Meibom 腺（Meibomian glands）も，すべてのヒトに普遍的に観察されるものの，同種の構造物といえる．

Charles と Ackerman は ectopic sebaceous glands は実際には毛包漏斗部を介して皮表に開口しており，発生過程で毛包漏斗部は残存したものの，毛包峡部以深の毛器官要素は萎縮して消失したと考えた[1]．それ故に実際には毛包から独立しているわけではないために free sebaceous glands という用語は不適切だとも主張した[1]．正常脂腺器官は毛芽から発生するという発生学的観点や，ectopic sebaceous glands の皮表開口部が脂腺導管よりも毛包漏斗部に類似しているという形態学的観点からそのように考えたわけであるが，毛包漏斗部も萎縮して消失したあるいはそもそも毛包成分はほとんど形成されずに脂腺器官が形成されたかもしれず，もともと脂腺導管の毛包開口部は形態学的に毛包漏斗部に似ることがあり，外的刺激の多い皮表に開口した場合にはその部分に扁平上皮化生が生じうることも容易に想像され，さらにはもともと毛器官の発生しない口腔内粘膜，食道，子宮頸部にも生じることから，この考えにも批判的な意見がある．

臨床的事項[1]

頻度 成人の約 80％ に存在するという報告がある[2]．
好発年齢・性 成人女性に好発するといわれている[3]．

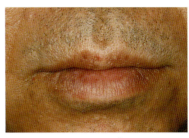

図 3-4-1　Ectopic sebaceous glands（Fordyce's spots）の典型例

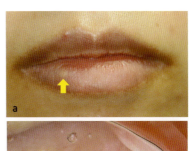
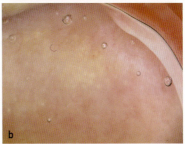

図 3-4-2　下口唇の Ectopic sebaceous glands（Fordyce's spots）
a：下口唇の右側に境界がやや不明瞭な黄白色病変が観察される．
b：a の矢印部位のダーモスコピー像．病変は多数の黄白色の点状の spot により構成される．

臨床像の特徴 ごく小さな孤立性の白色から黄色の丘疹あるいは斑が多発する（図 3-4-1，3-4-2）．特に上口唇の赤唇縁のすぐ近位部が最好発部で，丘疹が集簇することが多い（図 3-4-1）．

病理組織学的事項

病変の発育様式

多くの例で，1 つの spot は 1 つの脂腺器官単位に相当し，1 個～数個の脂腺小葉から構成される．脂腺小葉の形態は正常であるが，正常と異なるのは脂腺小葉の局在している高さで，粘膜上皮直下の，粘膜下組織の中で

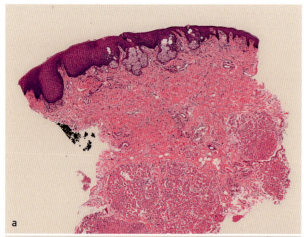

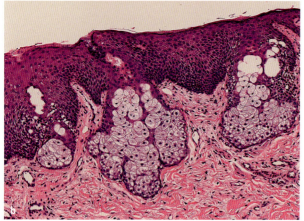

図 3-4-3　Ectopic sebaceous glands（Fordyce's spots）
a：1つの spot は 1 つの脂腺器官単位に対応している．
b：脂腺小葉の形態は正常である．

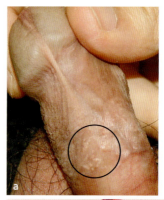

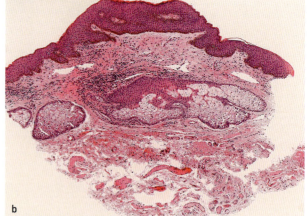

図 3-4-4　Tyson's spots
a：亀頭包皮に小さな黄色丘疹が散在している（囲み）．
b：被覆表皮下に成熟した脂腺器官が観察され，しばしば脂腺小葉周囲には非特異的な軽度のリンパ球浸潤も伴う．

比較的高い場所に位置する（図 3-4-3）．発生部位にかかわらず，病理組織像は同様である（図 3-4-4）．なお，脂腺導管が毛包漏斗部様の形態を示しながら皮表に開口する所見が観察されることもあるが，その場合にも下方に毛包下部や立毛筋が観察されることはない．

病理組織学的鑑別疾患と鑑別の要点

■ Sebaceous Gland Hyperplasia

病理組織学的には ectopic sebaceous glands よりも脂腺小葉のサイズが大きく，真皮内の局在レベルも表皮直下よりも深い部位に存在する．毛包に付随する立毛筋が観察される．発症部位は鑑別に非常に役立つ．

参考文献
1) Charles S, et al: Fordyce's spots and Montgomery's tubercles. In Charles S, et al (eds): Neoplasms With Sebaceous Differentiation. 1st ed, pp71-86, Lea & Febiger, Philadelphia, 1994
2) Miles AEW, et al: Sebaceous glands in the lips and cheek mucosa of man. Br Dent U 105: 235, 1958
3) Wolff K, et al: Fitzpatrick's Dermatology in General Medicine, 7th ed. p1085, McGraw-Hill Education, New York, 2007

5 Steatocystoma
脂腺嚢腫

定義および概念

脂腺導管への分化所見を示す嚢腫状の過誤腫[1,2]．

臨床的事項

頻度 比較的稀である．

好発年齢・性 思春期に出現し，若年成人に好発．性差なし．

好発部位 上半身，特に胸壁と頸部に好発する．その他，被髪部，顔面，腋窩，背部，四肢にも出現する．

臨床像の特徴 黄色調から常色の丘疹や嚢腫が，単発(steatocystoma simplex)あるいは多発(steatocystoma multiplex)する．大きさは，直径0.2～3cm程度のものまでさまざまであるが，直径1cmまでのものが多い．穿刺や切開により，油性やクリーム状の液体あるいは白色物質が排出される．多発例の多くは孤発例であるが，keratin 17遺伝子(*KRT17*)の異常に関連した常染色体優性遺伝による家族内発症例もある．

病理組織学的事項

病変の発育様式

真皮や皮下脂肪組織に被覆表皮との連続性を伴わない嚢腫状の病変を形成する(図3-5-1a)．

構成細胞の形態および分化

顆粒層を欠く，数層の重層扁平上皮細胞で構成された嚢腫であり，嚢腫の内腔に面して好酸性の鋸歯状の角層を伴っている．嚢腫内には微細な角化物や皮脂を伴い，さまざまな大きさの脂腺小葉が嚢腫壁内あるいは嚢腫壁に近接して存在する(図3-5-1b)．

診断の手がかりとなる所見

- 顆粒層を欠き，好酸性で鋸歯状の角層を伴う嚢腫壁
- 嚢腫壁内あるいは嚢腫壁に近接して存在する脂腺小葉

その他の病理組織学的所見

ときに嚢腫内に軟毛を伴い，また，vellus hair cystの特徴を合併したhybrid cystを呈することもある．

病理組織学的鑑別疾患と鑑別の要点

■ Cutaneous Keratocyst/Sebaceous Duct Cyst（皮膚角化嚢腫/脂腺導管嚢腫）

Nevoid basal cell carcinoma syndrome/Gorlin-Goltz syndrome（母斑性基底細胞癌症候群）の皮膚病変として出現する．脂腺導管に類似した嚢腫壁であるが，脂腺小葉を伴わない．

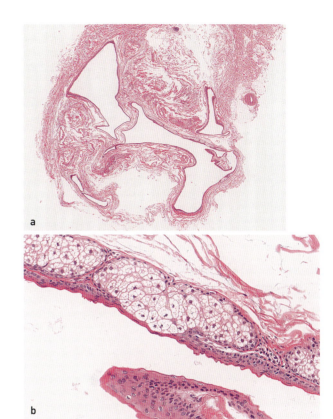

図3-5-1 Steatocystoma
a：真皮から皮下脂肪組織にかけての嚢腫状病変である．
b：嚢腫壁には顆粒層がなく，内腔に面して好酸性で鋸歯状の角層があり，脂腺導管に類似している．嚢腫壁内および嚢腫壁に連続して脂腺小葉が分布している．

■ Intratarsal Keratinous Cyst of the Meibomian Gland（Meibom腺瞼板内角化嚢腫）

上眼瞼の瞼板に固着する嚢腫状病変を形成する．脂腺導管に類似した嚢腫壁であるが，脂腺小葉や毛を伴わず，糸状(string-like)の角化物や線維性の被膜を伴う[3]．

■ Dermoid Cyst of the Skin（皮膚皮様嚢腫）

嚢腫壁に脂腺小葉を伴う点は類似するが，顆粒層を伴う表皮様あるいは毛包漏斗部上皮様の角化を示し，嚢腫内には硬毛を伴い，硬毛の毛器官やエクリン器官，アポクリン器官を嚢腫壁に伴う点が異なる．

参考文献

1) Ackerman AB, et al: Neoplasms with Sebaceous Differentiation. pp99-113, Ardor Scribendi, New York, 2001
2) Kazakov DV, et al: Cutaneous Adnexal Tumors. pp368-372, Wolters Kluwer/Lippincott Williams & Wilkins, Philadelphia, 2012
3) Patel VS, et al: Intratarsal keratinous cysts of the meibomian gland (a sebaceous duct cyst): Report of 2 cases. Am J Dermatopathol 33: 624-627, 2011

6 Sebaceous Gland Hyperplasia
脂腺増殖症

定義および概念

Sebaceous gland hyperplasia/sebaceous hyperplasiaは，真皮上層で脂腺小葉が増加する過形成であるが[1]，良性腫瘍とする考えもある．悪性化は知られていない．

臨床的事項

頻度 よくみられる．シクロスポリンを投与される臓器移植後患者に多発することも知られている[2]．

好発年齢・性 中年から高齢者にみられる．男性に多いが，女性よりもアンドロゲン産生が多いこととの関連が考えられている[3]．

好発部位 顔面，特に前額と頬部に多い．稀に，外陰部，乳輪，口腔などでもみられる．頸部や鎖骨部に平行線状に配列してみられると，juxta-clavicular beaded lines（傍鎖骨部数珠状線）と呼ばれる[4]．

臨床像の特徴 数mm～6mm程度の常色からやや黄色の丘疹で，中央に陥凹を伴う．しばしば多発する．稀であるが，線状や帯状，びまん性に配列するものや，1cmを超える大型のもの，有茎性のものもある．ダーモスコピーでは，病変中央に開孔部に相当する淡黄褐色調の部位があり，周囲に複数の黄白色塊状物と，花冠状血管（crown vessels）がみられる[5]．

病理組織学的事項[1,6]

病変の発育様式

隆起性の境界明瞭な結節状病変で，表皮直下から大小の成熟した脂腺小葉が，中央の開大した毛包漏斗部構造に脂腺導管を介して開口している（図3-6-1a）．いくつかの毛包漏斗部構造が含まれることや，脂腺小葉が短い脂腺導管構造と毛包漏斗部構造を介して皮表に開口することもある．毛包の峡部以深は通常観察されないが，毛包漏斗部に稀に軟毛が観察される．通常，真皮上層に限局するが，下層に至ることもある．表皮の肥厚は通常ないが，大型のものでは，seborrheic keratosis（脂漏性角化症）に類似する軽度の表皮肥厚を伴うことがある．

構成細胞の形態および分化

増加する脂腺小葉は，成熟した正常の脂腺小葉と同様で，構成する細胞も辺縁部の未成熟細胞と内部の成熟脂腺細胞からなる（図3-6-1b）．

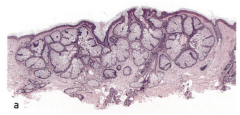
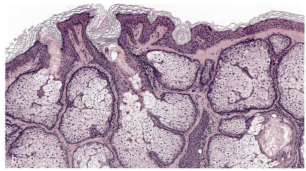

図3-6-1 Sebaceous gland hyperplasia
a：表皮直下から，脂腺小葉が結節状に増加している．脂腺小葉には，中央の拡張した毛包漏斗部構造を中心とするものの他に，皮表に直接開口するようにみえるものもある．
b：脂腺小葉は短い脂腺導管と毛包漏斗部を介して皮表に開口している．病変を構成する脂腺小葉や，脂腺細胞は正常組織と同様である．

診断の手がかりとなる所見

・正常では存在しない表皮直下の脂腺小葉の増加
・正常組織と同様の脂腺小葉

病理組織学的鑑別疾患と鑑別の要点

■ Sebaceous Adenoma

より大型の病変で，脂腺小葉の皮表への開口が目立つ．また，脂腺小葉辺縁の未成熟細胞が目立つ．

参考文献

1) Ackerman AB, et al: Sebaceous gland hyperplasia. In Histopathologic Diagnosis of Neoplasms with Sebaceous Differentiation ATLAS AND TEXT 2nd ed. pp66-74, Ardor Scribendi, New York, 2009
2) Salin A, et al: Sebaceous gland hyperplasia and skin cancer in patients undergoing renal transplant. Jr Am Acad Dermatol 55: 878-881, 2006
3) Zouboulis CC, et al: Chronological ageing and photoageing of the human sebaceous gland. Clin Exp Dermatol 26: 600, 2001
4) Marian C, et al: Juxta-clavicular beaded lines: A subepidermal proliferation of sebaceous gland elements. J Cutan Pathol 18: 464-468, 1991
5) 斎田俊明：ダーモスコピーのすべて．pp152-154, 南江堂，2012
6) Kazakov DV, et al: Pilar sheath acanthoma. In Kazakov DV, et al (eds): Cutaneous Adnexal Tumors. pp272-274, Wolters Kluwer/Lippincott Williams & Wilkins, Philadelphia, 2012

7　Sebaceous Mantle Hyperplasia
脂腺マントル過形成

同義語・類義語　mantle hyperplasia, folliculocentric basaloid proliferation, basaloid follicular hyperplasia

定義および概念

Sebaceous mantle hyperplasia は脂腺マントルの過形成性変化である．単独で出現するよりも basal cell carcinoma(BCC) などの何らかの腫瘍性病変の辺縁部に付随して観察されることが一般的である[1]．実際にはそれほど稀な所見ではないが，十分に認識されていないこともあって，報告例はほとんどない[2]．一方，脂腺マントルの良性腫瘍に相当する sebaceous mantleoma（脂腺マントル腫）はきわめて稀な病変である[3]．

臨床的事項

基本的には成人の有毛部皮膚に発生するが，詳細はまだわかっていない．

頻度　微小な変化に関しては日常診療の皮膚検体内でもしばしば遭遇するが，多くの場合，診断者はその存在に気づいていないと思われる．

臨床像の特徴　臨床的に sebaceous mantle hyperplasia が認識されることはない．

病理組織学的事項

病変の発育様式

BCC などの腫瘍性病変の辺縁部において，多くの場合は正常毛包と連続しながら伸長する索状構造として観察される（図 3-7-1a, 3-7-2a）．部分的に被覆表皮と連続することもある．索状構造は正常マントルとしては説明不能な不規則な分枝を示し，しばしば網状となる．周囲組織との境界は不明瞭である．

構成細胞の形態および分化

索状構造を構成するのは異型のない基底細胞様細胞であり，繊細な核クロマチンと小さな核小体からなる小型類円形核を有している（図 3-7-1b, 3-7-2b）．濃染クロマチン核のこともある．これらの上皮細胞は柵状配列を示さない．索状構造内には成熟脂腺細胞が個在性あるいは小集簇性に分布していることもある．

診断の手がかりとなる所見

・周囲組織との境界が不明瞭な毛包中心性の索状構造
・成熟脂腺細胞の混在

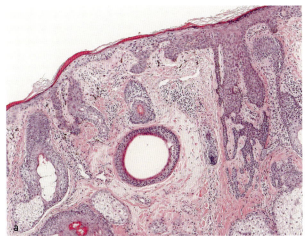
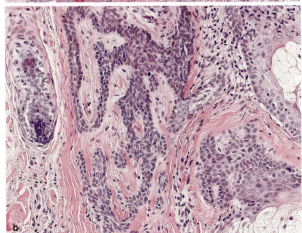

図 3-7-1　Actinic keratosis（日光角化症）の辺縁部に偶発的に観察された sebaceous mantle hyperplasia
a：左側に actinic keratosis，右側に sebaceous mantle hyperplasia がみられる．
b：2〜3 層の基底細胞様細胞からなる索状構造が観察される．

病理組織学的鑑別疾患と鑑別の要点

■ BCC

特に BCC の辺縁部に sebaceous mantle hyperplasia が出現している場合には，BCC 病変の境界を誤って判断することもありうる（図 3-7-3）．また，infundibulocystic BCC は sebaceous mantle hyperplasia に類似する病理組織像を示すが，境界明瞭な病変である．

■ Fibrofolliculoma

脂腺マントルの過誤腫病変である fibrofolliculoma は，特に小さな病変の際に sebaceous mantle hyperplasia との鑑別が難しいことがある．間質と協調して発育する境

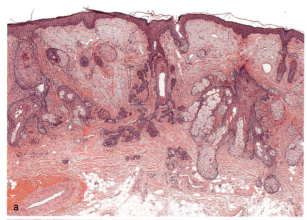
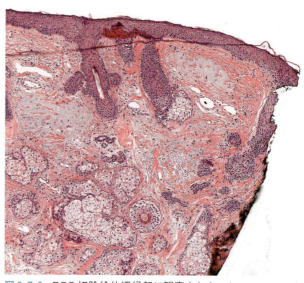
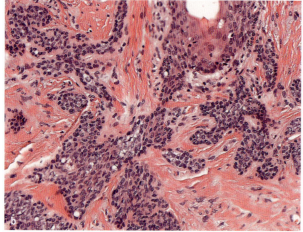

図3-7-2　BCCの近傍に観察されたsebaceous mantle hyperplasia
a：周囲組織との境界が不明瞭な毛包中心性の索状構造を示す病変である．
b：一部には少数の成熟脂腺細胞が混在している．

図3-7-3　BCC切除検体辺縁部に観察されたsebaceous mantle hyperplasia
BCC切除検体でこのような像が観察されると，BCCが断端陽性であると誤って判断されてしまうかもしれない．

界明瞭な病変や臨床的に認識されるような病変であればfibrofolliculomaと診断できる．

Sebaceous Mantleoma

Mantle adenoma（マントル腺腫）と呼ばれることもある．Sebaceous mantle hyperplasiaと同じ構成成分がより複雑な索状構造を示し，上皮成分優位の境界明瞭な腫瘍を形成している場合には，sebaceous mantleomaを考える必要がある．

参考文献
1) Ackerman AB, et al: Mantle hyperplasia. In Ackerman AB, et al (eds): Histologic Diagnosis of Neoplasms with Sebaceous Differentiation, 2nd ed. pp63-65, Ardor Scribendi, New York, 2009
2) Leshin B, et al: Folliculocentric basaloid proliferation: The bulge (der Wulst) revisited. Arch Dermatol 126: 900-906, 1990
3) Goto K, et al: Sebaceous mantleoma (mantle adenoma): Reappraisal of the myth of the problematic benign neoplasm with sebaceous mantle differentiation. J Cutan Pathol 43: 1050-1055, 2016

8 Nevus Sebaceus
脂腺母斑

同義語・類義語 organoid nevus

定義および概念

Nevus sebaceus は脂腺器官の増加と異常な分布を示すが，それのみならず，表皮の肥厚性変化，毛器官の奇形性，アポクリン器官の異所性分布を種々の程度に混在させる過誤腫性病変である[1]．年齢とともにその病理組織像は変化する．また，悪性腫瘍を含む多彩な二次性腫瘍を合併する特徴がある[2]．

臨床的事項

頻度 比較的頻度の高い疾患である．

好発年齢・性 男女ほぼ同数である．

基本的には生下時より発症する．本邦における切除時年齢は，10歳以下の例が20％程度である．海外では10歳以下での切除例は10％以下である[1]．

好発部位 被髪頭部に最も多いが，その割合は，50％程度とする報告から90％以上とする報告までさまざまである．本邦における多数例の検討では60％程度が被髪頭部発生例である．次いで顔面の例が多い[1]．

臨床像の特徴 年齢によりその臨床像も変化する．

乳児期は，ほぼ扁平な病変であり，被髪頭部では脱毛斑になることが多い（図3-8-1a, b）．

小児期になると次第に病変は疣贅状に隆起し（図3-8-1c, d），思春期以降では脂腺小葉が増大するためやや黄色調となることが多い（図3-8-1e, f）．

成人後は，後述する二次性腫瘍を併発することがあるため，それぞれの二次性腫瘍に伴う形態の変化がみられうる（図3-8-1g）．

病理組織学的事項

病変の発育様式

被覆表皮には，乾癬様，疣贅様，あるいは脂漏性角化症様の変化（図3-8-2）があり，真皮内にはそれぞれの皮膚付属器成分が奇形的に増えている．

特徴的に出現する皮膚付属器としては，表皮直下にも位置する脂腺小葉（図3-8-3），奇形毛器官（図3-8-4），異所性アポクリン器官（図3-8-5）である．奇形毛器官の出現によって，被髪部においては硬毛がほとんど消失する．

構成細胞の形態および分化

病変内に分布する皮膚付属器の構造異常や分布異常が

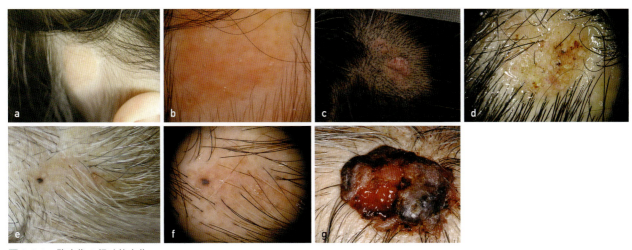

図3-8-1 臨床像の経時的変化
a, b：乳幼児期の nevus sebaceus は，軽度隆起した脱毛斑である．同じく乳幼児期には，ダーモスコピー上，小さな円形の黄色領域が観察される．
c, d：小児期になると，病変に疣状の隆起を伴うことが多い．小児期のダーモスコピー所見でも角化がみられるようになる．
e, f：思春期以降，より黄色領域が明らかになる．
g：成人期では，しばしば二次性腫瘍を伴い，その領域の形態が変化する．呈示症例では，basal cell carcinoma によって皮膚潰瘍形成を伴っている．

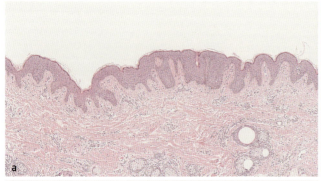
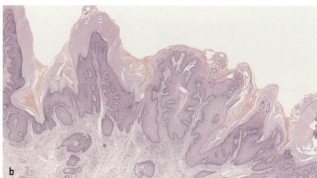
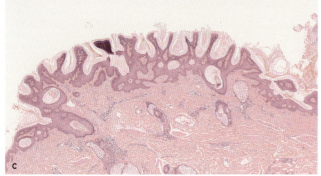

図 3-8-2　Nevus sebaceus でみられる表皮の変化
a：乾癬様． b：疣贅様． c：脂漏性角化症様．

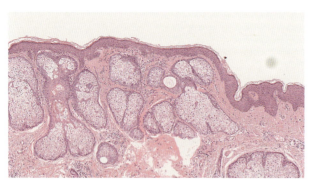

図 3-8-3　Nevus sebaceus における脂腺小葉の増生

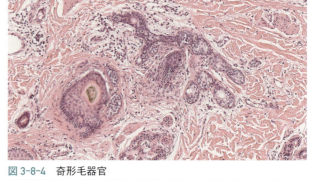

図 3-8-4　奇形毛器官
奇形毛器官は，正常毛器官の形態と明らかに異なるものを指す．

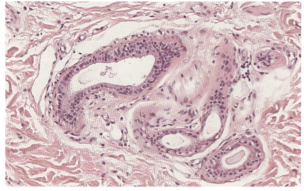

図 3-8-5　異所性アポクリン器官

みられることがあるが，それぞれの皮膚付属器を構成する細胞に形態学的異常はみられず，二次性腫瘍が生じていない限り，細胞形態学的に正常皮膚組織と区別することはできない．

病理組織像の経時的変化

　Nevus sebaceus の病理組織像は，年齢によって大きく変化する．

　0～2 歳では，表皮の変化はないか，あっても軽度な乾癬様肥厚であり，ほぼ全例に奇形毛器官が観察される．表皮直下の脂腺小葉はときに観察されるが，異所性アポクリン器官や二次性腫瘍は通常みられない（図 3-8-6）．

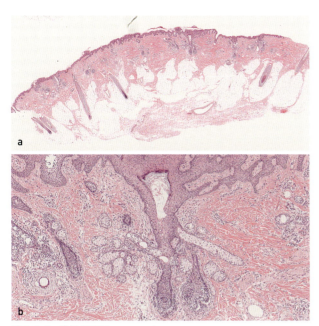

図 3-8-6　乳幼児期の nevus sebaceus

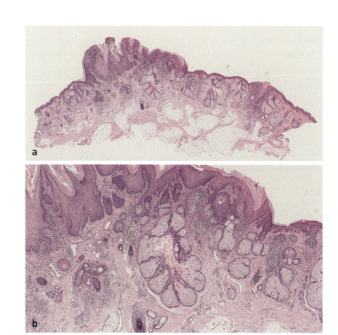

図 3-8-7　思春期以降の nevus sebaceus

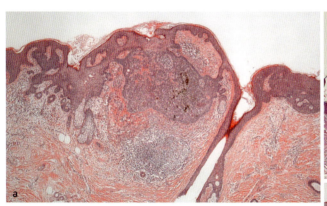

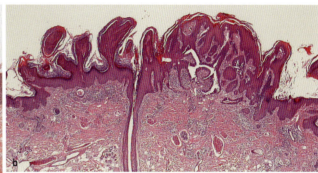

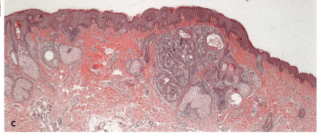

図 3-8-8　Nevus sebaceus に伴う二次性腫瘍
a：Trichoblastoma.　b：SCAP.　c：Sebaceoma.

　3〜10歳になると，徐々に疣贅様や脂漏性角化症様の表皮変化が出現し，奇形毛器官もほぼ全例に観察されるようになる．表皮直下にも脂腺小葉がしばしばみられ，異所性アポクリン器官も一部の例で出現する．

　11歳以降では，ほとんどの例で疣贅様や脂漏性角化症様の表皮変化があり，奇形毛器官は約80%の例で観察される．表皮直下の脂腺小葉や皮下脂肪組織内の異所性アポクリン器官は約1/2〜2/3の例で確認される．つまり，思春期には nevus sebaceus としての病理組織所見がほとんど揃うようになる（図3-8-7）．

　以上は全体的な傾向を示しただけであり，個々の例によってその経時的変化が異なることがある．つまり，思春期以前の症例でも脂腺小葉の増生が顕著な例や異所性アポクリン器官が存在する例，青年期の例でも表皮変化が軽微な例や脂腺小葉の増生が目立たない例もある．

診断の手がかりとなる所見
・表皮直下の脂腺小葉
・奇形毛器官
・異所性アポクリン器官

その他の病理組織学的所見

この疾患には種々の二次性腫瘍の発生が知られている．本邦報告では，切除例全体でおおよそ10〜15%の例で合併するという報告が多く，50歳以上では切除例の半数以上でみられるとされている[2]．

Trichoblastoma（図3-8-8a），basal cell carcinoma（BCC），syringocystadenoma papilliferum（SCAP）（図3-8-8b），sebaceoma（図3-8-8c）が比較的頻度が高い．その他，squamous cell carcinoma（有棘細胞癌），apocrine carcinomaといった悪性腫瘍，apocrine gland cyst，trichilemmoma，keratoacanthoma，poroma，syringomaといった良性皮膚付属器腫瘍，そしてmelanocytic nevus（色素細胞母斑）などの合併も報告されている．

これらのなかでは，本邦ではtrichoblastomaが最も多く，次いでsebaceoma，SCAPの順である[2]．海外ではsebaceomaよりもSCAPが多いとされている[2]．BCCに関しては，全体の2〜3%程度の合併にとどまるとされている[3]．

病理組織学的鑑別疾患と鑑別の要点

■ **Epidermal Nevus（表皮母斑）**

Epidermal nevusは表皮変化のみが観察される点でnevus sebaceusと鑑別される．ただし，epidermal nevusは皮膚付属器の変化がほとんどないnevus sebaceusであるとする考えもある．

■ **Verruca Vulgaris（尋常性疣贅）およびSeborrheic Keratosis（脂漏性角化症）**

症状の出現時期を確認することによって，鑑別が可能である．また，これらの病変には奇形的な皮膚付属器は出現しない．

■ **Sebaceous Gland Hyperplasia**

発症時期や発生部位，表皮変化の有無から鑑別する．

参考文献

1) 安齋眞一，他：脂腺母斑の臨床病理学的検討：第1報　年齢や発生部位と病理組織像の変化．日皮会誌　117：1611-1620，2007
2) 安齋眞一，他：脂腺母斑の臨床病理学的検討：第2報　二次性腫瘍について．日皮会誌　117：2479-2487，2007
3) Cribier B, et al: Tumor arising in nevus sebaceous: A study of 596 cases. J Am Acad Dermatol 42: 263-268, 2000

9 Fibrofolliculoma/Trichodiscoma
線維毛包腫/毛盤腫

定義および概念[1,2)]

　Fibrofolliculomaとtrichodiscomaは，上皮成分と間質成分から構成される毛包脂腺系の過誤腫であり，脂腺マントルへの分化を示す．両者は一連のスペクトラム上にあり，未熟型がfibrofolliculoma，成熟型がtrichodiscomaであると考えることもできる．

　典型的な病変では両者の鑑別は容易であるが，両方の所見がオーバーラップすることや，割面によってfibrofolliculomaとtrichodiscomaの両者の所見を示すこともあるため，一括してfibrofolliculoma/trichodiscomaと呼ばれることもある．

臨床的事項

頻度　稀である．FLCN遺伝子の変異による常染色体優性遺伝性疾患である，Birt-Hogg-Dubé syndrome（腎悪性腫瘍，肺嚢胞/気胸を合併する）で多発することが知られている．

好発年齢・性　中年から高齢者にみられ，性差はない．

好発部位　顔面，頸部，体幹，上肢にみられるが，特に口囲に多い．

臨床像の特徴　自覚症状のない常色の表面平滑なドーム状の丘疹である．Soft fibroma（軟性線維腫）のように有茎性の病変になることもある．多発例は，Birt-Hogg-Dubé syndromeの可能性が高い．

病理組織学的事項[1,2)]

病変の発育様式

■ **Fibrofolliculoma**（図3-9-1）

　1個あるいは数個の毛包漏斗部構造があり，線維性の間質で囲まれ，周囲の真皮との間に裂隙を伴う．1層から数層の上皮索が毛包漏斗部と連続して，曲線状に分布し，しばしば有窓構造を作る．

■ **Trichodiscoma**（図3-9-2）

　ドーム状に隆起した病変で，真皮に比較的境界明瞭な結節を形成する．Fibrofolliculomaと比べて，より間質成分が目立ち，その辺縁には，しばしばミット状にみえる奇妙な形をした脂腺小葉が分布する．

　Fibrofolliculomaでみられる上皮索が出現することも稀にある．

構成細胞の形態および分化

　上皮索は脂腺マントルに類似する．Fibrofolliculomaでは，成熟脂腺細胞が上皮内に小集塊を形成することがある（図3-9-1）．Trichodiscomaでは，病変の辺縁に成熟した脂腺小葉がみられる（図3-9-2）．

　間質は毛包周囲結合組織に類似して，繊細なリボン様の膠原線維束からなり，星芒状や紡錘形の線維芽細胞を含んでいる．これらの線維芽細胞は免疫染色でCD34陽性である．小血管の増生とムチン（ムコイド）の沈着もしばしば著明であり，弾性線維は減少する．また，特にtrichodiscomaの間質の所見にはかなりの多様性があることが知られており[3)]，脂腺小葉が目立たず紡錘形細胞の目立つ症例[4)]や，脂肪細胞の目立つ症例[5)]，血管の目立つ症例などが知られている．

診断の手がかりとなる所見

■ **Fibrofolliculoma**
・毛包漏斗部に連続する索状や有窓状の上皮索
・上皮索内の脂腺細胞
・間質の星芒状や紡錘形の線維芽細胞

■ **Trichodiscoma**
・ミット状の脂腺小葉とボール状の間質成分
・間質の繊細なリボン様の膠原線維
・間質の星芒状や紡錘形の線維芽細胞
・ムチンの沈着

病理組織学的鑑別疾患と鑑別の要点

■ **Fibrous Papule**

　顔面，特に鼻に好発する．ドーム状に隆起した常色の丘疹で，毛包周囲の線維化が目立つとperifollicular fibroma（毛包周囲線維腫），毛包間の線維芽細胞や血管が目立つとangiofibroma（血管線維腫）と呼ばれることもある．間質の所見は，fibrofolliculoma/trichodiscomaに類似しているが，脂腺マントルに類似した上皮索や，ミット状の脂腺小葉はみられない[6)]．

■ **Birt-Hogg-Dubé syndrome**

　本症候群は，fibrofolliculoma/trichodiscomaが多発することのある常染色体優性遺伝性疾患である．17番染色体（17p11.2領域）上にあるFLCN遺伝子の変異によって発症する．この遺伝子がコードするfolliculinタンパクは，皮膚，腎臓，肺に分布するが，その機能の詳細はまだ明らかにされていない．

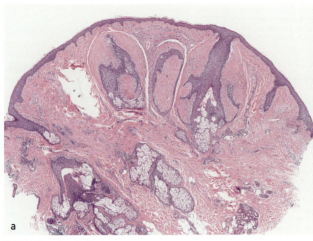
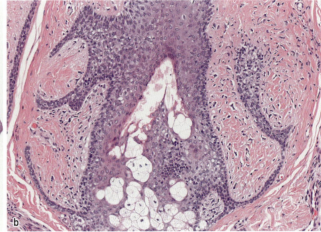

図 3-9-1　Fibrofolliculoma
a：真皮に数個の毛包漏斗部構造とその周囲の結合組織からなる結節があり，毛包漏斗部から連続する上皮索が曲線状に伸展して窓状構造を形成している．
b：間質成分には，膠原線維，線維芽細胞，そして軽度のムチン沈着がある．

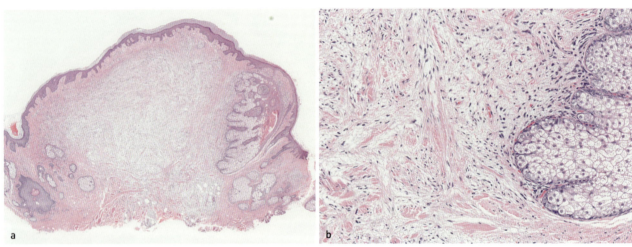

図 3-9-2　Trichodiscoma
a：ドーム状に隆起した病変で，ボール状の間質を包み込むように，右側辺縁にはミット状と呼ばれる形態の脂腺小葉が分布している．
b：間質成分には星芒状や紡錘形の線維芽細胞がみられ，リボン様の膠原線維やムチンの沈着を伴っている．

　症状としては，顔面や頸部にfibrofolliculoma/trichodiscomaが多発する他，高率に，腎悪性腫瘍〔多くはchromophobe renal cell carcinoma（嫌色素性腎細胞癌）〕，肺囊胞/気胸を合併する．若年者の気胸から，この症候群が疑われ，皮膚科にfibrofolliculoma/trichodiscomaの有無についてコンサルトされることもある．この症候群でみられるfibrofolliculoma/trichodiscomaは，所見が軽度のことがあり，診断に迷う例も多いが，そのような病変が多発している場合は，この症候群の可能性を考えることが重要である（図3-9-3）．

　また，近年，Birt-Hogg-Dubé syndromeで異常のみられるfolliculinタンパクとtuberous sclerosis（結節性硬化症）で異常がみられるtuberous sclerosis complex（TSC）タンパクは，共通のmTOR経路に働くことが知られ，その類似性が指摘されており，Birt-Hogg-Dubé syndromeでfibrous papule/angiofibromaが生じること[7]や，逆にtuberous sclerosisでfibrofolliculomaが生じること[8]も知られている．

参考文献

1) Ackerman AB, et al: Fibrofolliculoma/trichodiscoma. In Histopathologic Diagnosis of Neoplasms with Sebaceous Differentiation: Atlas and Text. pp139-155, Ardor Scribendi, New York, 2009
2) Kazakov DV, et al: Fibrofolliculoma and trichodiscoma. In Kazakov DV, et al(eds): Cutaneous Adnexal Tumors. pp337-342, Wolters Kluwer/Lippincott Williams & Wilkins, Philadelphia, 2012
3) Lopez-Garcia DR, et al: Morphological diversity of trichodiscomas and fibrofolliculomas. Am J Dermatopathol 36: 734-740, 2014
4) Kutzer H, et al: Spindle cell predominant trichodiscoma: A fibrofolliculoma/trichodiscoma variant considered formerly to be a neurofollicular hamartoma: A clinicopathological and immunohistochemi-

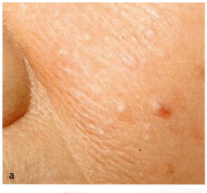
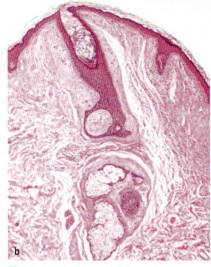
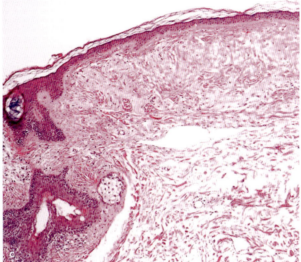

図 3-9-3 Birt-Hogg-Dubé syndrome
a：頬部に多数の白色から常色の小丘疹が観察される．
b：やや開大した毛包漏斗部の下方から細長い上皮索が伸びて窓状構造をなす．周囲には結合組織の増生を伴い，周囲の間質との間には裂隙が形成される（fibrofolliculoma の所見）．
c：真皮浅層に帯状のムチン沈着を伴った結合組織の増生があり，辺縁に小さな毛包漏斗部と脂腺小葉がある（trichodiscoma の所見）．
〔三砂範幸：Clinicopathological conference (069). Visual Dermatol 7: 688-693, 2008 より〕

cal analysis of 17 cases. Am J Dermatopathol 28: 1-8, 2006
5) Kacerovska D, et al: Trichodiscoma with lipomatous metaplasia and pleomorphic stromal cells. J Cutan Pathol 37: 1110-1111, 2010
6) Misago N, et al: Fibrofolliculoma/trichodiscoma and fibrous papule (perifollicular fibroma/angiofibroma): A revaluation of the histopathological and immunohistochemical features. J Cutan Pathol 36: 943-951, 2009
7) Schaffer JV, et al: Multiple facial angiofibromas: A cutaneous manifestation of Birt-Hogg-Dubé syndrome. J Am Acad Dermatol 53: S108-111, 2005
8) Misago N, et al: Fibrofolliculoma in a patient with tuberous sclerosis complex. Clin Exp Dermatol 34: 892-894, 2009

10 Reticulated Acanthoma with Sebaceous Differentiation
脂腺分化を伴う網状棘細胞腫

定義および概念

被覆表皮から真皮浅層にかけて板状に拡がる良性脂腺系腫瘍である．上皮が網状に増生する上層部と，成熟脂腺小葉が分布する下層部の，特徴的な2層性構築を示す．

臨床的事項

頻度 非常に稀である．
好発年齢・性 中高年の発症が報告されている．性差はない．
好発部位 顔面，体幹の発症例が多い．
臨床像の特徴 単発性でわずかに隆起する丘疹や局面である．ダーモスコピーでは，表皮の網状の構造とその底部の脂腺小葉を反映すると推測される黄白色調の網状構造がみられる[1]．

病理組織学的事項

腫瘍の発育様式

弱拡大像は，表皮から真皮浅層にかけての板状の構築を示す表在性の幅広い病変としてみられる（図3-10-1a）．表層では延長した表皮突起が互いに吻合し網状の構造をとる．その底部や吻合部を中心に成熟脂腺細胞（sebocytes）が集簇性に増殖し，脂腺小葉を模倣する構築をとる．

腫瘍細胞の形態および分化

表皮突起の先端および吻合部で成熟脂腺細胞がみられ，その周囲を取り囲むように好塩基性の核をもつ未成熟細胞が1～2層配列する（図3-10-1b）．脂腺導管への分化を示す管腔構造もみられる．

その他の病理組織学的所見

表面の錯角化や真皮乳頭層の毛細血管拡張がみられることがある．

免疫組織化学的所見

Muir-Torre syndromeと関連するDNAミスマッチ修復タンパクをコードする遺伝子（*MLH1*，*MSH2*，*MSH6*）の欠損を免疫組織化学的に検索した報告が少数ある[1～3]．現時点ではreticulated acanthoma with sebaceous differentiationとMuir-Torre syndromeとの関連性は証明されていない．

病理組織学的鑑別疾患と鑑別の要点

■ **Seborrheic Keratosis with Sebaceous Differentiation（脂腺分化を伴う脂漏性角化症）**

Seborrheic keratosisに稀に脂腺分化を伴う場合があ

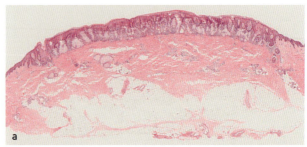
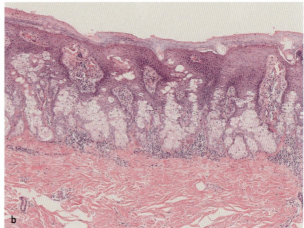

図3-10-1 Reticulated acanthoma with sebaceous differentiation
a：表皮と連続し，板状に分布する表在性の病変である．
b：表皮は網状の肥厚を示し，表皮突起の先端と吻合部を中心に脂腺細胞，脂腺導管がみられる．

る．これらはメラニン顆粒の含有や偽角化囊腫が目立つことが多く，脂腺細胞は個別性，散在性に少数観察されるのみで，脂腺導管の出現も稀である．

■ **Nevus Sebaceus**

臨床像・病理組織像が類似する場合がある．奇形的な毛器官やアポクリン器官の存在，成熟した毛器官の消失，臨床経過などから鑑別する．

■ **Tumor of Follicular Infundibulum**

表在性の板状構築を示す疾患であるが，通常は脂腺分化の所見はみられない．

参考文献

1) Ogawa K, et al: Case of reticulated acanthoma with sebaceous differentiation with clinicopathological surveillance. J Dermatol 44: e204-e205, 2017
2) Fukai K, et al: Reticulated acanthoma with sebaceous differentiation. Am J Dermatopathol 28: 158-161, 2006
3) Haake DL, et al: Reticulated acanthoma with sebaceous differentiation. Lack of association with Muir-Torre syndrome. Am J Dermatopathol 31: 391-392, 2009

11 Sebaceoma
脂腺腫

同義語・類義語 sebaceous epithelioma, sebomatricoma

定義および概念

脂腺分化を主体とする良性腫瘍であり，成熟脂腺細胞と未成熟細胞に類似する腫瘍細胞が不規則に混ざり合って増殖する[1,2]．多くの症例では未成熟な腫瘍細胞が構成細胞全体の50%以上を占める．

臨床的事項[3]

頻度 比較的稀な腫瘍である．他の上皮性腫瘍との比較では，extramammary Paget's disease とほぼ同じ頻度であり，sebaceous carcinoma の約3倍の頻度とされている[3]．

好発年齢・性 女性に多く，切除時平均年齢は60歳代前半である．

好発部位 顔面が50%弱，次いで被髪頭部が30%強を占める．眼瞼発生例に限ると10%程度である．

臨床像の特徴 あまり特徴のない隆起性病変で，黄色調を示すこともある（図3-11-1）．Verruca（疣贅）あるいは seborrheic keratosis（脂漏性角化症）と臨床診断されることも多い．約10%の症例は nevus sebaceus に併発する．

病理組織学的事項[3]

腫瘍の発育様式

真皮内の分葉状あるいは多結節状の病変であるが，正常の脂腺小葉を模倣した二相性の構築をとらない．

腫瘍細胞の形態および分化

未成熟細胞に類似する小型の基底細胞様細胞と，泡沫状，網状あるいは蜂巣状の細胞質と金平糖状の核をもつ成熟脂腺細胞様細胞から構成される．また，数層の扁平上皮で構成され内腔面に好酸性の波打つような角層を有する，脂腺導管を模倣する管腔構造も混在する．原則的に腫瘍細胞には核異型性はないかあっても軽度で，核分裂像も散見される程度である（図3-11-2, 3-11-3）．成熟脂腺細胞様細胞が非常に目立つ例やほとんどみられない例もある（図3-11-4）．

診断の手がかりとなる所見

- 基底細胞様細胞の結節状増殖
- 成熟脂腺細胞様細胞の不規則な混在
- 腫瘍胞巣辺縁の核の柵状配列の欠如

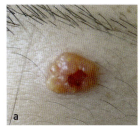
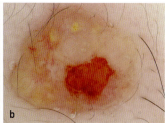

図3-11-1　左上眼瞼の sebaceoma
a：黄色調の隆起性腫瘍である．外的刺激による皮膚潰瘍を伴う．
b：ダーモスコピーでは，皮膚潰瘍や血管拡張とともに，大小の yellow globules がみられる．

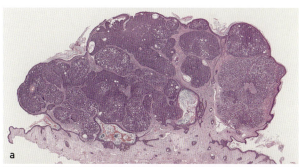
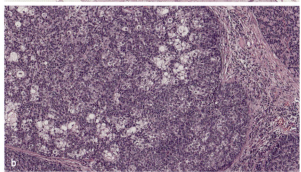
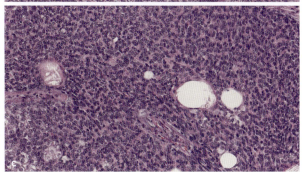

図3-11-2　典型的 sebaceoma

第3章 脂腺器官系病変

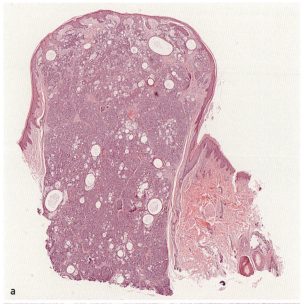

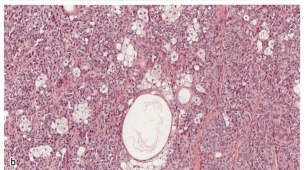

図 3-11-3　垂直方向への発育が目立つ sebaceoma

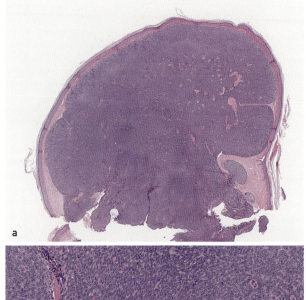

図 3-11-4　成熟脂腺細胞様細胞の乏しい sebaceoma

その他の病理組織学的所見

約10%の症例は nevus sebaceus に伴っており，その場合には trichoblastoma や basal cell carcinoma，syringocytadenoma papilliferum などを合併することが多い．一方，nevus sebaceus に関連しない病変でも trichoblastoma や seborrheic keratosis の合併が稀にみられる[3]．

また，25〜30%の症例では類器官的あるいは幾何学模様的な細胞配列が観察される[2,4]．この特徴的な細胞配列パターンには，rippled pattern（さざ波状パターン），labyrinthine/sinusoidal pattern（迷路状/類洞状パターン），carcinoid-like pattern（カルチノイド様パターン）がある．また，carcinoid-like pattern としても解釈可能ではあるが，花弁のような模様を描くように細胞配列したものは petaloid pattern（花弁状パターン）として区別されることもある．

Labyrinthine/sinusoidal pattern と carcinoid-like pattern は同一病変内に併存してみられることが多く，形態学的および免疫組織化学的な観点から脂腺マントルへの分化を示している可能性が示唆されている[5]．

これらの類器官的な細胞配列パターンを示す sebaceoma は臨床的にもいくつかの特徴が知られている．通常型 sebaceoma が 1：1.5 で女性に多いのに対して，類器官型は 1.5：1 で男性に多い[4]．また，通常型が被髪頭部に生じるのは 15.3% のみであるが，類器官型は約 75% が被髪頭部に生じる[4]．また，類器官型と Muir-Torre syndrome との関連性は否定的にとらえられている[5]．

以下，rippled pattern, labyrinthine/sinusoidal pattern, carcinoid-like pattern について順に解説する．

■ Rippled Pattern

腫瘍細胞は紡錘形核を有する．その紡錘形核が柵状に配列する領域と無核の領域が一方向性に交互に繰り返され，さざ波状（rippled）と表現される模様を織り成す（図 3-11-5）．病変内に成熟脂腺細胞様細胞は非常に少ない．

■ Labyrinthine/Sinusoidal Pattern

腫瘍細胞は類円形から短紡錘形の核を有する．腫瘍細胞は複雑な索状配列を示して，迷路状あるいは類洞状の様相を呈する（図 3-11-6）．この複雑かつ細かな索状の腫瘍胞巣間には浮腫性変化がみられるものの，血管や線

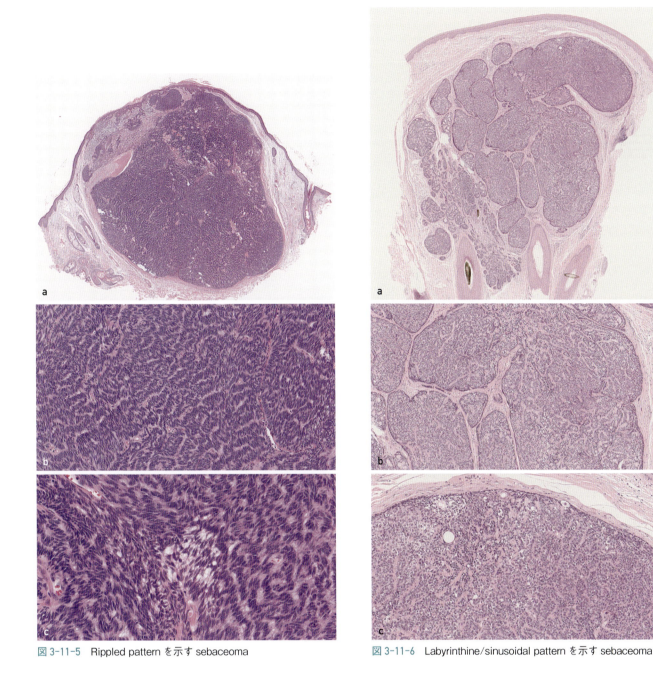

図 3-11-5 Rippled pattern を示す sebaceoma

図 3-11-6 Labyrinthine/sinusoidal pattern を示す sebaceoma

維芽細胞などの間葉系細胞成分はほとんどみられない．病変内に成熟脂腺細胞様細胞は非常に少ない．

■ Carcinoid-Like Pattern

Labyrinthine/sinusoidal sebaceoma と同様に，腫瘍細胞は類円形から短紡錘形の核を有する．腫瘍細胞は，索状，リボン状，ロゼット状，網状に配列して，その腫瘍胞巣間には血管や線維芽細胞などの間葉系細胞成分が介在し，carcinoid tumor（カルチノイド腫瘍）のような病理組織像となる（図 3-11-7）．一部で labyrinthine/sinusoidal pattern に類似する細胞配列や共通する細胞配列を示すことがあり，しかも両者はしばしば併存するた

め，その区別は必ずしも容易ではないが，その一方で厳密に区別する必要もないと考えられている[5]．他の類器官型と同様に成熟脂腺細胞様細胞は非常に少ない．

免疫組織化学的所見

成熟脂腺細胞様細胞は，基本的に adipophilin などの脂肪滴関連タンパクが陽性である．また，sebaceous carcinoma より陽性率は低いが，CA15-3，CA19-9，androgen receptor が陽性になる[6]．CK7 は sebaceous carcinoma よりやや陽性率は高い[7]．CK15 に関しては，sebaceoma の未成熟細胞で陽性であるが，sebaceous carcinoma では陰性との報告[8]，あるいは脂腺系腫瘍す

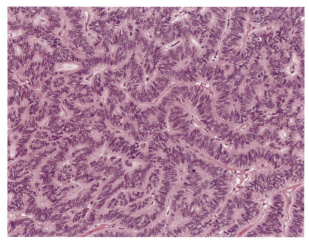

図 3-11-7　Carcinoid-like pattern を示す sebaceoma

べてで陽性との報告[9]，そして，そのいずれでも低い陽性率であったとする報告[7]があり，評価は一定していない．Carcinoid-like patten および labyrinthine/sinusoidal pattern を示す病変では，腫瘍細胞に vimentin が陽性であり，CK20 陽性の Merkel 細胞が種々の程度にみられる[10]．

病理組織学的鑑別疾患と鑑別の要点

■ Sebaceous Borderline Neoplasm と Sebaceous Carcinoma

Sebaceous borderline neoplasm ではシルエットは非浸潤性であるが，腫瘍細胞の核の腫大や異型性，異型核分裂像を含む多数の核分裂像がみられる．Sebaceous carcinoma ではこれに加えて浸潤性の増殖を伴う．

■ Sebaceous Adenoma

成熟脂腺細胞様細胞と基底細胞様細胞が正常脂腺小葉を模倣して配列し，多くの例では成熟脂腺細胞様細胞が優位である．ただし，sebaceoma と共通する病理組織像を示すこともときにあるため，同一スペクトラム上の腫瘍であるという考えもある[11]．

■ Poroid Neoplasms

孔細胞(poroid cells)が sebaceoma の未成熟細胞に類似することに加えて，ときに小皮縁細胞(cuticular cells)が複数の小さな細胞質内管腔(intracytoplasmic lumen)を伴って成熟脂腺細胞に類似することがある．また，アポクリン型の病変ではときに真の脂腺分化細胞の混在がみられるので，鑑別が難しいことがある．Poroid neoplasms の 4 亜型の特徴的なシルエットを認識し，小皮縁細胞(cuticular cells)の増殖とそれによる管腔形成を確認することによって鑑別される．

参考文献

1) Rütten A, et al: Sebaceoma. In LeBoit PE, et al (eds): World Health Organization Classification of Tumours, Pathology and Genetics of Skin Tumours. p163, IARC Press, Lyon, 2006
2) Kazakov DV, et al: Sebaceoma. In Kazakov DV, et al (eds): Cutaneous Adnexal Tumors. pp349-357, Wolters Kluwer/Lippincott Williams & Wilkins, Philadelphia, 2012
3) 安齋眞一, 他：脂腺腫：Sebaceoma161 例の臨床病理学的検討．日皮会誌　118：2233-2241，2008
4) Ansai S, et al: Rippled-pattern sebaceoma: A clinicopathological study. Am J Dermatopathol 31: 364-366, 2009
5) Wiedemeyer K, et al: Sebaceous neoplasms with rippled, labyrinthine/sinusoidal, petaloid, and carcinoid-like patterns: A study of 57 cases validating their occurrence as a morphological spectrum and showing no significant association with Muir-Torre syndrome or DNA mismatch repair protein deficiency. Am J Dermatopathol 2017 [Epub ahead of print]
6) Ansai S, et al: Sebaceous carcinoma: An immunohistochemical reappraisal. Am J Dermatopathol 33: 579-587, 2011
7) Ansai S, et al: Immunohistochemical findings of sebaceous carcinoma: Retrieval of cytokeratin expression by a panel of anti-cytokeratin monoclonal antibodies. J Dermatol 30: 951-958, 2011
8) Misago N, et al: Cytokeratin 15 expression in neoplasms with sebaceous differentiation. J Cutan Pathol 33: 634-641, 2006
9) Bieniek R, et al: Sebaceous tumours contain a subpopulation of cells expressing the cytokeratin 15 stem cell marker. Br J Dermatol 156: 378-380, 2007
10) Goto K, et al: Carcinoid-like/labyrinthine pattern in sebaceous neoplasms represents a sebaceous mantle phenotype: Immuno-histochemical analysis of aberrant vimentin expression and cytokeratin 20-positive Merkel cell distribution. Am J Dermatopathol 39: 803-810, 2017
11) Sánchez Yus E, et al: Sebomatricoma: A unifying term that encompasses all benign neoplasms with sebaceous differentiation. Am J Dermatopathol 17: 213-221, 1995

12 Sebaceous Adenoma
脂腺腺腫

同義語 類義語 sebomatricoma

定義および概念

　脂腺分化を主体とする良性腫瘍のうち，成熟脂腺細胞様細胞と未熟な基底細胞様細胞が正常脂腺小葉を模倣して配列するものは sebaceous adenoma と呼称される[1,2]．以前より sebaceous adenoma と診断されていた例の多く，あるいはすべてが sebaceous borderline neoplasm または sebaceous carcinoma と考える意見もある[3]．しかしながら，核異型性や細胞配列の不規則性を伴わない良性腫瘍も確かに存在し，一般的にそれらは sebaceous adenoma と診断される[4]．

　Muir-Torre syndrome では，しばしば多発性に sebaceous adenoma が出現するが，その場合においても，腫瘍細胞の核異型性や核分裂像が多いと，sebaceous borderline neoplasm あるいは sebaceous carcinoma と診断される[4,5]．

臨床的事項

頻度　比較的稀な腫瘍である．

好発年齢・性　切除時年齢は 60～70 歳代のことが多い．

好発部位　全身のいかなる部位にも発生するが，頭頸部に多い[1,2]．

臨床像の特徴　あまり特徴のない単発性あるいは多発性の隆起性病変で，黄色調を示すこともある．潰瘍や出血をしばしば伴う．

病理組織学的事項

腫瘍の発育様式

　真皮内の結節状の病変であり，構築は正常の脂腺小葉を模倣して二相性を示す．すなわち，結節中心部の成熟脂腺細胞様細胞の目立つ領域と結節辺縁部の基底細胞様細胞の目立つ領域が観察される．しばしば毛包に関連なく，皮表に開口する．

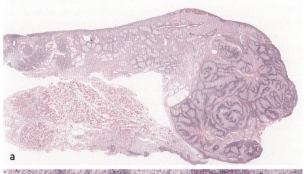
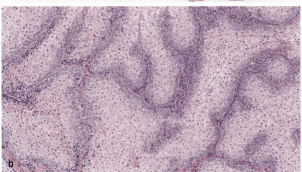

図 3-12-1　眼瞼に生じた sebaceous adenoma
a：真皮内の結節性病変であり，正常脂腺小葉を模倣した構築を示している．
b：腫瘍細胞に核異型性や核分裂像は目立たない．

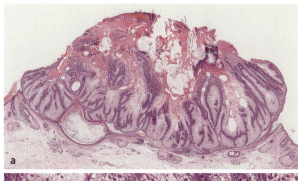
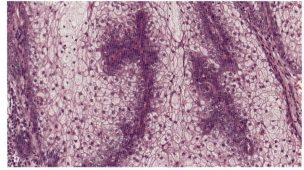

図 3-12-2　眼瞼外に生じた sebaceous adenoma
a：基底細胞様細胞の占める厚さは正常より厚く，わずかに不均一である．
b：基底細胞様細胞には，やや核の重なり合いはあるものの，核異型や核腫大は乏しく，核分裂像も目立たない．

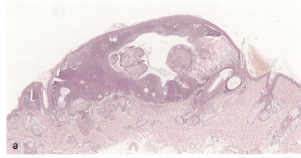
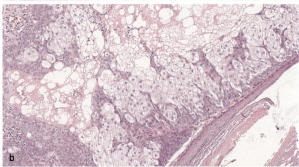
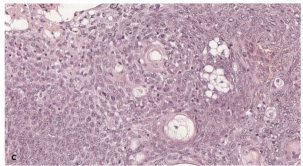

図 3-12-3 部分的に sebaceoma の像を呈する sebaceous adenoma
a：成熟脂腺細胞様細胞の目立つ領域と基底細胞様細胞の目立つ領域の二相性を示す腫瘍である．
b：この腫瘍は，一部で成熟脂腺細胞様細胞が脂腺小葉に類似した像を示し sebaceous adenoma と診断できる．
c：しかし，大部分は，基底細胞様細胞のなかに成熟脂腺細胞様細胞が散在する sebaceoma の像である．

腫瘍細胞の形態および分化

　泡沫状の細胞質と金平糖状の核をもつ成熟脂腺細胞様細胞と小型の核をもつ基底細胞様細胞から構成される．原則的にこれらの腫瘍細胞には核異型性はないかあっても軽度で，核分裂像も散見される程度である（図 3-12-1, 3-12-2）．また，腫瘍内には数層の扁平上皮で構成され内腔面に好酸性の凹凸のある角層を伴う脂腺導管類似の管状構造も観察される．

診断の手がかりとなる所見

・成熟脂腺細胞様細胞と未熟な基底細胞様細胞
・正常脂腺小葉を模倣する二相性の構築
・毛包と関連のない開口

免疫組織化学的所見

　成熟脂腺細胞様細胞は，基本的に adipophilin が陽性である．Sebaceous carcinoma と比べて，p53 と Ki-67 の陽性率が低く，bcl-2 と p21 の陽性率が高いという報告もある[6]．

病理組織学的鑑別疾患と鑑別の要点

■ Sebaceous Borderline Neoplasm および Sebaceous Carcinoma

　主に基底細胞様細胞の核異型性と核分裂能を考慮しながら鑑別する．Sebaceous adenoma では，核異型性や核腫大は目立たず，核分裂像も少ない．

■ Sebaceoma

　基底細胞様細胞の集塊に成熟脂腺細胞様細胞が散在性あるいは小集塊を形成して分布する．ただし，sebaceous adenoma の像を合併することもあり（図 3-12-3），同一スペクトラム上の腫瘍であるとの考えもある[4,7]．

■ Sebaceous Gland Hyperplasia

　ほぼ正常の大きさの脂腺小葉を形成し，脂肪小葉辺縁の未成熟細胞の層は比較的均一で薄い．逆に sebaceous adenoma は比較的大型の結節を形成し，未成熟な基底細胞様細胞の層が不均一な厚さであることが多い．

参考文献

1) Rütten A, et al: Sebaceous adenoma. In LeBoit PE, et al (eds): World Health Organization Classification of Tumours, Pathology and Genetics of Skin Tumours. pp162-163, IARC Press, Lyon, 2006
2) Kazakov DV, et al: Sebaceous adenoma. In Kazakov DV, et al (eds): Cutaneous Adnexal Tumors. pp344-348, Wolters Kluwer/Lippincott Williams & Wilkins, Philadelphia, 2012
3) Nussen S, et al: Sebaceous "adenoma" is sebaceous carcinoma. Dermatopathol Pract Conceptual 4: 5-14, 1998
4) 安齋眞一, 他：Muir-Torre 症候群の一症例に生じた皮膚腫瘍の病理組織学的検討―脂腺腫瘍の新分類に基づく病理組織学的検討．日皮会誌　112：1601-1609, 2002
5) Misago N, et al: Sebaceous neoplasms in Muir-Torre syndrome. Am J Dermatopathol 22: 155-161, 2000
6) Cabral EC, et al: Distinction of benign sebaceous proliferations from sebaceous carcinomas by immunohistochemistry. Am J Dermatopathol 28: 465-471, 2006
7) Sánchez Yus E, et al: Sebomatricoma: a unifying term that encompasses all benign neoplasms with sebaceous differentiation. Am J Dermatopathol 17: 213-221, 1995

13 Sebaceous Borderline Neoplasm
脂腺系境界悪性新生物

同義語 類義語 borderline sebaceous neoplasm, low-grade sebaceous carcinoma, sebaceoma with atypia, sebaceous carcinoma remains unresolved

定義および概念

この疾患概念は，当初 Ackerman らが，「sebaceous adenoma と診断されてきた例は，腫瘍細胞の核異型性と核分裂像の多さから，すべて sebaceous carcinoma と考えるべきであり，脂腺系腫瘍では，病変のシルエットは良悪性の診断には参考にならない」と主張したことから始まる[1,2]．

その後，sebaceous adenoma 様病変のみならず，sebaceoma 様の病変においても，非浸潤性の構築をもちながら細胞形態学的には悪性に相当する所見を示す例が多く報告され，その診断について議論が続いている[3〜5]．Misago らはこのような例を"low-grade sebaceous carcinoma（低悪性度脂腺癌）"[3] と呼び，局所破壊性や再発がみられることがあるが，遠隔転移はほとんどない腫瘍と考えた．また，Kazakov らはこのような例であっても，完全切除により，再発や転移は起こさないと報告している[5]．そして Kaminska らは，このような腫瘍に対して borderline sebaceous neoplasm という名称を使用した[6]．一方，Resnik はこのような概念を認めず，sebaceoma か sebaceous carcinoma のいずれかと診断すべきであると考えている[7]．

本書では，脂腺系腫瘍のうち，境界明瞭な良性腫瘍のシルエットをもちながら，腫瘍細胞の核異型性や核分裂像が目立つ例を sebaceous borderline neoplasm として扱うこととする．ただし現在までのところ，その細胞所見を客観的に評価する基準は定まっておらず，その決定は今後の課題である．

臨床的事項

まだ多数例での臨床病理学的検討はなされていないため，頻度，好発年齢，性別，発生部位などに関しては不明である．ただし，このような病変は，Muir-Torre syndrome でしばしばみられ[8,9]，免疫不全患者での発生も報告されている[6]．

基本的には，臨床症状は，sebaceoma あるいは sebaceous carcinoma に類似するものと思われる．病変の完全な切除によって局所再発や転移は避けられるが，不十分な切除により局所再発や，より悪性度の高い病変へ進展する可能性がある．

病理組織学的事項[3]

腫瘍の発育様式

真皮から皮下脂肪組織にかけての結節状の病変となる．病変は境界明瞭，おおよそ左右対称性で，浸潤性増殖を伴わない．腫瘍胞巣は大小さまざまで，不規則に吻合する．

腫瘍細胞の形態および分化

成熟脂腺細胞様細胞および未熟な基底細胞様細胞で構成される．腫瘍細胞は，異型性のある腫大した核をもち，異型核分裂も含む多数の核分裂像を呈する．Sebaceoma のように成熟脂腺細胞様細胞と基底細胞様細胞が不規則に混じり合う例（図 3-13-1）と，sebaceous adenoma のように正常脂腺小葉を模倣して規則的に配列する例がある（図 3-13-2）．脂腺導管分化所見も散見される．

診断の手がかりとなる所見

・良性腫瘍として矛盾しない，非浸潤性の左右対称性の組織構築
・腫瘍細胞の中等度以上の核異型性や多数の核分裂像

免疫組織化学的所見

通常の成熟脂腺細胞が陽性となるマーカーはすべて陽性である．Ki-67 などの細胞増殖マーカーの陽性率はさまざまであるが，良性病変より高いという報告がある[10]．

病理組織学的鑑別疾患と鑑別の要点

■ **Sebaceous Carcinoma**

浸潤性発育を示していれば，通常の sebaceous carcinoma である．

■ **Sebaceoma および Sebaceous Adenoma**

腫瘍細胞の核異型性や核腫大の有無から鑑別する．核分裂像は，良性腫瘍でもしばしばみられるが，sebaceous borderline neoplasm と診断する症例では明らかに多くみられ，異型分裂像を伴うこともある．

第3章 脂腺器官系病変

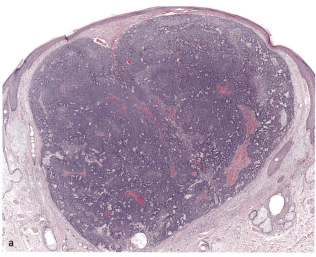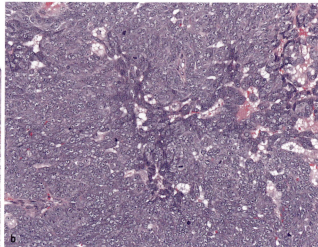

図 3-13-1　Sebaceoma に類似した構築を示す sebaceous borderline neoplasm
a：良性腫瘍を思わせる，境界明瞭な左右対称性のシルエットである．
b：腫瘍細胞の核異型性と核分裂像が目立つ．

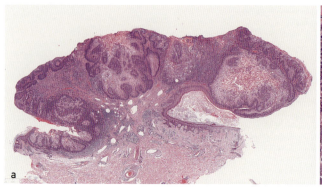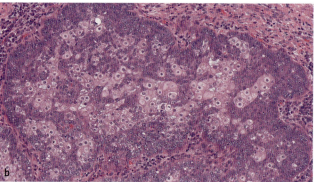

図 3-13-2　Sebaceous adenoma に類似した構築を示す sebaceous borderline neoplasm
a：腫瘍は浸潤性発育を示さない．
b：基底細胞様細胞の配列の不規則性，核腫大，多数の核分裂像がみられる．

参考文献

1) Ackerman AB, et al: Classification of proliferations of sebaceous differentiation. In Histopathologic Diagnosis of Neoplasms with Sebaceous Differentiation. pp31-50, Ardor Scribendi, New York, 2009
2) Nussen S, et al: Sebaceous "adenoma" is sebaceous carcinoma. Dermatopathol Pract Conceptual 4: 5-14, 1998
3) Misago N, et al: Sebaceoma and related neoplasms with sebaceous differentiation. Am J Dermatopathol 24: 294-304, 2002
4) Kiehl P, et al: DNA image cytometry in sebaceous tumors of the Muir-Torre syndrome. Br J Dermatol 138: 706-708, 1998
5) Kazakov DV, et al: Discordant architectural and cytologic features in cutaneous sebaceous neoplasms — a classification dilemma: Report of 5 cases. Am J Dermatopathol 31: 31-36, 2009
6) Kaminska ECN, et al: Borderline sebaceous neoplasm in a renal transplant patient without Muir-Torre syndrome. J Cutan Pathol 40: 336-340, 2013
7) Resnik KS: Classifying neoplasms with sebaceous differentiation: Reviewer's comments. Am J Dermatopathol 31: 94-96, 2009
8) Misago N, et al: Sebaceous neoplasms in Muir-Torre syndrome. Am J Dermatopathol 22: 155-161, 2000
9) 安齋眞一, 他：Muir-Torre 症候群の一症例に生じた皮膚腫瘍の病理組織学的検討―脂腺腫瘍の新分類に基づく病理組織学的検討．日皮会誌　112：1601-1609, 2002
10) Misago N, et al: Sebaceous carcinoma within rippled/carcinoid pattern sebaceoma. J Cutan Pathol 43: 64-70, 2016

14 Sebaceous Carcinoma
脂腺癌

定義および概念

Sebaceous carcinoma は，脂腺分化を主体とする悪性腫瘍である．眼瞼発生例と眼瞼外発生例が互いに区別されることもあるが，生物学的に差違がないために同一腫瘍として扱われることもある[1]．眼瞼発生例は，Meibom 腺から生じるものが多いが，Zeiss 腺あるいは，眼瞼皮膚から生じるものもある．

比較的予後不良とする報告もあるが[1〜3]，近年はむしろ比較的予後良好と考えられている[4,5]．

臨床的事項

頻度 比較的稀な腫瘍である．本邦のデータでは，basal cell carcinoma (BCC) の約 1/30，squamous cell carcinoma (SCC) の約 1/16，extramammary Paget's disease の約 1/3 程度の症例数である[6]．

好発年齢・性 やや女性に多く，切除時平均年齢は 70 歳代半ばである[6]．

好発部位 眼瞼が約 35％（図 3-14-1），眼瞼以外の頭頸部に約 40％（図 3-14-2），そして頭頸部以外に約 25％発生する[5,6]．女性では，男性以上に眼瞼を含む頭頸部に発生しやすい[6]．

臨床像の特徴 他の皮膚癌と同様，潰瘍を伴う腫瘍であることが多い．黄色調のことも多く，ダーモスコピーによる観察では，黄色領域を伴うことがある（図 3-14-2）．眼瞼発生例では，眼瞼結膜側に腫瘤を形成することも多い．

病理組織学的事項

腫瘍の発育様式

真皮から，ときに皮下脂肪組織にかけて，単あるいは多結節性の病変を形成する（図 3-14-3〜3-14-8）．隆起性に発育することが多く，ときに亜有茎性あるいは有茎性となる（図 3-14-5，3-14-7）．腫瘍胞巣が，表皮内あるいは表皮と真皮浅層内に限局することもあり，super-

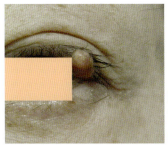

図 3-14-1　眼瞼発生の sebaceous carcinoma
（日本医科大学武蔵小杉病院眼科・村上正洋先生の厚意による）

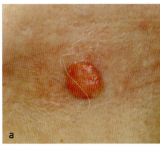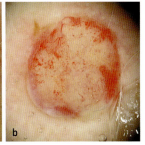

図 3-14-2　頸部発生の sebaceous carcinoma
a：紅色隆起性の腫瘍である．
b：ダーモスコピーでは，潰瘍形成と拡張した血管，比較的均一な黄色領域がみられる．

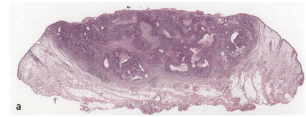
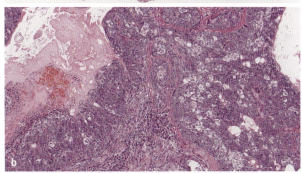
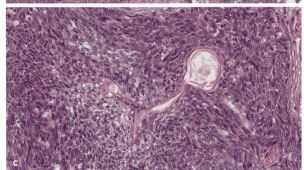

図 3-14-3　主に基底細胞様細胞で構成される sebaceous carcinoma
a：腫瘍は浸潤性発育を示す．
b：少数の成熟脂腺細胞様細胞が不規則に分布する．
c：主たる構成細胞は未成熟な基底細胞様の異型細胞である．

第3章 脂腺器官系病変

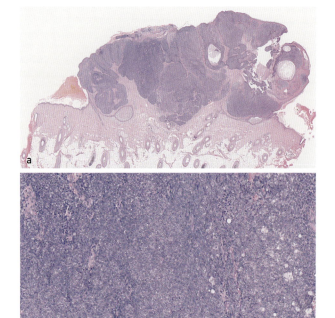

図3-14-4 主に基底細胞様細胞で構成されるsebaceous carcinoma
a：外方性に発育しながらも，腫瘍は真皮内に浸潤している．
b：成熟脂腺細胞様細胞は病変の一部にごく少数あるのみである．

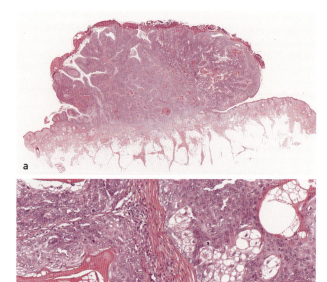

図3-14-5 主に有棘細胞様細胞で構成されるsebaceous carcinoma
a：亜有茎性の腫瘍であるが，浸潤性に発育している．
b：主たる構成細胞は有棘細胞様異型細胞である．

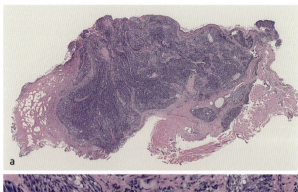

図3-14-6 主に紡錘形核の腫瘍細胞で構成されるsebaceous carcinoma
a：左右非対称性に浸潤性に拡がる腫瘍である．
b：主たる構成細胞は紡錘形核の異型細胞である．

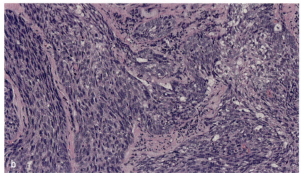

図3-14-7 主に成熟脂腺細胞様細胞で構成されるsebaceous carcinoma
a：Sebaceous borderline neoplasmと異なり，病変の一部では明らかに浸潤性発育がみられる．
b：Sebaceous adenomaに類似した構築を示す．

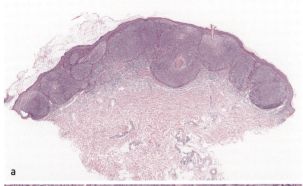
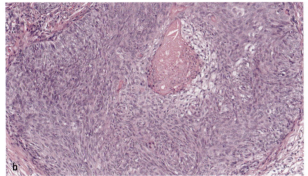

図 3-14-8　Superficial sebaceous carcinoma
a：表皮内あるいは表皮から真皮乳頭層にかけて拡がる腫瘍である．
b：病変の一部には塊状壊死があり，その周囲に成熟脂腺細胞様細胞がみられる．

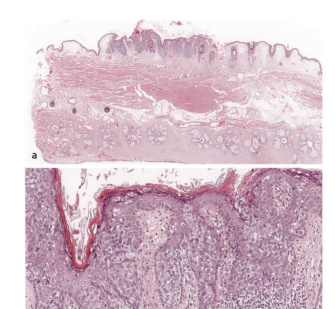

図 3-14-9　Sebaceous carcinoma in situ
a：腫瘍は表皮内に限局して拡がっている．
b：表皮内で核異型性のある成熟脂腺細胞様細胞が bowenoid あるいは pagetoid に分布している．

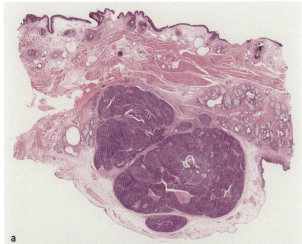
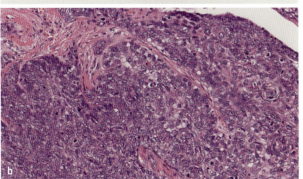

図 3-14-10　眼瞼発生の sebaceous carcinoma
a：眼瞼皮膚から眼瞼結膜にかけて表在性に拡がっているが，皮膚側では浸潤性にも発育している．
b：基底細胞様細胞が主体であるが，一部の腫瘍細胞は明らかな脂肪滴を有している．

ficial type（表在型）と呼ばれることがある（図 3-14-8〜3-14-10）．表皮内病変には，全層性に腫瘍細胞が置換しながら増殖する場合と，pagetoid に腫瘍細胞が分布する場合がある（図 3-14-8〜3-14-10）．

腫瘍細胞の形態および分化

未成熟な基底細胞様細胞の集塊のなかに種々の程度に成熟脂腺細胞様細胞を伴う（図 3-14-3〜3-14-9）．これらの腫瘍細胞は，sebaceoma のように不規則に混じり合う場合（図 3-14-3〜3-14-6）と，sebaceous adenoma のように正常脂腺小葉の形態を模倣して規則的に配列する場合（図 3-14-7）がある．成熟脂腺細胞様細胞が非常に少ない場合もある（図 3-14-4）．脂腺導管分化所見もしばしばみられる（図 3-14-3）．未成熟な細胞は，基底細胞様のことが多い（図 3-14-3, 3-14-4, 3-14-7）が，有棘細胞様の形態（図 3-14-5）あるいはやや紡錘形の核を示す例（図 3-14-6, 3-14-8）もある．

診断の手がかりとなる所見

・少なくとも一部に浸潤性発育を示す悪性腫瘍の構築
・核異型性のある成熟脂腺細胞様細胞

その他の病理組織学的所見

しばしば塊状壊死（necrosis en masse）を伴う（図 3-14-8）．塊状壊死は，腫瘍胞巣の中心部にみられることも，辺縁部にみられることもある．

また，病変の被覆表皮あるいは周辺上皮内に actinic keratosis（日光角化症）あるいは Bowen's disease を伴って，それに連続して sebaceous carcinoma が観察されることがある[7]．この actinic keratosis あるいは Bowen's disease とされる上皮内病変は，sebaceous carcinoma の in situ 腫瘍成分であると考えられていたが，免疫組織化学的に，上皮内病変では CK1 陽性かつ adipophilin 陰性，浸潤部の sebaceous carcinoma 病変では CK1 陰性かつ adipophilin 陽性であり[8]，浸潤部の sebaceous carcinoma とは性状が異なることが報告されている．

免疫組織化学的所見

成熟脂腺細胞様細胞には，adipophilin や perilipin などの脂肪滴関連タンパクが陽性である[9]〔詳細は第 3 章-3 参照（→ 171 頁）〕．

Sebaceoma との鑑別においては，p21 と bcl-2 の陽性細胞の減少，p53 と Ki-67 陽性細胞の増加があると報告されている[10]．

病理組織学的鑑別疾患と鑑別の要点

■ BCC

基底細胞様細胞で構成される sebaceous carcinoma は BCC，特に脂腺分化を伴う BCC との鑑別が問題になる．腫瘍胞巣辺縁の核の柵状配列の有無，腫瘍胞巣内あるいは辺縁のムチン（ムコイド）の沈着の有無で鑑別する．また，免疫組織化学染色で，sebaceous carcinoma では EMA 陽性，BerEP4 陰性あるいは陽性であるが，BCC では，脂腺分化細胞以外で EMA 陰性，BerEP4 陽性であることから鑑別が可能である[9]．

■ SCC

主に有棘細胞様細胞で構成される例では SCC との鑑別が問題になる．確実な脂腺分化所見があり，明らかな角化傾向がなければ，sebaceous carcinoma と診断される．

参考文献

1) Rütten A, et al: Sebaceous carcinoma. In LeBoit PE, et al (eds): World Health Organization Classification of Tumours, Pathology and Genetics of Skin Tumours. pp161-162, IARC Press, Lyon, 2006
2) Moreno A, et al: Highly aggressive extraocular sebaceous carcinoma. Am J Dermatopathol 23: 450-455, 2001
3) 安齋眞一，他：皮膚原発眼瞼外脂腺癌―自験 15 例の臨床病理学的検討．日皮会誌 109：2111-2122，1999
4) Dasgupta T, et al: A retrospective review of 1349 cases of sebaceous carcinoma. Cancer 115: 158-165, 2009
5) Kazakov DV, et al: Extraocular Sebaceous Carcinoma. In Kazakov DV, et al (eds): Cutaneous Adnexal Tumors. pp362-367, Wolters Kluwer/Lippincott Williams & Wilkins, Philadelphia, 2012
6) 安齋眞一，他：脂腺癌（Sebaceous carcinoma）の臨床的検討．日皮会誌 118：1247-1252，2008
7) Ansai S: Topics in histopathology of sweat gland and sebaceous neoplasms. J Dermatol 44: 315-326, 2017
8) Misago N, et al: Sebaceous carcinoma in association with actinic keratosis: A report of two cases with an immunohistochemical study. J Cutan Pathol 42: 616-620, 2015
9) Ansai S, et al: Sebaceous carcinoma: An immunohistochemical reappraisal. Am J Dermatopathol 33: 579-587, 2011
10) Cabral EC, et al: Distinction of benign sebaceous proliferations from sebaceous carcinomas by immunohistochemistry. Am J Dermatopathol 28: 465-471, 2006

15 脂腺分化を伴うその他の腫瘍

定義および概念

脂腺分化(成分)を伴う皮膚腫瘍は脂腺系腫瘍を除くと，poroma，apocrine type mixed tumor of the skin，trichoblastoma，inverted follicular keratosis などの良性皮膚付属器腫瘍，porocarcinoma や basal cell carcinoma といった悪性皮膚付属器腫瘍が知られている．

さらに皮膚付属器腫瘍以外の病変として，verruca vulgaris（尋常性疣贅），seborrheic keratosis（脂漏性角化症）も稀に脂腺分化を示すことがある[1,2]．脂腺分化を伴う verruca vulgaris は，ヒト乳頭腫ウイルス（human papilloma virus；HPV）感染による毛包漏斗部の過形成によって生じるとされている[1]．皮膚付属器腫瘍についての各事項は別項も参照されたい．

臨床的事項[1〜5]

頻度 上述の良性皮膚付属器腫瘍ではときに脂腺分化を伴う．脂腺分化を伴う porocarcinoma，verruca vulgaris，seborrheic keratosis は稀である．また，脂腺分化を伴う basal cell carcinoma は非常に稀であり，Muir-Torre syndrome を検索するべきという文献もある[6]．

好発年齢・性 脂腺分化を伴う症例と伴わない症例とでは大きな差はない．Verruca vulgaris は若年者，seborrheic keratosis は高齢者に好発し，性差はない．

好発部位 脂腺分化を伴う verruca vulgaris および seborrheic keratosis は顔面に好発する．

臨床像の特徴 脂腺分化の有無で臨床像に違いはない．Verruca vulgaris は疣状の隆起性結節，seborrheic keratosis は角化を伴う顆粒状あるいは乳頭状の隆起性結節となる．Basal cell carcinoma の本邦報告例は黒色結節であった[7]．

病理組織学的事項[1〜5]

脂腺分化を伴う皮膚付属器腫瘍

基本的に脂腺分化を伴わない症例と同様であるが，一部に成熟脂腺細胞の小集団および脂腺導管様構造がみられる（図 3-15-1〜3-15-3）．成熟脂腺細胞は個在性に分布することもある．脂腺分化を伴う basal cell carcinoma の報告例は nodular type（結節型）である．

脂腺分化を伴う Verruca Vulgaris と Seborrheic Keratosis

いずれの病変においても各疾患の基本所見に加えて，一部に成熟脂腺細胞が個在性あるいは小集塊状に出現し，脂腺導管様構造もみられることが多い．

ただし，これらの病変は病変下方の真皮浅層から中層レベルの既存の脂腺分布領域に一致して脂腺分化を伴うことが多く，実際には病変が既存の脂腺小葉を巻き込んだ所見の可能性も考えられる．しかも，成熟脂腺細胞は病変下方の基底細胞様細胞が増殖している部位にみられる傾向があり，病変の構成細胞と既存の脂腺小葉内の未成熟細胞との鑑別は困難なことが多い．また，成書に紹

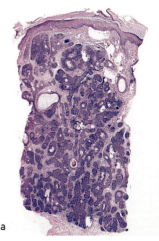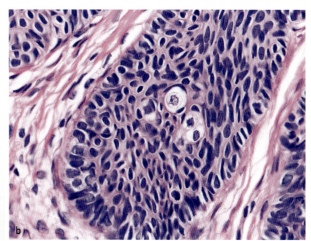

図 3-15-1 Trichoblastoma with sebaceous differentiation
a：真皮内に中型の充実性結節を形成しながら発育している．
b：腫瘍胞巣の中心部に成熟脂腺細胞が散見される．

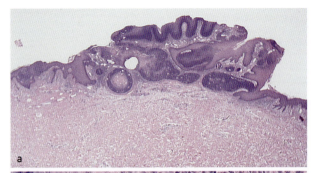
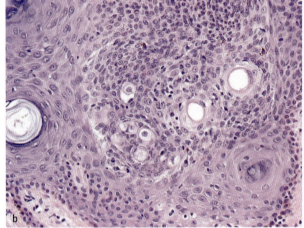

図 3-15-2　Poroma with sebaceous differentiation
a：通常の poroma と同様の全体像である．
b：一部の腫瘍胞巣内に成熟脂腺細胞が散見される．

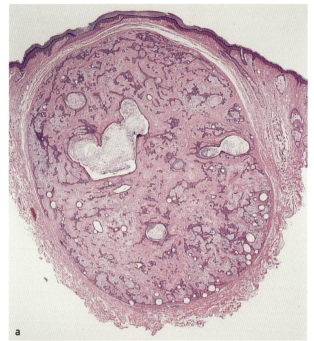
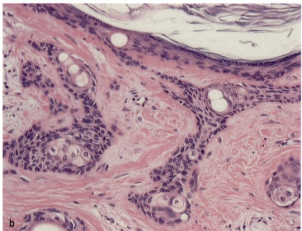

図 3-15-3　Apocrine type mixed tumor of the skin with sebaceous differentiation (sebaceous component)
a：通常型と同様の境界明瞭な病変である．
b：数個の成熟脂腺細胞が一部に集簇して出現している．

介されている脂腺分化を伴う verruca vulgaris および seborrheic keratosis の症例は[1,2,8]，病変の主体が毛包漏斗部上皮での細胞増殖であり，inverted follicular keratosis と診断されうるような病理組織像を示す症例も多い（図 3-15-4）．

診断の手がかりとなる所見
・各病変の定型的所見とともに観察される，脂腺導管構造や成熟脂腺細胞小集塊

免疫組織化学的所見
　成熟脂腺細胞は adipophilin，EMA，CK14，CK7 が陽性となる．脂腺導管構造は CK17 が陽性となる．脂腺系腫瘍と異なり，basal cell carcinoma では BerEP4 が陽性となる[5]．

病理組織学的鑑別疾患と鑑別の要点
■ Sebaceoma
　一部に脂腺分化を伴うその他の皮膚腫瘍では，各疾患の特徴が病変の主体で，脂腺分化はごく一部の所見である．脂腺分化を伴う verruca vulgaris や seborrheic keratosis では，表皮および毛包漏斗部上皮が肥厚し病変を形成するが，sebaceoma は真皮内の結節性病変であることが通常である．また，免疫組織化学的に，BerEP4 が basal cell carcinoma に陽性，sebaceoma に陰性であ

ることが多い．

■ Sebaceous Carcinoma
　Sebaceous carcinoma は悪性のシルエットを示し，高度の核異型や多数の核分裂像を伴うことが多い．Porocarcinoma のような管腔構造や basal cell carcinoma のような腫瘍胞巣辺縁での柵状配列は示さない．

参考文献
1) Steffen CH, et al: Verruca vulgaris with sebaceous differentiation. In Steffen CH, et al (eds): Neoplasm with Sebaceous Differentiation. pp75-89, Lea & Febiger, Philadelphia, 1994
2) Steffen CH, et al: Seborrheic Keratosis with sebaceous differentiation. In Steffen CH, et al (eds): Neoplasm with Sebaceous Differentiation. pp177-184, Lea & Febiger, Philadelphia, 1994
3) Kazakov DV, et al: Sebaceous differentiation in poroid neoplasms:

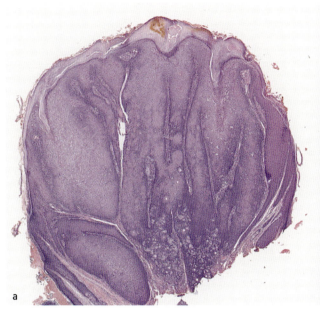
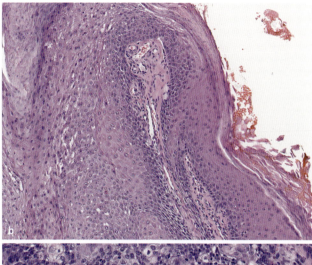
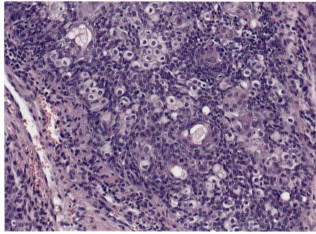

図 3-15-4　Verruca vulgaris with sebaceous differentiation(sebocytic metaplasia)
a：毛包上皮を侵して外方とともに内方発育性の目立つ病変であり，inverted follicular keratosis としても解釈可能な像である．
b：表層には錯角化がみられ，上皮内には軽度の細胞間離開がみられる．
c：病変の深部には，多くの成熟脂腺細胞が不規則に分布している．

Report of 11 cases, including a case of metaplastic carcinoma associated with apocrine poroma (sarcomatoid apocrine porocarcinoma). Am J Dermatopathol 30: 21-26, 2008
4) Steffen CH, et al: Basal-cell carcinoma with sebaceous differentiation. In Steffen CH, et al (eds): Neoplasm with Sebaceous Differentiation. pp577-596, Lea & Febiger, Philadelphia, 1994
5) Kazakov DV, et al: Basal cell carcinoma with sebaceous differentiation. In Kazakov DV, et al (eds): Cutaneous Adnexal Tumors, pp185-188, Wolters Kluwer/Lippincott Williams & Wilkins, Philadelphia, 2012
6) Eisen DB, et al: Sebaceous lesions and their associated syndromes: Part 1. J Am Acad Dermatol 61: 549-560, 2009
7) Misago N, et al: Basal cell carcinoma with sebaceous differentiation. Am J Dermatopathol 26: 298-303, 2004
8) Kazakov DV, et al: Sebaceous differentiation in other lesions. In Kazakov DV, et al (eds): Cutaneous Adnexal Tumors, pp408-409, Wolters Kluwer/Lippincott Williams & Wilkins, Philadelphia, 2012

第4章 皮膚付属器腫瘍の鑑別診断の要点

1 | 皮膚付属器腫瘍 vs 転移性皮膚腫瘍

概要

近年，固形がんに対する治療として分子標的薬や免疫チェックポイント阻害薬などの選択肢も加わってきた．そのような背景もあって，転移性腫瘍であることを見極めるだけでなく，その原発臓器や腫瘍組織型を正確に診断することが以前にも増して求められてきている．本項では皮膚付属器腫瘍と鑑別が問題となる内臓癌(内臓器原発の悪性上皮性腫瘍)の皮膚転移について主に取り上げ，内臓癌以外の鑑別疾患については最後に簡単に触れるにとどめる．

臨床的事項

皮膚付属器腫瘍に関連する臨床的事項は別章の各項に譲ることとし，本項では転移性皮膚癌について記述する．

頻度 [1]転移性皮膚癌は稀ではない．原発巣の内訳としては，肺，乳腺，胃，大腸が特に多い．臨床病理学的検索によって原発巣が確定されることが多いが，転移症例の約5%は原発不明のままである．

好発年齢・性 内臓癌は一般に高齢者に好発するが，甲状腺癌，胃癌，乳癌，子宮頸癌，卵巣癌などは若年成人女性にも稀ならず発生する．血液腫瘍や胚細胞腫瘍も若年者に発生する腫瘍として認識しておくべきである．

好発部位 頭頸部は血行性転移先として好発部位であるが，特に肺癌や頭頸部癌の転移が多く，腎癌も相対的に多い傾向にある．また，顔面下部では唾液腺癌による皮膚への直接浸潤，咬筋上部の頬部では副耳下腺腫瘍，頸部前面では穿刺細胞吸引胞診による甲状腺癌の散布(needle tract implantation)の可能性も念頭に置くべきであろう．

胸部も頭頸部と同様に転移の好発部位であり，肺癌，乳癌が胸部に転移しやすい傾向にある．ただし，前胸部皮膚病変で乳癌の転移を疑う際には，乳腺から皮膚への直接浸潤や断端部局所再発でないことを確認すべきである．

腹部には消化器癌が転移しやすいが，特に臍部病変に関しては，腹腔内臓器からシスター・ジョセフの小結節(Sister Mary Joseph's nodule)としてリンパ節転移してさらに直上の皮膚に浸潤している可能性もある．また，臍部，帝王切開術痕部，鼠径部，外陰部にはendometriosis(子宮内膜症)が発生したり，稀にはそれを背景にして clear cell carcinoma(明細胞癌)や endometrioid carcinoma(類内膜癌)などが二次的に発生することがあり，卵巣や子宮内膜からの転移と区別されなければならない．

上述の部位に比べると，背部は比較的稀な転移先であるが，肺癌や腎癌の転移が多い．臀部，四肢，外陰部にも少数ながら転移性皮膚癌がみられる．

臨床像の特徴 転移性皮膚癌は結節や腫瘤として出現することがほとんどであるが，紅斑や硬結として出現することもある．約10%ではびらん潰瘍を伴う．皮膚に多発していることも稀ではなく，また，ほとんどの症例では皮膚以外の内臓器にも転移巣を形成している．

病理組織形態学的事項

皮膚付属器腫瘍を疑わせる所見

被覆表皮との連続性が明らかであることや被覆表皮内や皮膚付属器上皮内の in situ 腫瘍成分を伴っていることは皮膚原発を強く示唆させる．また，明らかな脂腺分化所見や毛器官分化所見があれば皮膚付属器腫瘍と考えて間違いないだろう．一方，エクリン・アポクリン分化所見は他臓器の種々の腺癌が示す所見との区別が難しいため，鑑別の決め手とはならないことが多いが，明瞭なアポクリン分化所見〔好酸性顆粒状細胞質を有する腫瘍細胞が断頭分泌(decapitation secretion)像を示す〕や明瞭なエクリン分化所見〔細胞間小管腔(intercellular canaliculi)が腫瘍細胞間に介在する〕は皮膚原発を支持しうる．腫瘍内の硝子様間質の存在も皮膚原発を疑わせる所見であるが，desmoplastic reaction は原発か転移かの鑑別には役立たない．

内臓癌の皮膚転移を疑わせる所見

被覆表皮との連続性がなく，被覆表皮内や皮膚付属器上皮内の in situ 腫瘍成分がなく，脂腺分化所見や毛器官分化所見がなく，既知のエクリン・アポクリン系腫瘍のいずれにも合致しなければ，まずは内臓癌の皮膚転移を疑ってみる必要があろう．転移巣は周囲組織と非常に境界明瞭なことも不明瞭なこともある．脈管侵襲像が目立つときにはまずは転移性病変の可能性を考えるべきである．コロイドの存在は甲状腺癌，膠原線維間に腫瘍細胞が一列に並ぶように浸潤する所見(indian file arrange-

1 皮膚付属器腫瘍 vs 転移性皮膚腫瘍

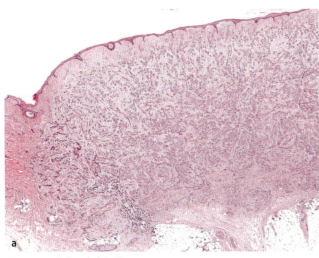
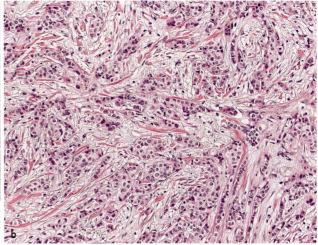

図 4-1-1　乳癌の皮膚転移
a：真皮内に周囲組織と境界不明瞭な腫瘤を形成している．
b：乳癌や胃癌では腫瘍細胞が indian file arrangement と呼ばれる縦列をなして間質浸潤することがある．

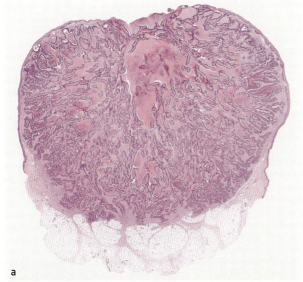

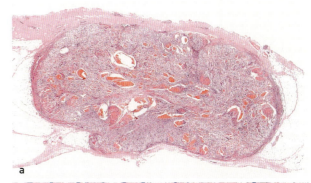

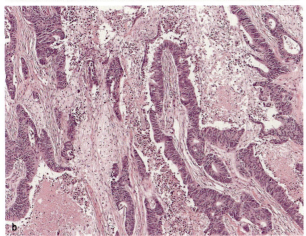

図 4-1-2　大腸腺癌の皮膚転移
a：腫瘍全体に dirty necrosis と称される壊死巣が目立つ．
b：壊死物は円柱状腫瘍細胞で形成された腺腔内に観察される．

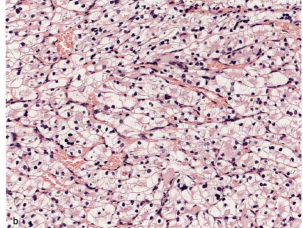

図 4-1-3　Clear cell renal cell carcinoma の皮膚転移
a：Hidradenoma との鑑別が問題となることがある．
b：比較的小さな腫瘍胞巣間に細かく血管間質が介在しているのが大きな特徴である．

ment)は乳癌や胃癌(図 4-1-1)，汚らしい壊死巣(dirty necrosis)は大腸癌(図 4-1-2)，腫瘍胞巣内に高度に発達する血管間質は clear cell renal cell carcinoma(淡明細胞型腎細胞癌)(図 4-1-3)，神経内分泌腫瘍，hepatocellular carcinoma(肝細胞癌)をそれぞれ疑わせるきっかけになる．

また，核所見も診断の一助になるかもしれない．大型で奇怪な核を有する癌腫では，肺癌，腎癌，胆膵癌などをまず検討するといいかもしれない．ごま塩状クロマチンの核所見は神経内分泌腫瘍を疑う根拠となりうる．1個（ときに2，3個）の明瞭な核小体を容れる，比較的均一な小型類円形核は前立腺癌を考えさせる．

免疫組織化学的事項

GATA3

多くの皮膚付属器腫瘍でGATA3が陽性になるが，乳癌，膀胱癌，副甲状腺腫瘍，pheochromocytoma/paraganglioma（褐色細胞腫/傍神経節腫），malignant mesothelioma（悪性中皮腫），clear cell papillary renal cell carcinoma（淡明細胞乳頭状腎細胞癌）を除けば，他の転移性腫瘍はGATA3陰性あるいはきわめて限局的に陽性になる程度であり，鑑別に有用である．

CD117（c-KIT）

一般にエクリン・アポクリン系腫瘍，pilomatricoma，Merkel cell carcinoma（Merkel細胞癌），malignant melanoma（悪性黒色腫）ではCD117によく染まり，脂腺系腫瘍では一部に非常に弱く染まるが，その他の毛器官系腫瘍や表皮系腫瘍ではCD117陰性である．一方，皮膚以外の癌腫でCD117に陽性となるのは例外的であり，胸腺癌，種々の臓器のadenoid cystic carcinomaやsmall cell carcinoma（小細胞癌），唾液腺のpolymorphous low-grade adenocarcinoma（多型低悪性度腺癌），いくつかの腎臓腫瘍〔chromophobe renal cell carcinoma（嫌色素性腎細胞癌），oncocytoma（オンコサイトーマ），juxtaglomerular cell tumor（傍糸球体細胞腫瘍）〕を除くと稀である．ただし，肺癌，乳癌，卵巣癌でも数%～十数%でCD117陽性になる．

SOX10

SOX10は筋上皮細胞のみならずエクリン腺上皮細胞も多く標識するが，それを反映してエクリン系腫瘍では陽性となる．一方，アポクリン分化の目立つ腫瘍ではあまり染まらず，アポクリン分化の性格が強くなくとも悪性のエクリン・アポクリン系腫瘍では陽性率は低くなる．また，アポクリン分化の性格が目立たない良性のエクリン・アポクリン系腫瘍であっても，エクリン管上部への分化を示すsyringomaやporoid neoplasmsではほとんどSOX10に染まらない．脂腺系腫瘍，毛器官系腫瘍，表皮系腫瘍ではSOX10陰性であり，内臓癌でも原則的にSOX10陰性である．

p63, D2-40, CK5/6, CK15, Calretinin, CD23

明瞭な管腔構造を形成している腫瘍であるにもかかわらず，これらのマーカー発現が確認されると，転移性病変ではなくエクリン・アポクリン系の皮膚付属器腫瘍を疑うべきである．また，p63などは分泌部の筋上皮細胞や導管部の外周細胞を標識し，エクリン器官やアポクリン器官内のin situ腫瘍成分の検出にもよく用いられる．筋上皮細胞に対しては，これらのマーカーに加えてα-SMAやcalponinなども陽性となる．

CK7, CK20

CK7とCK20の発現パターンを検討することによって，原発巣や組織型の鑑別診断がいくつかに絞られるが，これは古典的ではあるものの有用な手法である[2~4]（表4-1-1）．それと同時に消去法で鑑別診断をいくつか除外していくこともでき，これらの手法を併用することで正しい診断にアプローチしやすくなる[5]（表4-1-1）．ただし，きわめて低分化あるいは未分化な癌腫ではCK自体の発現が減弱してくるので，これに当てはまらないことも多い．

ここで原発性皮膚腫瘍のCK7とCK20の発現についても理解しておくべきであろう．エクリン・アポクリン系腫瘍や脂腺系腫瘍でCK7陽性かつCK20陰性となりやすいが，CK7陰性のこともしばしばである．Pilomatricomaやpanfolliculomaなども部分的にCK7陽性となるが，それらを除くと毛器官系腫瘍や表皮系腫瘍ではCK7もCK20も陰性のことが多い．一方，CK20がよく染まる皮膚腫瘍は基本的にMerkel cell carcinomaだけであるが，非常に限局したCK20陽性所見は脂腺系腫瘍などでもしばしば経験され，特異的な所見ではない．

CDX2, PSA, NKX3.1, Napsin A, TTF-1, Thyroglobulin, Glypican 3, PAX2, PAX8, Vimentin

これらのマーカーは臓器特異的な発現を示すために，原発巣やその組織型の同定に有用であるが，例外も多いので注意されたい．

CDX2は消化器腺癌，特に大腸癌，PSA，PSMA，NKX3.1は前立腺癌，napsin Aは肺腺癌や卵巣clear cell carcinomaや一部の腎腫瘍，TTF-1は肺腺癌や甲状腺癌や種々の臓器のsmall cell carcinoma，thyroglobulinは甲状腺癌，glypican 3はhepatocellular carcinomaやyolk sac tumor（卵黄嚢腫瘍），choriocarcinoma（絨毛癌），PAX2やPAX8は腎癌に特異的なマーカーである．ただし，PAX8は，甲状腺癌などの他のいくつかの腫瘍にも陽性となる．神経内分泌腫瘍の原発巣の推定にもCDX2（消化管原発を示唆する）やTTF-1（肺原発を示唆する）が役立つことが多い．また，分化型癌にもかかわらずvimentinがびまん性に強陽性になる場合には，腎癌，子宮内膜癌，甲状腺癌，副腎癌を疑うべきで

表 4-1-1　CK7 と CK20 の発現パターンによる鑑別すべき診断と除外される診断（95% 以上の確率で除外される）

		CK7＋	CK7－
CK20＋	鑑別診断	胃腺癌（13～71%） 小腸腺癌（67%） 大腸腺癌（0～21%） 胆管癌（肝内胆管癌を除く）（43～65%） 膵腺癌（約 60%） 卵巣粘液癌（約 90%） 尿路上皮癌（25～89%）	胃腺癌（8～15%） 虫垂腺癌（86%） 大腸腺癌（68～95%）
	除外診断	乳癌，悪性中皮腫，肝細胞癌，子宮内膜癌，非粘液性卵巣癌，腎細胞癌，副腎皮質腫瘍，扁平上皮癌，神経内分泌腫瘍，胚細胞腫瘍	乳癌，肺神経内分泌腫瘍，腸型腺癌を除く肺癌，悪性中皮腫，肝細胞癌，胆管細胞癌，膵腺癌，子宮内膜癌，卵巣癌，腎細胞癌，副腎皮質腫瘍，尿路上皮癌，扁平上皮癌，胚細胞腫瘍
CK20－	鑑別診断	唾液腺癌（大部分） 甲状腺癌（83～98%） 乳癌（90%） 肺腺癌（72～95%） 悪性中皮腫（約 65%） 胸腺腫（0～82%） 胃癌（17～46%） 小腸腺癌（33%） 胆管癌（肝内胆管癌を除く）（31～50%） 膵腺癌（約 30%） 子宮内膜癌（80～100%） 子宮頸部扁平上皮癌（約 90%） 非粘液性卵巣癌（82～100%） 一部の腎細胞癌（chromophobe type, papillary type, clear cell papillary type, tubulocystic type, with leiomyomatous stroma type, mucinous tubular and spindle cell carcinoma） 尿路上皮癌（11～63%） 神経内分泌腫瘍（約 55%）	肺小細胞癌（57～82%） 悪性中皮腫（約 35%） 胸腺腫（18～100%） 胃癌（0～14%） 肝細胞癌（約 80%） 腎細胞癌（clear cell type） 副腎皮質腫瘍（100%） 前立腺癌（62～100%） 扁平上皮癌（臓器により頻度は異なる） 神経内分泌腫瘍（約 45%） 胚細胞腫瘍（約 90%）
	除外診断	大腸腺癌，卵巣粘液癌，セミノーマ，卵黄嚢腫瘍，副腎皮質腫瘍	乳癌，肺腺癌，胆管細胞癌，子宮内膜癌，卵巣癌，膵腺癌

ある．

一方，乳癌などに特異的とされている ER, PgR, GCDFP15, mammaglobin などはエクリン・アポクリン系の皮膚付属器腫瘍にも陽性となりやすいので，原発と転移との鑑別には使いづらい．

p16, CD5, CD117, EBER (*in situ* hybridization)

これらのマーカーは squamous cell carcinoma（SCC）の原発巣を推定するのに有用なことがある．詳細は後述するが，上咽頭癌では EBER が陽性，中咽頭癌や子宮頸癌では p16 がびまん性に陽性，胸腺癌では CD5 や CD117 が陽性となる．

各論的事項

ここではしばしば鑑別が問題となる 4 つの代表的な状況について解説する．

エクリン・アポクリン系腫瘍 vs 転移性腺癌

既知の皮膚付属器腫瘍のいずれにも合致しないと考えたら，転移の可能性を考えて積極的に免疫組織化学的に検索すべきである．GATA3, CD117, SOX10, p63, CK5/6, CK7, CK20 に加えて，想定される原発巣の特異的マーカーを検討することで，多くの場合には原発か転移かの鑑別は可能である（表 4-1-2）．ただし，転移性腺癌の原発巣を正確に特定することは困難なことも多い．

Primary Cutaneous Apocrine Carcinoma vs 乳癌の皮膚転移

皮膚原発の apocrine carcinoma の診断は，既存のアポクリン器官内に *in situ* 腫瘍成分があれば確定されるが，なければ乳癌の皮膚転移を除外する必要がある．さらに，前胸部発生例では乳腺から皮膚への直接浸潤も除外し，腋窩発生例では腋窩リンパ節転移巣からの直接浸潤も除外し，腋窩前部発生例では乳腺腋窩尾部（D' 領域）の乳癌も除外しなければならない．免疫組織化学的検討による鑑別に関していくつかの論文があるが，残念ながら実用的なマーカーはいまだにないと考えられる．また，皮膚原発の apocrine carcinoma では前述の CD117, SOX10, p63 といった皮膚原発を示唆するマーカーが陰性であることにも留意されたい．

表 4-1-2　エクリン・アポクリン系腫瘍と転移性腺癌の鑑別の要点

	エクリン・アポクリン系腫瘍	転移性腺癌
好発部位	腫瘍型によって大きく異なる	原発巣によって異なるものの，頭頸部と胸部が多い
病巣数	1個	ときに複数個
病変の主座	真皮のことが多いが，皮下を主座にするものもある	真皮でも皮下でもありうる
被覆表皮との連続性	腫瘍型によってありうる	なし
皮膚付属器上皮内 in situ 腫瘍成分	腫瘍型によってありうる	なし
断頭分泌像や細胞質内好酸性顆粒	腫瘍型によってありうる	基本的にない．ただし，一部の乳癌ではありうるうえに，類似した所見は他臓器癌でも稀に出現しうる
細胞間小管腔	腫瘍型によってありうるが，悪性腫瘍ではあまりみられない	基本的にない．ただし，唾液腺腫瘍ではありうるうえに，類似した所見は他臓器癌でも稀に出現しうる
細胞質内管腔	腫瘍型によってありうる．複数の細胞質内管腔が融合する所見も同時にみられやすい	細胞質内変性構造物と鑑別が難しい．ときに真の細胞質内管腔も観察されるが，複数の細胞質内管腔が融合する所見はみられない
GATA3	陽性	乳癌以外の腺癌は陰性
CD117	少なくとも一部に陽性	基本的に陰性
SOX10	しばしば陽性	基本的に陰性
p63, D2-40, CK5/6, CK15, calretinin, CD23	一部に陽性のことが多い	基本的に陰性
CK7	一部に陽性のことが多い	腫瘍型によって大きく異なる
CK20	陰性	腫瘍型によって大きく異なる

Clear Cell Hidradenoma vs Metastatic Clear Cell Renal Cell Carcinoma(図 4-1-3)

緊密に分布する腫瘍胞巣間に細い血管間質が細かく張り巡らされていれば clear cell renal cell carcinoma であり，それがなければ hidradenoma と考えられる．また，高度の細胞異型があれば腎癌と考えられるが，もしも鑑別対象が hidradenocarcinoma であればそれも否定できない．また，細胞異型に乏しい腎癌転移も稀ではない．免疫染色ではどこの施設でも保有されているであろう vimentin が最も有用で，腎癌であればびまん性に陽性となり，hidradenoma では陰性である．PAX2，PAX8，CD10 なども腎癌マーカーとして利用できる．

Infundibular SCC vs Metastatic SCC

被覆表皮内に in situ 腫瘍成分があり，被覆表皮と明らかに連続している場合には皮膚原発の SCC と判断できる．また，毛包上皮に連続するような構築が確認される場合にも infundibular SCC などの毛包由来腫瘍と診断できる．ただし，被覆表皮や毛包上皮との連続性が明らかでない SCC に関しては，原発か転移かの判断にしばしば悩まされ，また，転移であった場合には病理学的な検索のみから原発巣を推定するのが非常に難しいという問題もある．このため転移の可能性が少しでも疑われるのであれば，臨床的な全身検索を積極的に行うべきであろう．その際，当然ながら内臓器だけでなく全身の皮膚も確認しなければならない．

SCC は原発臓器による病理組織学的な違いがあまりないが，咽頭，子宮頸部，胸腺原発例では免疫組織化学的な特徴があるため，臨床的検索に加えて免疫染色での検討もすべきである．特に上咽頭癌では Epstein-Barr ウイルス(EBV)感染が，中咽頭癌ではヒト乳頭腫ウイルス(human papilloma virus；HPV)感染が発癌に深く関与しており，それぞれ EBER と p16 のびまん性陽性所見が診断を疑うきっかけになりうる．子宮頸癌も HPV 感染が関与しているため，p16 のびまん性陽性所見が得られる．ただし，皮膚原発例でも p16 陽性になることがあるため，その解釈には注意を要する．また，胸腺癌は CD5 や CD117 が特徴的に陽性となる．さらに胸腺癌では，神経内分泌癌でなくともしばしば神経内分泌マーカーを発現している．

転移性皮膚腫瘍の鑑別診断に関連しうる非上皮性腫瘍

転移性皮膚腫瘍の診断の際に鑑別に挙げられうる皮膚原発の良性軟部腫瘍としては，glomus tumors(グロームス腫瘍)が代表的であり，hidradenoma, mixed tumor of the skin, myoepithelioma, spiradenoma などに類似することがある．さらに，きわめて稀ではあるが，皮膚原発の perivascular epithelioid cell tumor(PEComa)(血管周囲類上皮細胞腫瘍)や dermal clear cell mesenchymal neoplasm(真皮内淡明細胞間葉系腫瘍)は転移性

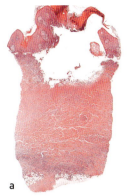
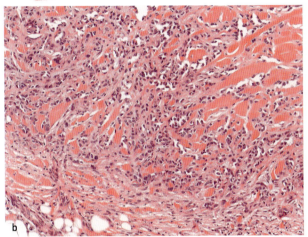

図 4-1-4　20年前の乳癌術後・放射線照射部位に発生した angio-sarcoma
a：硬化性間質を背景にして類上皮細胞がわずかに増殖している．
b：腫瘍細胞は indian file arrangement 様に配列し，pan-CK のびまん性陽性所見に加えて，CK7 や p63 の部分的陽性所見までもみられたが，ERG, CD31, CD34, D2-40 にびまん性陽性所見を示した．

腫瘍や clear cell hidradenoma と紛らわしい組織像を呈する．

次にこの鑑別診断に関連しうる皮膚原発性あるいは転移性の肉腫について簡単に解説する．肉腫が皮膚付属器腫瘍との鑑別に悩ましくなることは実際にはほとんどない．ただし，類上皮細胞腫瘍である epithelioid angio-sarcoma（類上皮血管肉腫）は皮膚にも発生するが，高頻度に CK を発現するためしばしば SCC，低分化な皮膚付属器腫瘍，転移性癌腫などと誤認されることがある

（図 4-1-4）．小円形細胞腫瘍である alveolar rhabdomyosarcoma（胞巣型横紋筋肉腫）が皮膚に転移したり，稀に皮膚や皮下に発生すると，CK や神経内分泌マーカーの発現を根拠に Merkel cell carcinoma や神経内分泌癌の転移巣と誤診されうるので注意が必要である．また，細胞形態像と CD56 発現を根拠にして NK/T 細胞リンパ腫と誤診されることもある．さらには，epithelioid sarcoma（類上皮肉腫）が granuloma annulare（環状肉芽腫）などの肉芽腫性皮膚疾患と誤診されたり，alveolar soft part sarcoma（胞巣状軟部肉腫）の皮膚転移が腎癌の皮膚転移と紛らわしいこともあり，しかもこれらの腫瘍は長年経過した後での再発転移もありうるので注意が必要である．

最後に軟部腫瘍を除いた非上皮性腫瘍にも触れる．悪性リンパ腫や胚細胞腫瘍の皮膚病変が Merkel cell carcinoma や低分化な皮膚付属器癌に類似することもあるが，治療上の観点からもこれらの誤診は特に避けられなければならない．また，malignant melanoma, paraganglioma-like dermal melanocytic tumor（傍神経節腫様真皮メラノサイト腫瘍），pheochromocytoma/paraganglioma の皮膚転移も皮膚付属器腫瘍と紛らわしい像を呈することがある．さらに，転移性 malignant melanoma は原発巣が消失していたり，皮膚以外の臓器（食道，子宮頸部，卵巣など）ということもありうる．Malignant mesothelioma の皮膚直接浸潤や皮膚転移が種々の癌腫の転移と誤診されていることも稀にある．

参考文献
1) 古賀文二，他：内臓悪性腫瘍の皮膚転移 132 例の臨床病理学的検討．日皮会誌　120：2213-2217，2010
2) Wang NP, et al: Coordinate expression of cytokeratins 7 and 20 defines unique subsets of carcinomas. Appl Immunohistochem 3: 99-107, 1995
3) Chu P, et al: Cytokeratin 7 and cytokeratin 20 expression in epithelial neoplasms: A survey of 435 cases. Mod Pathol 13: 962-972, 2000
4) http://e-immunohistochemistry.info/web_may06/Coordinate_expression_of_cytokeratins_7_and_20.htm
5) 高原大志，他：腹部・後腹膜の原発不明がんの鑑別．病理と臨床　35：160-166，2017

第4章 皮膚付属器腫瘍の鑑別診断の要点

2 | Porocarcinoma vs Squamous Cell Carcinoma
汗孔癌 vs 有棘細胞癌

概要

　Porocarcinoma は poroid neoplasms の悪性腫瘍型であり，表皮(毛包上皮)内あるいは真皮内のエクリン管またはアポクリン管への分化を示す悪性腫瘍である．主として孔細胞(poroid cells)によって構成され，小皮縁細胞(cuticular cells)も混在させている(図4-2-1)．一方，squamous cell carcinoma(SCC)(有棘細胞癌)は重層扁平上皮への分化を呈する悪性腫瘍である．

　高分化型の porocarcinoma は管腔構造が明瞭なため診断に悩むことは多くないが，管腔構造のほとんどない低分化な porocarcinoma が SCC と区別できないこと(図4-2-2)や，小皮縁細胞の目立つ porocarcinoma が角化型の SCC に類似すること(図4-2-3)はそれほど稀ではない．そこで本項では，両者の識別点について詳細に解説する(表4-2-1)．

　予後については，両者に差はないという報告もあるが，porocarcinoma のほうが予後不良という報告もある．

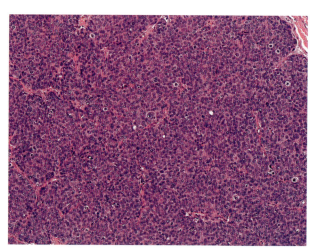

図4-2-1　定型的な porocarcinoma の細胞形態学的所見
主として細胞異型を伴う孔細胞で構成されるのが基本である．

臨床的事項

頻度　SCC が日常的に遭遇する腫瘍であるのに対して，porocarcinoma はその 1/20 以下の頻度であり，非常に稀である．
好発年齢・性　どちらの腫瘍型も中高年者に好発し，顕著な性差はみられない．
好発部位　約半数例の porocarcinoma は下肢に発生するのに対して，SCC は頭頸部に好発する．

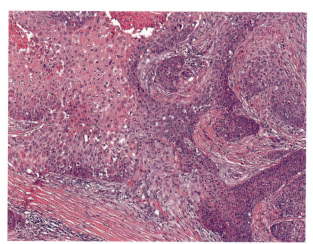

図4-2-2　低分化な porocarcinoma の細胞形態学的所見
腫瘍細胞は異型性を増すにつれて孔細胞としての特徴を失っていく．

病理組織形態学的事項[1]

腫瘍の発育様式

　Porocarcinoma は benign poroid neoplasms が悪性転化して発生することが多いため，benign poroid neoplasms の4亜型の基本構築のいずれかを示しながら発育していることが多い．ただし，悪性度が高くなるとそれらの基本構築を崩して不整に浸潤性に拡がるようになる．これに対して SCC は悪性度にかかわらず多様な発育様式を示す．

Poroid Neoplasms の良性成分の存在

　腫瘍内のどこかに poroid neoplasms の良性成分が残存し，それと連続するように悪性腫瘍が発生していれば

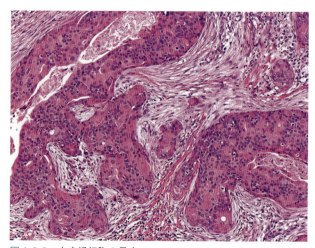

図4-2-3　小皮縁細胞の目立つ porocarcinoma
小皮縁細胞が集簇すると角化所見と紛らわしいことがある．

表 4-2-1　Porocarcinoma と SCC の鑑別の要点

	Porocarcinoma	SCC
頻度	稀	多い
好発部位	下肢（約半数例）	頭頸部（約半数例）
腫瘍の発育様式	Poroid neoplasms の基本構築を示す	多様
Poroid neoplasms の良性成分	あり	なし
細胞質内管腔や導管の形成	あり	なし
CEA（細胞質内管腔・導管の内腔面への膜状陽性所見）	あり	なし
CD117	少なくとも一部に陽性	陰性

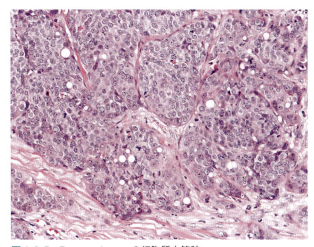

図 4-2-5　Porocarcinoma の細胞質内管腔

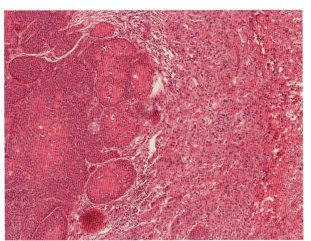

図 4-2-4　Porocarcinoma の病変内に観察された良性成分
良性成分（左半分）の存在は porocarcinoma の診断を強く支持する．

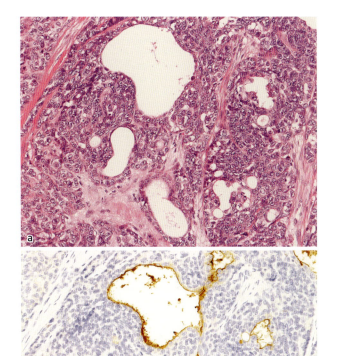

図 4-2-6　Porocarcinoma の導管分化所見
a：複数の腫瘍細胞によって不整形に拡張した導管が形成されている．
b：CEA は細胞質内管腔や導管の内腔面に膜状に陽性となる．

porocarcinoma と確定診断できる（図 4-2-4）．ただし，腫瘍発生初期から悪性の性格を示す場合や発育の過程で良性成分が消失した場合では，porocarcinoma であっても poroid neoplasms の良性成分が確認できないこともある．

細胞質内管腔や導管の形成

Porocarcinoma では腫瘍内に細胞質内管腔（図 4-2-5）や導管（図 4-2-6）が形成されていることが多い．

細胞質内管腔は，腫瘍細胞の細胞質内に形成される管腔である．真の細胞質内管腔では内腔面に一致して膜状に好酸性に染色されていることが多い．SCC でも変性による細胞質内空胞が形成されることがあるので（図 4-2-7a, b），真の細胞質内管腔であるかどうかの判断には CEA などの免疫染色標本も含めた注意深い観察が必要である．

導管は複数の腫瘍細胞によって形成される細胞質外の管腔構造である．この内腔面も薄く膜状に好酸性に染色されることがある．SCC でも棘融解などによって偽導管構造を形成したり（図 4-2-7c），脂肪細胞を巻き込んで管腔様にみえたりして（図 4-2-7d），これらの所見が腫瘍性導管と紛らわしくなることもある．そのため，内腔面に CEA などの発現を確認することがしばしば必要となる．また，SCC が既存のエクリン管に沿って伸展

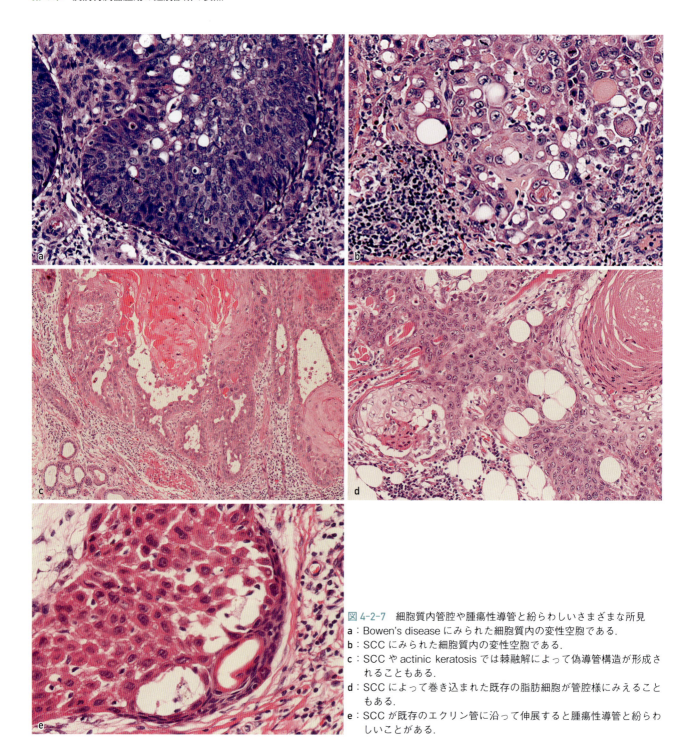

図 4-2-7　細胞質内管腔や腫瘍性導管と紛らわしいさまざまな所見
a：Bowen's disease にみられた細胞質内の変性空胞である．
b：SCC にみられた細胞質内の変性空胞である．
c：SCC や actinic keratosis では棘融解によって偽導管構造が形成されることもある．
d：SCC によって巻き込まれた既存の脂肪細胞が管腔様にみえることもある．
e：SCC が既存のエクリン管に沿って伸展すると腫瘍性導管と紛らわしいことがある．

したり（図 4-2-7e），エクリン管を浸潤性に巻き込んで，腫瘍性導管と紛らわしくなることもあるが，この場合は CEA が陽性となるため，形態学的に鑑別するしかない．

免疫組織化学的事項

CEA

　腫瘍内に散在する細胞質内管腔や導管の内腔面に CEA が膜状に染色されれば（図 4-2-6b），それらが真の細胞質内管腔あるいは導管であることが証明され，SCC を除外することができる[1]．ただし，CEA 陽性所見のみでは腫瘍に取り囲まれた既存の正常エクリン管と区別することはできないため，形態学的な確認を怠ってはならない．また，角化巣には CEA が染色されやすいが，これを管腔構造と誤認してはならない．細胞質への染色性については，両者の鑑別に有意な所見ととらえるべきではない．加えて，施設の染色状況によってはモノクローナル抗体よりもポリクローナル抗体のほうが優れているかもしれない．内部コントロールの正常エクリン腺に CEA が十分に染色されていることを確認しながら判断するのが望まれる．

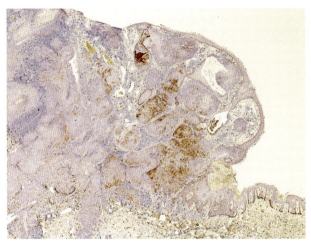

図 4-2-8　Porocarcinoma における CD117 陽性所見
Porocarcinoma では CD117 が少なくとも一部に陽性になることが多い．

EMA

　CEA と同様，EMA が管腔内面に膜状に染まることによって，真の管腔あるいは導管であることが確認される．一般的には EMA よりも CEA のほうが腫瘍細胞自体への染色性が目立たずに，管腔構造の有無を評価しやすいことが多い．

CA19-9

　CEA や EMA と同様の評価法であるが，CA19-9 は管腔への染色性の感度がやや低いため使用しづらい[1]．

CD117(c-KIT)

　Porocarcinoma では腫瘍の少なくとも一部に CD117 が染まりやすいのに対して（図 4-2-8），SCC では完全に CD117 陰性である[1]．ただし，CD117 が porocarcinoma にびまん性に陽性になることはほとんどなく，陽性強度も非常に弱いことが多い．また，低分化な porocarcinoma ではさらに CD117 が染まりにくくなる．したがって，小さな生検材料で評価する際や低分化な腫瘍ではそれらの点に留意して判断しなければならない．一方，SCC でも被覆表皮内の in situ 腫瘍成分の基底層に限局して CD117 弱陽性となることが稀にある．

参考文献
1) Goto K, et al: CD117 (KIT) is a useful immunohistochemical marker for differentiating porocarcinoma from squamous cell carcinoma. J Cutan Pathol 43: 219-226, 2016

3 | Extramammary Paget's Disease, Primary vs Secondary
皮膚原発性乳房外 Paget 病 vs 二次性乳房外 Paget 病

概要

　二次性の extramammary Paget's disease (EMPD) とは，直腸・肛門や膀胱・尿道，そして子宮・腟の癌腫が上皮内を伸展し，それぞれの開口部皮膚に紅斑，局面，ときにびらんや結節などの皮膚症状を呈するものである[1]．

　二次性 EMPD は，臨床所見に加えて病理組織所見も皮膚原発性 EMPD によく類似する[2]．しかし，皮膚原発性 EMPD であれば，皮膚に存在する病変のみに対する治療で根治性を求めうる一方，二次性 EMPD の場合には，併存する婦人科領域，泌尿器領域，あるいは下部消化管領域の癌腫に対する治療方針が必要となる．したがって，原発性か二次性かの鑑別はきわめて大きな臨床的意義をもつことになる．

　なお，皮膚原発性 EMPD と病理組織学的鑑別を要するその他の腫瘍として，malignant melanoma (MM)（悪性黒色腫）と pagetoid Bowen's disease もあるため，本項ではこれらについても取り扱うこととする．

臨床的事項

頻度　皮膚原発性 EMPD と異なり，二次性 EMPD は非常に稀であり，筆者の施設では皮膚原発性と二次性の症例数の比は約 20：1 である．

好発年齢・性　いずれの腫瘍型も中高年以降に好発し，顕著な性差はみられない．

好発部位　二次性 EMPD は，泌尿生殖器系の癌腫からの波及であれば外陰部，下部消化管の癌腫からの場合は肛囲に発生する．これは皮膚原発性 EMPD の好発部位と一致しており，臨床的な鑑別を難しくしている 1 つの要因である．

　MM や pagetoid Bowen's disease の発生は特に外陰部や肛囲に限定されないが，そのような部位に発生した場合には EMPD との鑑別を要することがある．

臨床像の特徴　熊野らは，特に肛門管癌や直腸癌による二次性 EMPD は皮膚原発性 EMPD に比べて以下のような臨床的特徴があり，臨床像からかなりの確かさをもって両者を鑑別することができると考えている[2]．すなわち，肛門管癌や直腸癌による二次性 EMPD では，① 肛門管と全周性に接する，② 全周において病変境界が明瞭

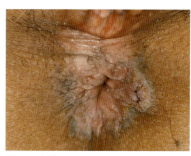

図 4-3-1　肛囲の二次性 EMPD
皮膚原発性 EMPD に比べ，病変全周で病変境界が明瞭で，病変辺縁が堤防状に隆起する．

ある，③ 病変辺縁で隆起する傾向がある（図 4-3-1），④ 皮疹の襞形成がある，⑤ 肛門の狭窄がある，といった特徴である．また，熊野らは，皮膚原発性 EMPD では病変の中心が亀頭部や小陰唇，外尿道口といった粘膜側にあることはなく，そのような分布を示す EMPD 病変は，すべて二次性であるとも主張している．

　外陰部に生じる MM は EMPD のように斑あるいは扁平隆起性局面として広範囲に及ぶことは通常なく，全体のサイズが数 cm 程度に及ぶ前に黒色結節成分をもつに至る．また，ダーモスコピーでも非定型ネットワークなどのメラノサイト系病変の所見を示す．

　外陰部に生じる Bowen's disease は紅色局面やびらん性局面を呈することがあり，そのような例では臨床的に EMPD に類似することがある．

　各疾患の臨床像の比較を表 4-3-1 にまとめる．

病理組織形態学的事項

腫瘍細胞の形態および分化

　皮膚原発性と二次性 EMPD はいずれも，表皮内で大型の腫瘍細胞（Paget 細胞）が胞巣形成あるいは個別性に増殖するというパターンをとり[3]，HE 染色標本のみでの両者の鑑別は困難である（図 4-3-2，4-3-3）．ただし，原発性の腫瘍細胞が空胞状の核や豊富で淡明な細胞質を有するのに対し，二次性の腫瘍細胞は濃染した核や，やや乏しい好酸性の細胞質を有することが多い．また，腟や子宮あるいは尿道に由来する squamous cell carcinoma (SCC)（扁平上皮癌）の場合には，EMPD よりもむしろ通

表 4-3-1　EMPD とその鑑別疾患における臨床像と病理組織像の比較

	皮膚原発性 EMPD	直腸/肛門管癌由来の二次性 EMPD	膀胱/尿道癌由来の二次性 EMPD	MM	Pagetoid Bowen's disease
頻度	稀ではない	稀	稀	稀ではない	稀
部位, 分布様式	肛門や尿道口に波及しうるが, 病変の中心にはならない. 男性では陰茎亀頭に及ぶことは稀	肛門を中心とした全周性, 円形の分布	尿道口部を中心に分布	あまり広範囲には及ばない	通常は片側性
病変の境界	ときに不明瞭	辺縁はしばしば周堤状に隆起し境界は明瞭	比較的明瞭	おおむね明瞭	おおむね明瞭
その他の臨床所見		肛門の狭窄あり 直腸に病変が及ぶ	尿道や膀胱の病変が確認される		
腫瘍の腺腔・管腔形成	ありうる	ありうる	なし	なし	なし
腫瘍細胞の個別角化, 細胞間橋	なし	なし	なし	なし	あり
メラニン顆粒	ないことが多いが, ときにあり	通常なし	なし	あり	ときにあり

EMPD：extramammary Paget's disease, MM：malignant melanoma

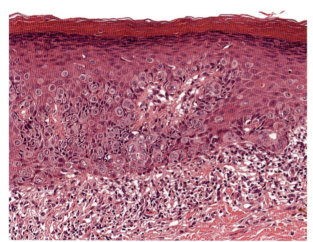

図 4-3-2　皮膚原発性 EMPD
淡い豊富な細胞質を有する大型異型細胞が, 表皮内で胞巣状あるいは個別性に増殖する.

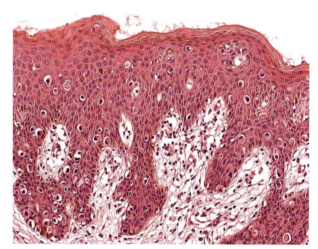

図 4-3-3　二次性 EMPD
皮膚原発性 EMPD と類似し, 鑑別は困難であるが, 腫瘍細胞の核は濃染し, 細胞質は好酸性になる傾向にある.

常の Bowen's disease に類似した病理組織像となりやすい (図 4-3-4).

MM ではメラニン顆粒を含む淡い細胞質が特徴であるが, 同じくメラニン顆粒を含む pigmented EMPD との鑑別は困難である.

Pagetoid Bowen's disease では個細胞性角化や細胞間橋, 表層の錯角化など角化細胞分化を示す所見がみられることがあり, 診断の手がかりとなりうる.

各疾患の病理組織像の比較を表 4-3-1 にまとめる.

免疫組織化学的事項

前述のように, 臨床像や病理組織像が類似するため, 以下の免疫組織化学染色の使用が考慮される (表 4-3-2).

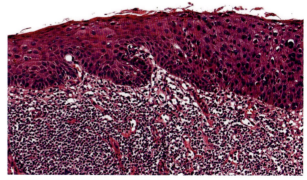

図 4-3-4　SCC による二次性 EMPD
EMPD よりむしろ Bowen's disease に類似した病理組織像になる.

第4章 皮膚付属器腫瘍の鑑別診断の要点

表4-3-2　EMPDとその鑑別疾患における免疫組織化学的所見の比較

	CEA	CK7	CK20	Villin	CDX2	GCDFP15	GATA3	CK5/6 および p63	S100 および Melan A
皮膚原発性 EMPD	+	+	−	−	−	+/−	+	−	−
直腸/肛門管癌由来の 二次性 EMPD	+	+/−	+	+	+	−	−	−	−
膀胱癌由来の 二次性 EMPD	+	+	+	−	−	−	+	+	−
扁平上皮癌 （子宮/膣, 尿道）	−	−/+	−	−	−	−	−	+	−
MM	−	−	−	−	−	−	−	−	+
Pagetoid Bowen's disease	−	−/+	−	−	−	−	+	+	−

EMPD：extramammary Paget's disease, MM：malignant melanoma

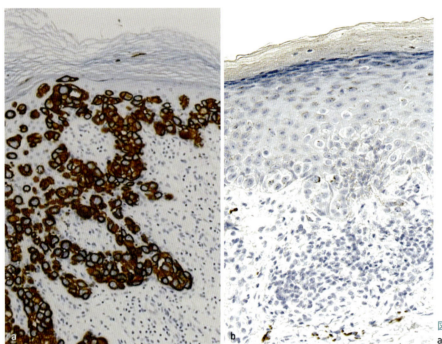

図4-3-5　皮膚原発性 EMPD
a：CK7 陽性. b：CK20 陰性.

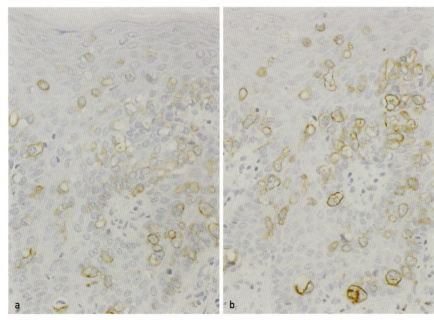

図4-3-6　直腸/肛門管癌に続発した二次性 EMPD
a：CK7 がこの症例では陽性である.
b：CK20 は多くの症例で陽性である.

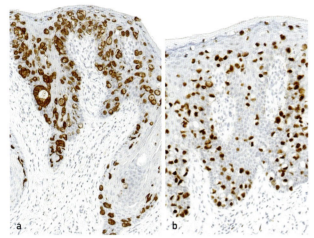

図 4-3-7　直腸/肛門管癌に続発した二次性 EMPD
a：Villin 陽性．b：CDX2 陽性．

CK7，CK20

　皮膚原発の EMPD では一般に CK7 陽性，CK20 陰性[4]である（図 4-3-5）のに対して，直腸/肛門管癌に続発した二次性 EMPD では CK7 は陽性または陰性で一定しないが，CK20 は一般に陽性となる[5]（図 4-3-6）．膀胱の urothelial carcinoma（尿路上皮癌）では CK7，CK20 とも陽性となりやすい[6]．よって，EMPD で CK20 陽性である場合，二次性の可能性が高くなるが[2]，皮膚原発性 EMPD でもときに CK20 が陽性となることがある．

GCDFP15，CEA

　GCDFP15 は，二次性 EMPD では陰性，皮膚原発性 EMPD では陽性になるが，皮膚原発性 EMPD での陽性率は 50〜60% 程度とそれほど高くなく[4]，陰性であった場合には鑑別に有用とはいえない．
　CEA は皮膚原発性 EMPD，直腸/肛門管癌，膀胱癌のいずれでも陽性になるため，EMPD の皮膚原発性か二次性かの鑑別には役立たない．

Villin，CDX2

　腸管粘膜の絨毛に発現する villin や CDX2 の免疫染色は，直腸/肛門管癌できわめて高い陽性率を示し，それに続発した二次性 EMPD でもほぼ 100% の陽性率であったのに対して，皮膚原発性 EMPD ではほぼ全例で陰性であったと報告されている（図 4-3-7）．

GATA3

　GATA3 は皮膚原発性 EMPD と膀胱癌で陽性となるが，他の二次性 EMPD では陰性と報告されており[7]，尿路原発の二次性 EMPD との鑑別では役立たないが，それ以外との鑑別には有用といえる．

PSA

　前立腺癌で陽性となるマーカーであるが，皮膚原発性 EMPD でも半数程度に陽性になることが報告されている[8]．前立腺癌の二次性 EMPD はきわめて稀であるが，その鑑別をする際に必ずしも信頼できるマーカーといえないことに留意すべきである．

高分子サイトケラチン（CK5/6，34βE12 など），p63

　前述のように，尿道や婦人科領域の SCC が経上皮的に皮膚に波及し EMPD 様の皮疹を呈することがある．組織型が SCC の場合は，CK5/6 などの高分子サイトケラチンや p63 が陽性になり，EMPD では通常陰性であることから，鑑別に有用といえる．皮膚原発の pagetoid Bowen's disease でも高分子サイトケラチンや p63 は陽性であり，同様に EMPD との鑑別に有用である．なお，pagetoid Bowen's disease ではときに CK7 陽性となることがあり，注意を要する[9]．

メラノサイトマーカー（S100 protein，Melan A など）

　MM では CK7 は陰性で，高分子サイトケラチンも陰性であり，S100 protein や Melan A などのメラノサイトマーカーが陽性となる[9]．

参考文献

1) Requena L, et al: Malignant tumours with apocrine and eccrine differentiation. In LeBoit PE, et al (eds): World Health Organization Classification of Tumours. pp136-138, IARC Press, Lyon, 2006
2) 熊野公子，他：乳房外 Paget 病の鑑別診断．カラーアトラス　乳房外 Paget 病―その素顔．pp149-158，全日本病院出版会，2015
3) 清水道生：Paget 病および乳房外 Paget 病．真鍋俊明，他（編）：腫瘍病理鑑別診断アトラス　皮膚腫瘍 I．pp93-94，文光堂，2010
4) Goldblum JR, et al: Vulvar Paget's disease: A clinicopathologic and immunohistochemical study of 19 cases. Am J Surg Pathol 21: 1178-1187, 1997
5) Goldblum JR, et al: Perianal Paget's disease: A histologic and immunohistochemical study of 11 cases with and without associated rectal adenocarcinoma. Am J Surg Pathol 22: 170-179, 1998
6) Shepherd V, et al: Extramammary Paget's disease. BJOG 112: 273-279, 2005
7) Morbeck D, et al: GATA3 expression in primary vulvar Paget disease: A potential pitfall leading to misdiagnosis of pagetoid urothelial intraepithelial neoplasia. Histopathology 70: 435-441, 2017
8) Inoguchi N, et al: Expression of prostate-specific antigen and androgen receptor in extramammary Paget's disease and carcinoma.Clin Exp Dermatol 32: 91-94, 2007
9) 新井栄一：病理組織学的検査―最新の免疫組織染色．皮膚臨床 55：1548-1555，2013

4 Microcystic Adnexal Carcinoma vs Desmoplastic Trichoepithelioma vs Morphoeic/Infiltrative Basal Cell Carcinoma

微小囊胞性付属器癌 vs 線維形成性毛包上皮腫 vs モルヘア/浸潤型基底細胞癌

概要

Sclerosing adnexal neoplasm（硬化性皮膚付属器腫瘍）に分類される，microcystic adnexal carcinoma（MAC），desmoplastic trichoepithelioma（DTE）（線維形成性毛包上皮腫），morphoeic/infiltrative basal cell carcinoma（m/iBCC）（モルヘア/浸潤型基底細胞癌）は，間質に線維化を伴って不整な小胞巣を形成して増殖するという形態的特徴を共通してもつため，鑑別がしばしば問題となる．特に，限られた生検標本では鑑別が難しい．誤った診断が，不要な過剰手術や，逆に治療不足といった不適切な治療に直接つながるため，これらの疾患の鑑別は重要である．鑑別の要点を表4-4-1に示す．

臨床的事項[1,2]

頻度 最も頻度が高いのがm/iBCCで，DTEやMACは比較的稀な腫瘍である．

好発年齢・性 DTEは若年あるいは中年女性に好発する．MACとm/iBCCでは性差はない．MACは50～60歳代に，m/iBCCは高齢者に好発する．

好発部位 MACは顔面，特に顔面の中心領域，DTEは顔面，特に頬部，額，顎，m/iBCCは露光部，特に頭頸部に好発する．

臨床像の特徴 MACは常色の硬い局面，DTEは中央に陥凹を伴った光沢のある常色小丘疹（図4-4-1）となる．m/iBCCは多彩な臨床像を示し，黒色，青色調になることもあり，ときに潰瘍を形成する．

病理組織形態学的事項

腫瘍の発育様式

良性腫瘍であるDTEは左右対称の良性のシルエット（図4-4-2b），悪性腫瘍であるMACとm/iBCCは左右非対称で浸潤性に増殖する悪性のシルエットを示す（図4-4-2a, c）．通常DTEは1～2cmまでの病変で，腫瘍細胞は真皮浅層から中層に分布する（図4-4-2b）．DTEに比較してm/iBCCとMACは病変が大型であること

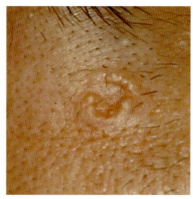

図4-4-1　DTEの臨床像
（古賀佳織：皮膚科臨床アセット　エキスパートに学ぶ皮膚病理診断学．p360，中山書店，2012より転載）

表4-4-1　MAC, DTE, m/iBCCの鑑別の要点

	MAC	DTE	m/iBCC
頻度	稀	稀	多い
好発年齢・性	中高年	若年・中年女性	高齢
臨床像	常色の硬い局面	中心部の陥凹	多彩，色素沈着や潰瘍を伴うこともある
腫瘍の発育様式	左右非対称，浸潤性増殖	左右対称，真皮内に限局	左右非対称，浸潤性増殖，表皮と連続することが多い
神経，筋層内への腫瘍細胞浸潤	あり	なし	稀にあり
毛包下部構造	稀にあり	しばしばあり	なし
管腔構造	あり	なし	なし
腫瘍胞巣周囲	特記すべき所見なし	線維上皮性単位の形成	間質との間に裂隙や粘液
弾性線維の日光変性	ときにあり	なし	あることが多い
CK20陽性細胞（Merkel細胞）	なし	あり	なし
BerEP4	陰性	ときに陽性	多くが陽性
PHLDA1	さまざま	全体的に陽性	陰性，あるいはごく一部で陽性

MAC：microcystic adnexal carcinoma, DTE：desmoplastic trichoepithelioma, m/iBCC：morphoeic/infiltrative basal cell carcinoma

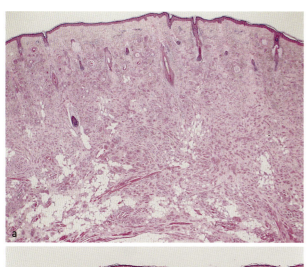
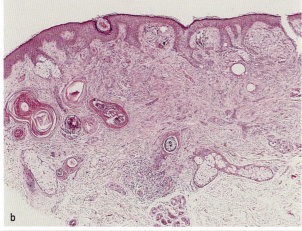
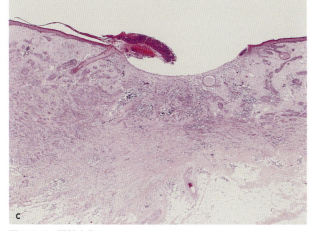

図 4-4-2　弱拡大像
a：MAC．b：DTE．c：m/iBCC．

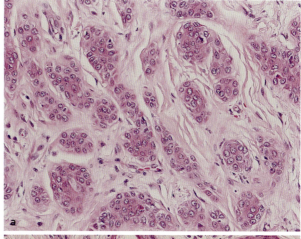
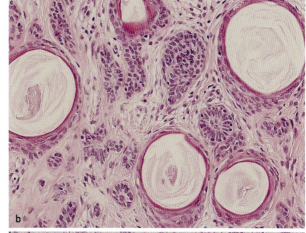
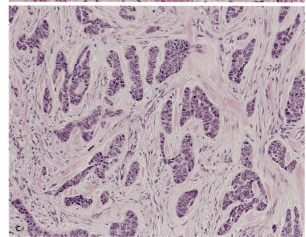

図 4-4-3　中拡大像
a：MAC．b：DTE．c：m/iBCC．

が多く，特にMACでは皮下脂肪組織まで腫瘍細胞が分布することが多い（図 4-4-2a）．MACでは神経周囲浸潤がよくみられるが，m/iBCCは稀で，DTEではみられない．

線維上皮性単位（fibroepithelial unit）の形成と腫瘍胞巣周囲の粘液沈着・裂隙[3]（図 4-4-3，4-4-4）

DTEの腫瘍胞巣周囲には膠原線維が取り巻く線維上皮性単位の形成があり（図 4-4-4b），m/iBCCとMACの腫瘍胞巣周囲にはない．m/iBCCでは一部でしか観察されないことが多いが，腫瘍胞巣と間質との間にムチン沈着や裂隙形成がある（図 4-4-3c）．

毛包下部構造あるいは管腔構造の存在

DTEでは，毛包球部や毛乳頭などの毛包下部への分化所見が確認されることがあり，他の2疾患との鑑別点になる．MACでは，病変下端の腫瘍胞巣内に管腔構造がみられる（図 4-4-4a）．

腫瘍胞巣を構成する腫瘍細胞

基本的に，DTEとm/iBCCでは毛芽細胞様細胞（図

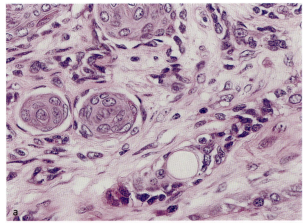
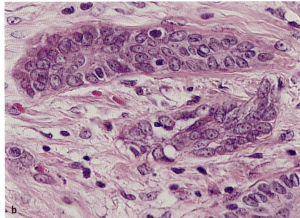
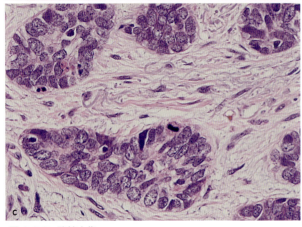

図 4-4-4　強拡大像
a：MAC の管腔様構造．b：DTE の線維上皮性単位の形成．c：m/iBCC の核分裂像．

4-4-4b, c)．MAC では単一な小型円形細胞(図 4-4-3a, 4-4-4a)で構成される．m/iBCC では核分裂像を伴うこともあるが(図 4-4-4c)，DTE や MAC では稀である．

その他の病理組織学的所見

好発年齢を反映して，m/iBCC では腫瘍周囲の真皮に弾性線維の日光変性(solar elastosis)を伴うことが多く，DTE ではみられにくい．MAC や DTE では，脂腺やアポクリン腺への分化所見をときに伴う．

免疫組織化学的事項

前述したように，MAC，DTE，m/iBCC の HE 染色における形態像が類似するため，特に限られた生検標本では，鑑別が困難なことがある．複数の抗体についての免疫組織化学的検討が報告されているが，単独で診断を確定することができる抗体は確認されておらず，複数の抗体を組み合わせること，臨床像や病理組織形態像と合わせて総合的に判断することが必要である．

CK20 (図 4-4-5)[4]

DTE では CK20 陽性の Merkel 細胞が腫瘍胞巣内にあるが(図 4-4-5a)，m/iBCC(図 4-4-5b)および MAC にはなく，鑑別に有用である．しかし，陽性となる Merkel 細胞は散在性に分布し，少数しかみられない症例もあるため，特異度は高いが感度が低いかもしれない．また，chromogranin A や CD56 といった神経内分泌マーカーも Merkel 細胞に陽性になるが，BCC ではしばしば陽性像を示すため[5]，CK20 を用いるほうがよい．

BerEP4[6]

m/iBCC は陽性となることが多いが(図 4-4-6)，MAC は陰性であり鑑別に用いることができる．DTE ではさまざまな程度に陽性となるため，m/iBCC との鑑別にはあまり有用ではない．正常エクリン器官や二次毛芽細胞が陽性コントロールになる．

PHLDA1 (pleckstrin homology-like domain, family A, member 1)[6]

毛包幹細胞のマーカーで DTE では腫瘍全体で陽性となり，m/iBCC では陰性，もしくはごく一部の細胞でのみ陽性となるため，両者の鑑別に用いることができる．しかし，MAC での陽性像はさまざまであり，鑑別に用いることができない．

CK15，CK19[6]

CK15 は DTE で，CK19 は MAC で陽性率が高い傾向にある．しかし特異度が低いため，他の抗体と組み合わせることで鑑別に用いるのがよいかもしれない．

Androgen Receptor[7]

m/iBCC で陽性，DTE で陰性となり，両者の鑑別に用いることができる．BCC における感度は 70% 程度だが，m/iBCC は他の組織学的亜型より感度が高いとの報告もある．腫瘍細胞の核に陽性となり，腫瘍内の一部にのみ陽性細胞がみられる点に注意が必要である．MAC は基本的に陰性であるが，陽性例も少数報告がある．

EMA，CEA

MAC の腫瘍胞巣内にある管腔構造の内腔面に陽性となり，管腔構造の認識に用いることができる．

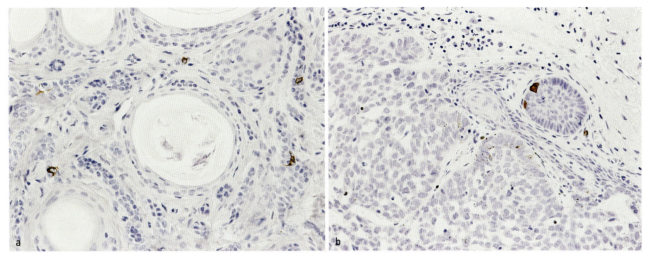

図 4-4-5　CK20
a：DTE では，腫瘍胞巣内に CK20 陽性細胞が散在性に分布する．
b：m/iBCC では，正常毛包上皮に CK20 陽性細胞があるが，腫瘍胞巣内にはない．

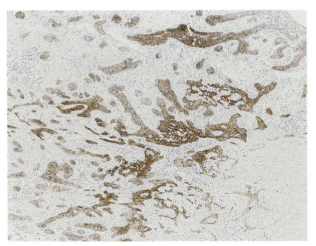

図 4-4-6　m/iBCC における BerEP4 陽性所見

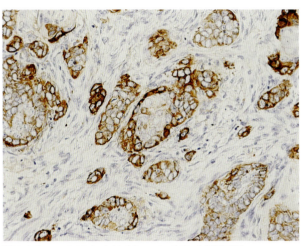

図 4-4-7　m/iBCC における laminin-332γ2 陽性所見

Laminin-332γ2

　Laminin-332 は基底膜の主要構成成分で，α3/β3/γ2 の三鎖からなる糖タンパクである．γ2 鎖には，細胞遊走亢進作用があることが知られており，悪性細胞の浸潤マーカーと考えられている．BCC，特に m/iBCC では lamini-332γ2 が高発現し（図 4-4-7），trichoblastoma では発現しないことから[8]，m/iBCC と DTE の鑑別に使える可能性がある．

参考文献

1) 古賀佳織：基底細胞癌と線維形成性毛包上皮腫との病理組織学的鑑別点．古江増隆，他（編）：皮膚科臨床アセット　エキスパートに学ぶ皮膚病理診断学．pp360-364，中山書店，2012
2) Kazakov DV, et al: Microcystic adnexal carcinoma. In Kazakov DV, et al (eds): Cutaneous Adnexal Tumors. pp112-119, Wolters Kluwer/Lippincott Williams & Wilkins, Philadelphia, 2012
3) 安齋眞一，他：Fibroepithelial unit：基底細胞癌と毛芽腫の病理組織学的鑑別における有用性の検討．日皮会誌　114：179-185，2004
4) 井上多恵，他：毛芽腫におけるケラチン 20 陽性細胞の存在意義：特に基底細胞癌との鑑別における有用性について．日皮会誌　111：1969-1979，2001
5) Goto K: Under-recognized immunoexpression of "neuroendocrine markers" and "myoepithelial markers" in basal cell carcinomas: does it indicate true neuroendocrine and myoepithelial differentiation? J Cutan Pathol 44: 991-993, 2017
6) Sellheyer K, et al: The immunohistochemical differential diagnosis of microcystic adnexal carcinoma, desmoplastic trichoepithelioma and morpheaform basal cell carcinoma using BerEP4 and stem cell marker. J Cutan Pathol 40: 363-370, 2013
7) Evangelista MTP, et al: Comparative analysis of cytokeratin 15, TDGA1, cytokeratin 20 and androgen receptor in sclerosing adnexal neoplasms and variants of basal cell carcinoma. J Cutan Pathol 42: 824-831, 2015
8) Hamasaki H, et al: Immunohistochemical analysis of laminin 5gamma2 chain expression for differentiation of basal cell carcinoma from trichoblastoma. Histopathology 59: 159-161, 2011

5 | Trichoblastoma vs Basal Cell Carcinoma
毛芽腫 vs 基底細胞癌

概要

Trichoblastoma（TB），basal cell carcinoma（BCC）は，ともに毛芽細胞への分化を示す腫瘍である．TBは良性，BCCは悪性腫瘍であり，両者の鑑別は臨床的にも重要である．両者ともにさまざまな組織亜型を有し，発育様式も多彩であるが，ときに病理組織学的所見がオーバーラップし，鑑別が困難なこともある．特に鑑別が問題となることが多い組織亜型の組み合わせとしては，① nodular type（結節型）のTBとBCC，② desmoplastic trichoepithelioma（線維形成性毛包上皮腫）とmorphoeic/infiltrative BCC（モルヘア/浸潤型基底細胞癌）が挙げられる．①のような一般的なTBとBCCの鑑別の要点を表4-5-1に示すが，②の鑑別については，第4章-4（→220頁）も参照されたい．

ところで，Ackermanら[1]はBCCをtrichoblastic carcinomaと呼称することを提唱したが，BCCとtrichoblastic carcinomaを同義とすることに疑問視する意見もある[2]．その理由として挙げられているのが，TBの特徴の1つである特有の毛包間質（specific follicular stroma）が，多くのBCCでみられないことである．現在，trichoblastic carcinomaという診断名は，①TBが悪性転化して発生した高悪性度の腫瘍（TB with malignant transformation），②特有の毛包間質とともに上皮細胞が増殖するTBの特徴を有するが，上皮細胞が悪性所見（深部への浸潤性増殖や高度の核異型）をもつ腫瘍（malignant TB），に対して使用されている場合がある．

臨床的事項[3,4]

頻度 TBは比較的稀で，BCCは皮膚悪性腫瘍のなかで最も頻度の高い腫瘍である．

好発年齢・性 TBには，特に好発年齢はないが，多くは成人に発症する．BCCは高齢者に発生する．ともに性差はない．

好発部位 TBは頭頸部に好発し，体幹，四肢に生じることもある．BCCは，露光部，特に顔面に多く生じる．ともにnevus sebaceusに二次性に生じることがあり，そのなかでTBは最も頻度が高い腫瘍と考えられている．

臨床像の特徴 TBは常色から淡紅色，ときに紅色を呈する皮内から皮下の単発の小結節として生じる．BCCは多彩な臨床像を示すが，日本人では黒〜青色調の結節として生じることが多い．BCCではしばしば皮膚潰瘍を伴うが，TBでは基本的にはみられない．

病理組織形態学的事項

腫瘍の発育様式

■ 腫瘍のシルエット

TBは左右対称で境界明瞭な良性のシルエット（図

表4-5-1 TBとBCCの鑑別の要点

	TB	BCC
頻度	比較的稀	高い
臨床像	常色〜紅色の小結節	多彩，しばしば潰瘍を伴う
腫瘍の発育様式	左右対称，境界明瞭	左右非対称，浸潤性
線維上皮性単位の形成	あり	なし
粘液沈着	間質内	腫瘍胞巣内および周囲
裂隙の形成部位	間質内	腫瘍胞巣と間質の間
特有の毛包間質（specific follicular stroma）	種々の程度に伴う	通常伴わない
毛包下部分化	多くの場合あり	稀
脂腺分化	ときにあり	稀
核分裂像	少ない	多い
CK20陽性細胞（Merkel細胞）	あり	なし
PHLDA1	陽性	陰性，あるいはごく一部に陽性

TB：trichoblastoma，BCC：basal cell carcinoma

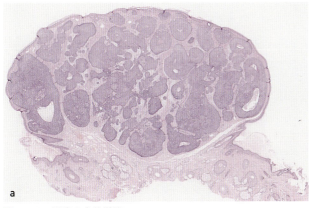
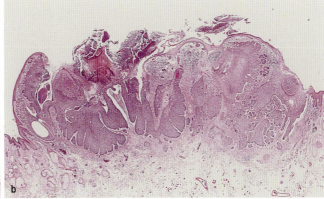

図 4-5-1　腫瘍の全体構築
a：TB．b：BCC．

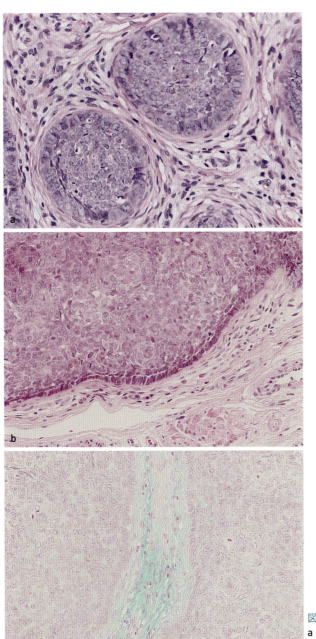

図 4-5-3　BCC の腫瘍間質
a：BCC における腫瘍胞巣と間質間のムチン沈着．
b：BCC における Alcian blue 染色所見．

図 4-5-2　TB の腫瘍間質
a：TB における，腫瘍胞巣に密着した繊細な膠原線維と多数の線維芽細胞．
b：TB における線維上皮性単位の形成．
c：TB における Alcian blue 染色所見．

第4章 皮膚付属器腫瘍の鑑別診断の要点

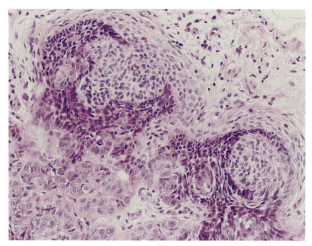

図 4-5-4　TB における毛包下部構造

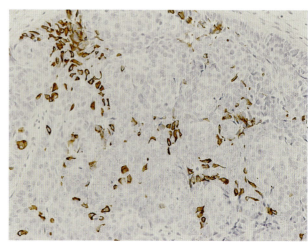

図 4-5-5　TB における CK20 陽性 Merkel 細胞の混在

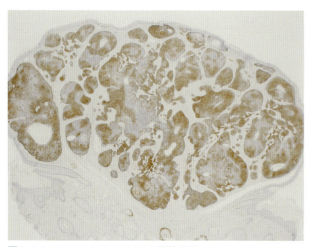

図 4-5-6　TB における PHLDA1 陽性所見

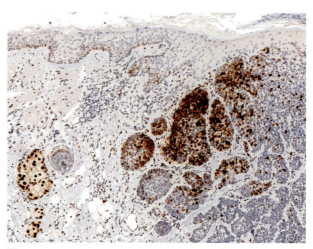

図 4-5-7　BCC における androgen receptor 陽性所見

4-5-1a），BCC は左右非対称で浸潤性増殖を示す悪性のシルエットを示す（図 4-5-1b）．BCC は被覆表皮や付属器上皮と連続し，TB では BCC に比較して連続しないことが多い．

■ 線維上皮性単位（fibroepithelial unit；FEU）と腫瘍胞巣周囲の粘液沈着・裂隙[5]（図 4-5-2，4-5-3）

TB では，腫瘍胞巣の周囲に密着した膠原線維が存在し，線維上皮性単位を形成していると表現される（図 4-5-2a）．裂隙形成は間質内にみられる（図 4-5-2b）．BCC では，腫瘍胞巣と間質の間にムチン（ムコイド）沈着や裂隙形成があり，線維上皮性単位の形成はない（図 4-5-3a）．また，BCC では腫瘍胞巣内にもムチンが沈着する．ムチン沈着の有無が不明瞭なときは，Alcian blue 染色やコロイド鉄染色も有用である（図 4-5-3b）．なお，TB でも腫瘍間質にムチン沈着を伴うことがあるが，腫瘍胞巣内や胞巣周囲にはみられないことが重要である（図 4-5-2c）．

腫瘍細胞の形態および分化

■ 特有の毛包間質（specific follicular stroma）

TB では，腫瘍内に特有の毛包間質を種々の割合で伴う．特有の毛包間質とは毛乳頭や結合組織性毛根鞘に類似した間質成分で，繊細な膠原線維と多数の線維芽細胞で構成される．BCC では通常伴わないか，あってもごく一部のみである．

■ 毛包下部構造の存在（図 4-5-4）

TB では，毛球や毛乳頭といった毛包下部への分化像が確認され，特異度の高い重要な所見である．しかし，病変のごく一部しか観察できないときには，切片内に毛包下部分化が確認できないことがあり，毛包下部分化がないことで TB を否定することはできない[6]．

その他の所見

TB ではときに脂腺分化を伴うことがあるが，BCC では稀である．TB では角化嚢腫をときに伴うことがある．BCC では核分裂像が多数みられることがあるが，

TBでは原則的に少数のみである．BCCでは核の多形性を示すことがある．

免疫組織化学的事項

TBとBCCの鑑別には，多数の免疫組織化学的検討が報告されてきたが，単独で診断を確定できる抗体はなく，病理組織形態像と合わせて診断する必要がある．

CK20[7]（図4-5-5）

TBでは腫瘍胞巣内にCK20陽性のMerkel細胞があるが，BCCにはないとされ，鑑別に有用である．しかし，CK20陽性となるMerkel細胞数は症例によってさまざま，かつ散在性に分布するため，CK20陽性細胞がみられなくてもTBを否定する所見とはならない．

また，BCCの一亜型ととらえられることの多いfibroepithelioma of Pinkus（Pinkusの線維上皮腫）は，腫瘍胞巣内にMerkel細胞を伴うのが通常である．さらに，infundibulocystic BCC（漏斗部嚢腫型基底細胞癌）もMerkel細胞を混在させると報告されている[8]．

PHLDA1 (pleckstrin homology-like domain, family A, member 1)[9]（図4-5-6）

毛包幹細胞のマーカーでTDGA51（T-cell death-associated gene 51）としても知られる．TBではびまん性に陽性で，BCCは陰性，もしくはごく一部の細胞でのみ陽性となり，両者の鑑別に用いることができる．

Androgen Receptor[10]（図4-5-7）

BCCでは腫瘍細胞の核に陽性，TBでは陰性となる．陽性細胞は腫瘍内の一部のみであること，細胞質への染色性は偽陽性所見であることに注意が必要である．成熟脂腺細胞が陽性コントロールとなる．また，BCCにおける感度が70％程度であり，陽性細胞がなくてもTBを否定することはできない．

その他

CD10，CD34はTBの特有の毛包間質に陽性であるが，BCCの間質にも陽性所見がみられることが多く，判定が難しい．

参考文献

1) Ackerman AB, et al: Neoplasms with Follicular Differentiation, 2nd ed. pp625-1005, Ardor Scribendi, New York, 2001
2) Kazakov DV, et al: Trichoblastic carcinoma. In Kazakov DV, et al (eds): Cutaneous Adnexal Tumors. pp229-232, Wolters Kluwer/Lippincott Williams & Wilkins, Philadelphia, 2012
3) Hurt MA, et al: Trichoblastoma. In LeBoit PE, et al (eds): Pathology & Genetics Skin Tumours. pp152-153, IARC Press, Lyon, 2006
4) 安齋眞一，他：Basal cell carcinoma：基底細胞癌の臨床病理学的検討．日皮会誌 118：1697-1707，2008
5) 安齋眞一，他：Fibroepithelial unit：基底細胞癌と毛芽腫の病理組織学的鑑別における有用性の検討．日皮会誌 114：179-185，2004
6) 安齋眞一：病理組織からみた基底細胞癌と毛芽腫の鑑別点，毛芽腫と毛包上皮腫の間径．古江増隆，他（編）：皮膚科臨床アセット エキスパートに学ぶ皮膚病理診断学．pp365-368，中山書店，2012
7) 井上多恵，他：毛芽腫におけるケラチン20陽性細胞の存在意義：特に基底細胞癌との鑑別における有用性について．日皮会誌 111：1969-1979，2001
8) Honarpisheh H, et al: Cytokeratin 20 expression in basaloid follicular hamartoma and infundibulocystic basal cell carcinoma. J Cutan Pathol 41: 916-921, 2014
9) Sellheyer K, et al: Basaloid tumors in nevus sebaceous revisited: the follicular stem cell marker PHLDA1 (TDAG51) indicates that most are basal cell carcinomas and not trichoblastomas. J Cutan Pathol 40: 455-462, 2013
10) Izikson L, et al: Androgen receptor expression helps to differentiate basal cell carcinoma from benign trichoblastic tumors. Am J Dermatopathol 27: 91-95, 2005

6 表皮内腫瘍胞巣をみたら

概要

周囲の正常角化細胞と異なった形態を示す腫瘍細胞が表皮内に分布する状態としては，Borst-Jadassohn 現象と Paget 現象がある．

Borst-Jadassohn 現象とは，角化細胞性腫瘍細胞が境界明瞭な腫瘍胞巣を形成しながら表皮内に増殖する状態である．ただし，Jadassohn の報告した，表皮内に境界明瞭な腫瘍胞巣を形成する腫瘍性病変〔これは clonal/nested type seborrheic keratosis（クローン/胞巣型脂漏性角化症）あるいは hidroacanthoma simplex（単純性汗棘細胞腫）であったと考えられる〕とは異なり，Borst の報告は squamous cell carcinoma（有棘細胞癌）が辺縁表皮内へ伸展した例であるため，単に Jadassohn 現象と呼ばれることもある[1]．

一方，Paget 現象は，大型の淡染する細胞質をもつ非角化細胞性の腫瘍細胞が表皮内に散在する状態である．

このように，表皮内に腫瘍胞巣が分布する現象は細胞学的性状によって2つに大別されるが，実際にはその形態学的鑑別は必ずしも容易ではないため，本項では両者を区別せずに解説する．

これらの現象を示す良性上皮性腫瘍としては，clonal type seborrheic keratosis（図 4-6-1），hidroacanthoma simplex（図 4-6-2），pagetoid dyskeratosis（Paget 様異角化）[2]，clear cell acanthoma（澄明細胞性棘細胞腫），clear cell papulosis（澄明細胞性丘疹症）[3]が，悪性上皮性腫瘍としては Bowen's disease（図 4-6-3）や actinic keratosis（日光角化症），squamous cell carcinoma，malignant hidroacanthoma simplex（悪性単純性汗棘細胞腫），extramammary Paget's disease（EMPD）（図 4-6-4），mammary Paget's disease，sebaceous carcinoma（図 4-6-5），Merkel cell carcinoma（Merkel 細胞癌）が鑑別の対象になる．この他，非上皮性病変としては，melanocytic nevus（色素細胞母斑）や malignant melanoma（悪性黒色腫）（図 4-6-6），mycosis fungoides（菌状息肉症）を考える必要がある（表 4-6-1）．

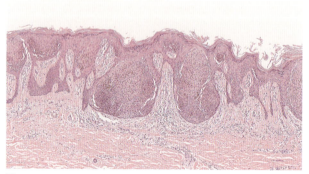

図 4-6-1　Clonal type seborrheic keratosis

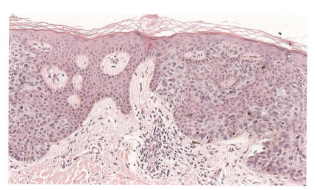

図 4-6-3　Bowen's disease

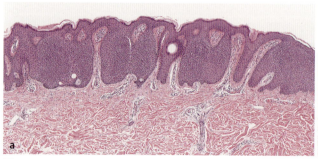

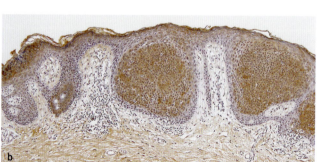

図 4-6-2　Hidroacanthoma simplex
a：HE 染色像．b：Lumican 陽性像．

臨床的事項

発生部位は重要な鑑別点である．Mammary Paget's disease は乳頭とその周囲，EMPD は外陰部，下腹部，腋窩に生じる．Sebaceous carcinoma は，頭頸部，特に眼囲に多い．

黒色の病変の場合，malignant melanoma が疑われるが，Paget's disease や Bowen's disease，seborrheic keratosis，hidroacanthoma simplex でもしばしば黒色ないし黒褐色病変を形成する．

病理組織形態学的事項

腫瘍細胞の形態および分化

Clonal type seborrheic keratosis（図 4-6-1）および hidroacanthoma simplex（図 4-6-2）は小型の基底細胞様細胞の巣状増殖を示す．Hidroacanthoma simplex では，ときに有棘細胞様の小皮縁細胞（cuticular cells）の増殖を伴い，管腔形成もみられ，塊状壊死（necrosis en masse）がみられる[4]．Bowen's disease（図 4-6-3）は核異型性を伴う大型の角化細胞からなるが，ときに小型の基底細胞様細胞のこともある．Clear cell acanthoma は全層性かつびまん性に表皮を侵すが，病変辺縁部で表皮内に散在する腫瘍胞巣がみられることがある．

EMPD では，ときに明瞭な管腔構造を呈することがある．Malignant melanoma（図 4-6-6）では，腫瘍細胞の細胞質内にメラニン顆粒を有することが多いが，Paget's disease や Bowen's disease でもときに腫瘍細胞の細胞質内にメラニン顆粒がみられる．Sebaceous carcinoma の場合，少なくとも一部の腫瘍細胞の細胞質は泡沫状になる（図 4-6-5）．

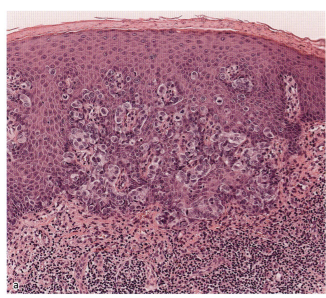
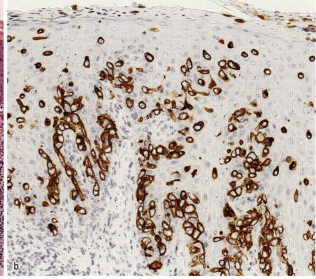

図 4-6-4　Extramammary Paget's disease
a：HE 染色像．b：CK7 陽性像．

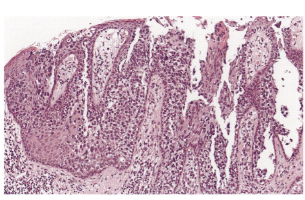

図 4-6-5　Sebaceous carcinoma

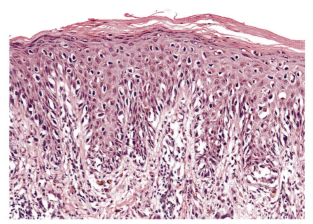

図 4-6-6　Malignant melanoma

表 4-6-1　表皮内腫瘍胞巣を呈する主な腫瘍の鑑別の要点

	Clonal type seborrheic keratosis	Hidroacanthoma simplex	Bowen's disease	Mammary & extramammary Paget's disease	Malignant melanoma in situ
臨床的所見	黒褐色扁平隆起性角化性結節 手掌・足底には生じない	黒褐色扁平隆起性角化性結節 体表のいかなる部位にも生じうる	紅色，ときに茶褐色調の扁平な局面 体表のいかなる部位にも生じうる	紅色，ときに茶褐色調の扁平な局面でときに腫瘤を形成 発生部位はほぼ乳頭周囲，外陰部，下腹部，腋窩に限られる	黒色，稀に紅色の局面あるいは腫瘍 体表のいかなる部位にも生じうる
Pagetoid pattern	みられない	みられない	ときにみられる 病変の辺縁に多い	ほぼみられる	多くの場合みられる
腫瘍細胞内のメラニン顆粒	しばしばみられる	ときにみられる	稀にみられる	稀にみられる	ほとんどの例でみられる
角層	原則的に正角化 腫瘍細胞はみられない	原則的に正角化 腫瘍細胞はみられない	錯角化のことが多いが正角化の部分もある 腫瘍細胞はみられない	原則的に錯角化だが正角化の部位もある 腫瘍細胞の ascent がしばしばみられる	正角化のことも錯角化のこともある 腫瘍細胞の ascent がしばしばみられる
正常表皮基底層	原則的に層状に残存	原則的に層状に残存	1 層残存することが多いが，ときに腫瘍細胞で置換される	早期から腫瘍細胞に置換される	腫瘍細胞が存在する
その他の病理組織学的所見	小型の基底細胞様細胞の巣状増殖 連続して他の亜型の seborrheic keratosis を伴うことあり	小型の基底細胞様細胞の巣状増殖 ときに有棘細胞様細胞の増殖と管腔形成 塊状壊死を伴うことあり	核異型性を伴う大型の角化細胞 ときに基底細胞様細胞のことあり	淡明で大型の細胞質をもつ異型細胞 細胞質内にムチンを伴う腫瘍細胞が基底細胞様のこともある	細胞質内にメラニン顆粒を伴う異型細胞
免疫組織学的所見	腫瘍細胞は lumican 陰性，CK7 や BerEP4，S100 protein も陰性	腫瘍細胞は lumican 陽性，CK7 はときに陽性，BerEP4 は弱陽性のことが多い S100 protein 陰性	腫瘍細胞は lumican 陽性 CK7 は陰性のことが多い，BerEP4 と S100 protein は陰性	腫瘍細胞は CK7，BerEP4 陽性，S100 protein 陰性	腫瘍細胞は，S100 protein や Melan A，HMB45 陽性，基本的に上皮マーカーは陰性

免疫組織化学的事項

　Clonal type seborrheic keratosis と hidroacanthoma simplex は，CK 発現などは類似している．一方，lumican は，seborrheic keratosis で陰性，hidroacanthoma simplex で陽性（図 4-6-2b）であり，これらの鑑別に有用とされている[5]．ただし，Bowen's disease でも lumican は高率に陽性である[6]．Paget's disease は CK7 が陽性（図 4-6-4b），malignant melanoma は S100 protein が陽性，sebaceous carcinoma は adipophilin が陽性となる．Bowen's disease は，稀に CK7 が陽性になるが，基本的には陰性である．BerEP4 は Paget's disease で陽性であるが，Bowen's disease では陰性である．

参考文献

1) 福本隆也：Jadassohn phenomenon（Borst-Jadassohn phenomenon）．病理と臨床　28：402-403，2010
2) Tschen JA, et al: Pagetoid dyskeratosis: A selective keratinocytic response. J Am Acad Dermatol 19: 891-894, 1988
3) Kuo T-T, et al: Clear cell papulosis of the skin. Am J Surg Pathol 11: 827-834, 1987
4) 伊東慶悟，他：Poroid cell neoplasms 421 例の臨床病理学的検討 第 4 報：病理組織学的随伴所見．日皮会誌　119：173-182，2009
5) Takayama R, et al: Expression of lumican in hidroacanthoma simplex and clonal-type seborrheic keratosis as a potent differential diagnostic marker. Am J Dermatopathol 36: 655-660, 2014
6) Takayama R, et al: Lumican as a novel marker for differential diagnosis of Bowen disease and actinic keratosis. Am J Dermatopathol 35: 827-832, 2013

7 | 真皮内に散在する管腔形成性腫瘍胞巣をみたら

概念

　管腔形成を示す皮膚原発腫瘍の主体はエクリン・アポクリン系腫瘍であるが，本項ではそのなかでも，主に単純な管状構造を真皮内に散在性に形成する腫瘍に限って取り扱う．具体的には，良性のsyringoma, tubular papillary adenoma，悪性のmicrocystic adnexal carcinoma, apocrine carcinomaであり，それらに加えて転移性腺癌も取り上げ，その鑑別点についてまとめる（表4-7-1）．それぞれの疾患についての詳細事項は，他の項も参考にされたい．

　なお，第1章-31「その他の稀なエクリン・アポクリン系悪性腫瘍」(→88頁)に含まれるsquamoid eccrine ductal carcinomaについては稀であるため，本項では取り扱わないことにする．また，角化嚢腫のみが真皮内に散在する病変についても，ここでは取り上げない．

臨床的事項[1~5]

頻度　Syringomaと転移性腺癌は日常診療で遭遇する機会のある疾患であるが，tubular papillary adenoma, microcystic adnexal carcinoma, apocrine carcinomaは稀である．

好発年齢・性　Syringomaは思春期以降に発生して，30歳代がピークであり，女性に多い．tubular papillary adenomaは50歳代を中心に幅広い年齢層に発生し，女性にやや多い．microcystic adnexal carcinoma, apocrine carcinomaは50~60歳代に好発し，性差はない．転移性腺癌は高齢者に多い．

好発部位　Syringomaは顔面(特に下眼瞼)，tubular papillary adenomaは頭頸部や四肢，microcystic adnexal carcinomaは顔面(特に口囲)に好発する．Apocrine carcinomaは，腋窩，被髪頭部，四肢に多く，nevus sebaceus上に生じることもある．転移性腺癌は頭頸部や体幹に生じやすく，多発することが多い．臍部のリンパ節に生じたものはシスター・ジョセフの小結節(Sister Mary Joseph's nodule)と呼ばれる．

臨床像の特徴　Syringomaは多発する常色からやや黄みがかった境界明瞭な小丘疹，tubular papillary adenomaは単発性の常色から淡紅色のドーム状あるいは疣状病変，microcystic adnexal carcinomaは常色の硬い局面，apocrine carcinomaはしばしば潰瘍を伴う単発性の赤~紫色の結節である．転移性腺癌は多彩な臨床像や大きさを呈しうるが，丘疹あるいは結節であることが多く，びらんや潰瘍を伴うこともある．

病理組織形態学的事項[1~5]

腫瘍の発育様式（図4-7-1）

　Syringomaは真皮浅層から中層までに限局し，左右対称の良性シルエットを示す．

表4-7-1　真皮内に管腔形成を伴う腫瘍細胞巣が散在性に分布する疾患の鑑別の要点

	Syringoma	Tubular papillary adenoma	Microcystic adnexal carcinoma	Apocrine carcinoma	Metastatic adenocarcinoma
頻度	ときどき	稀	稀	稀	ときどき
好発年齢・性	30歳代，女性	50歳代，女性にやや多い	50~60歳代	50~60歳代	高齢者
好発部位	顔面(特に下眼瞼)	頭頸部，四肢	顔面(特に口囲)	腋窩，被髪頭部，四肢	頭頸部，体幹
臨床像	多発，常色小丘疹	単発，ドーム状あるいは疣状病変	単発，常色局面	単発が多い，赤~紫色結節	多彩，多発することあり，丘疹あるいは結節が多い
腫瘍の発育様式	真皮浅層に限局，良性シルエットを示す	真皮内に限局，良性シルエットを示す	真皮から皮下脂肪組織に及ぶ左右非対称，浸潤性の悪性シルエットを示す	真皮から皮下脂肪組織に及ぶ左右非対称，浸潤性の悪性シルエットを示す	主座は真皮のことも皮下脂肪組織のこともある．脈管侵襲がみられることがある
管腔構造	小型，2層構造，おたまじゃくし様のものが混在する	筋上皮の裏打ちあり，小嚢胞状に拡張し，内腔に向かって増殖性変化のある管腔が混在する	小型で2層構造，病変上部には角化嚢腫がある	好酸性顆粒状細胞質をもつ細胞で構成される断頭分泌像を伴う	多彩
核異型・核分裂像	目立たない	目立たない	目立たない	症例によってさまざま	症例によってさまざま

第4章 皮膚付属器腫瘍の鑑別診断の要点

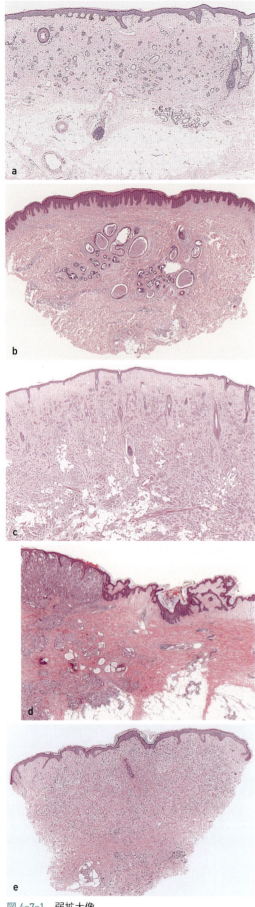

図 4-7-1 弱拡大像
a：Syringoma. b：Tubular papillary adenoma. c：Microcystic adnexal carcinoma. d：Apocrine carcinoma. e：転移性腺癌（乳癌）.

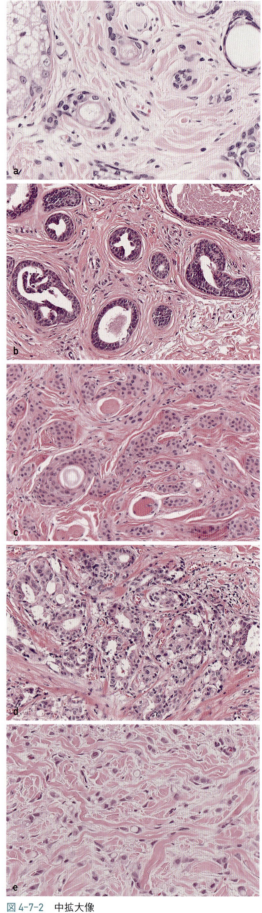

図 4-7-2 中拡大像
a：Syringoma. b：Tubular papillary adenoma. c：Microcystic adnexal carcinoma. d：Apocrine carcinoma. e：転移性腺癌（乳癌）.

Tubular papillary adenoma も真皮内に限局し，皮下脂肪組織に及ぶことは稀である．基本的に左右対称の良性シルエットを示す．

Microcystic adnexal carcinoma は真皮から皮下脂肪組織へ病変が及び，左右非対称で浸潤性の悪性シルエットを示す．ときに表皮や毛包上皮と腫瘍胞巣が連続する．神経周囲浸潤がみられることも多い．

Apocrine carcinoma も真皮から皮下脂肪組織にかけて浸潤性に発育する．また，apocrine carcinoma はわずかに表皮内にも病変が及んで extramammary Paget's disease 様の所見を局所的に伴うことがある．また，正常アポクリン器官との連続性が確認できる症例がしばしばある．

転移性腺癌も基本的には悪性のシルエットを示し，真皮から皮下脂肪組織にかけて拡がることが多い．通常，表皮との連続性はないが，稀に表皮向性を示すことがある．脈管侵襲がみられることも多い．

腫瘍細胞の形態および分化（図 4-7-2）

Syringoma では，小型の管腔構造が増加するが，管腔を伴わない小胞巣あるいは索状の充実性腫瘍胞巣も混在させる．管腔構造に索状構造を伴ったおたまじゃくし様（tadpole-like）と形容される腫瘍胞巣もみられる．管腔構造は 2 層の上皮細胞で構成される．核異型はなく，核分裂像もほとんどない．

Tubular papillary adenoma では，小囊胞状の拡張した円形から楕円形の管腔構造が増え，内腔には分泌物や角化物を容れ，石灰化を伴うこともある．一部の内腔に腺上皮細胞が突出するように増殖し，乳頭状構造を呈することもある．管腔構造には筋上皮細胞の裏打ちがあり 2 層性を示す．核異型や核分裂像は軽度にみられることもあるが，あまり目立たない．

Microcystic adnexal carcinoma は，基本的に病変浅層に角化物を容れる角化囊腫，中層に充実性，索状，あるいは円柱状の腫瘍胞巣，下層に小型管腔構造を伴う腫瘍胞巣が分布する．管腔形成領域ではおたまじゃくし様の腫瘍胞巣が混在し，syringoma に類似する．ただし，これらの 3 要素の割合は症例によってさまざまである．核異型や核分裂像は軽度である．

Apocrine carcinoma は，乳頭状，篩状，索状，充実性などさまざまな形態の腫瘍胞巣を形成するが，この項では主に腺管構造を形成する病変が鑑別に挙げられる．通常，断頭分泌（decapitation secretion）像を伴うが，症例によってはみられないこともある．腫瘍細胞は好酸性に富む顆粒状の細胞質を有し，核異型や核分裂像の程度は症例によってさまざまである．病変の一部に周囲に筋上皮細胞を伴う in situ 腫瘍成分がみられることがある．

転移性腺癌では，さまざまな病理組織像を呈しうるため，他疾患の非典型例では常に鑑別を考慮しておく必要がある．基本的に核異型や核分裂像が目立つが，例外もある．

その他の病理組織学的所見

Syringoma や microcystic adnexal carcinoma では管腔構造を形成する腫瘍細胞の細胞質が澄明化することがある（clear cell change）．また，microcystic adnexal carcinoma ではときに成熟脂腺細胞や毛包への分化を伴うことがある．

免疫組織化学的事項

Syringoma，tubular papillary adenoma，microcystic adnexal carcinoma，apocrine carcinoma は，他の多くのエクリン・アポクリン系腫瘍と同様に，CK7，CEA，GCDFP15 などが陽性となるが，転移性腺癌でも陽性となりうる．α-SMA は，tubular papillary adenoma の外周細胞に陽性であるが，syringoma では陰性で，microcystic adnexal carcinoma ではさまざまである．Apocrine carcinoma では in situ 腫瘍成分を認識するのに α-SMA が有用なことがある．転移性腺癌では通常陰性である．

エクリン・アポクリン系腫瘍と転移性腺癌との鑑別はしばしば困難であり，両者の鑑別についてはいくつかの抗体の有用性が報告されている．エクリン・アポクリン系腫瘍で陽性となることが多いマーカーとしては，p63（p40），CK15，D2-40[6,7]，GATA3[7,8]，CD117（c-KIT）[9,10]，SOX10[11] が挙げられる．これらのマーカーは syringoma，tubular papillary adenoma，microcystic adnexal carcinoma に陽性となりやすいが，apocrine carcinoma では GATA3 以外はほぼ陰性である．また，GATA3 は乳癌，CK15 は卵巣癌でも陽性になるなど，転移性腺癌でもときに上記マーカーが陽性となる点について注意が必要である．

転移性腺癌については，CK7 および CK20 の組み合わせによって皮膚原発の可能性が除外されたり，原発臓器が推定されたりする[11]．Syringoma，tubular papillary adenoma，microcystic adnexal carcinoma，apocrine carcinoma では基本的に CK20 は陰性となるため，CK20 陽性の際には metastatic adenocarcinoma と判断できる．その他の臓器特異的マーカーとして，thyroglobulin（甲状腺），TTF-1（甲状腺，肺），Napsin A（肺），CDX2（大腸などの消化器），PSA および p501S（前立腺）が挙げられる．しかし，感度がさまざまである

ことやPSAはエクリン・アポクリン系腫瘍でも稀に陽性となることに注意が必要である．

参考文献
1) Requena L, et al: Malignant tumors with apocrine and eccrine differentiation. In LeBoit PE, et al (eds): Pathology & Genetics of Skin Tumours. pp125-138, IARC Press, Lyon, 2006
2) McNiff J, et al: Benign tumors with apocrine and eccrine differentiation. In LeBoit PE, et al (eds): Pathology & Genetics of Skin Tumours. pp139-148, IARC Press, Lyon, 2006
3) 古賀文二, 他：内臓悪性腫瘍の皮膚転移132例の臨床病理学的検討. 日皮会誌 120：2213-2217, 2010
4) McKee PH, et al: Pathology of the Skin, 3rd ed. pp1497-1508, Elsevier Mosby, Maryland Heights, 2005
5) Patterson JW: Weedon's Skin Pathology, 4th ed. pp1118-1128, Churchill Livingstone, London, 2016
6) Mahalingam M, et al: The diagnostic utility of immunohistochemistry in distinguishing primary skin adnexal carcinomas from metastatic adenocarcinoma to skin: An immunohistochemical reappraisal using cytokeratin 15, nestin, p63, D2-40, and calretinin. Mod Pathol 23: 713-719, 2010
7) Piris A, et al: Cutaneous and mammary apocrine carcinomas have different immunoprofiles. Hum Pathol 45: 320-326, 2014
8) Mertens RB, et al: GATA3 expression in normal skin in benign and malignant epidermal and cutaneous adnexal neoplasms. Am J Dermatopathol 37: 885-891, 2015
9) Goto K, et al: CD117 (KIT) is a useful immunohistochemical marker for differentiating porocarcinoma from squamous cell carcinoma. J Cutan Pathol 43: 219-226, 2016
10) Evangelista MT, et al: MYB, CD117 and SOX-10 expression in cutaneous adnexal tumors. J Cutan Pathol 44: 444-450, 2017
11) 森永正二郎：原発不明癌の病理診断における免疫染色の意義. 深山正久, 他(編)：病理と臨床 32(臨時増刊)：64-75, 2014

8 嚢腫構築をみたら

"嚢腫"とは上皮性の壁構造で覆われた袋状の構築を伴う病変であり，嚢腫内には角化物や皮脂，分泌液など上皮成分に由来する種々の内容物を伴う．皮膚に出現する嚢腫の多くは，毛包漏斗部上皮に由来する，follicular cyst, infundibular type であるが，それ以外にもさまざまな嚢腫がみられる．一方，嚢腫様の構築があるものの上皮性の嚢腫壁を欠く病変は"偽性嚢腫"と呼ばれる．

病理診断に際しては，嚢腫壁を構成する上皮の特徴（正常のどの組織に類似しているか）や内容物，付随する所見などに注目していくことになるが，発生部位や臨床経過なども診断の手がかりとなりうる．

ここでは，嚢腫壁の性状などにより，A．表皮や毛包漏斗部に類似する嚢腫，B．毛包峡部に類似する嚢腫，C．脂腺導管に類似する嚢腫，D．エクリン器官あるいはアポクリン器官に類似する嚢腫，E．Bartholin 器官に由来する嚢腫，F．発生異常による嚢腫，G．偽性嚢腫，に分類して解説する．なお，各疾患の詳細については各項を参照されたい．

A. 表皮や毛包漏斗部に類似する嚢腫

層状の角層と顆粒層を伴う重層扁平上皮で構成される嚢腫である．

Follicular Cyst, Infundibular Type

毛包漏斗部上皮に由来する嚢腫である．ときに嚢腫内に存在する毛幹が確認される（第 2 章-4 を参照→ 107 頁）．

Dilated Pore

基本構築は follicular cyst, infundibular type に類似するが，嚢腫壁が周囲に向かって表皮稜のように肥厚する（第 2 章-5 を参照→ 109 頁）．

Pilar Sheath Acanthoma

構築は dilated pore に類似するが，嚢腫壁から周囲への突出はより大きく丸い輪郭を呈し，淡好酸性の細胞質をもつ毛包峡部型の角化細胞（isthmic cells）で構成されている（第 2 章-22 を参照→ 148 頁）．

Human Papilloma Virus（HPV）-Related Epidermoid Cyst（HPV 関連類表皮嚢腫）

掌蹠，指趾腹などの非生毛部に生じる嚢腫では，HPV60 と HPV57 のエクリン管上皮への感染が発症に関与していると推察されている[1]．これらのうち，HPV60 によるものでは，嚢腫壁に均質な細胞質内封入体のある角化細胞や嚢腫内の角質細胞の細胞質内に空胞を伴う（図 4-8-1）．また，嚢腫壁が乳頭状や手指状の凹凸を伴って肥厚し，著明な顆粒細胞層の肥厚と不規則なケラトヒアリン顆粒をもつ verrucous epidermoid cyst（疣贅状類表皮嚢腫）は，通常は掌蹠以外に生じる[2]．

Millium（稗粒腫）

頰部や前額に好発する，小さな多発性の嚢腫である．中心部に角化物を伴った，表皮に類似する数層の重層扁平上皮で構成される（図 4-8-2）．エクリン管あるいは毛包から発生する．

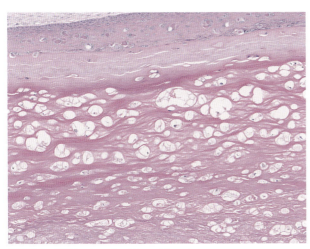

図 4-8-1 HPV-related epidermoid cyst
均質無構造な小塊状の細胞質内封入体と空胞を伴う角質細胞が観察される．

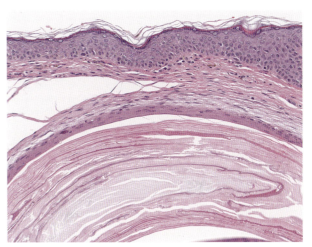

図 4-8-2 Millium
顆粒層を伴う層状の角化を示す．

第4章 皮膚付属器腫瘍の鑑別診断の要点

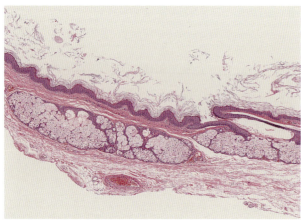

図 4-8-3 Dermoid cyst of the skin
顆粒層を伴いながら層状に角化する囊腫壁に脂腺器官が付着し，囊腫内には毛幹もある．

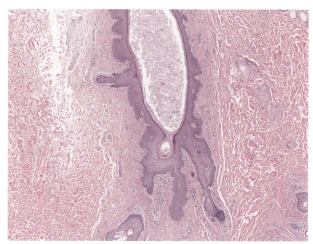

図 4-8-5 Dermoid fistula of anterior chest region
顆粒層を伴いながら層状に角化する囊腫壁に複数の毛器官が付着している．

Dermoid Fistula of Anterior Chest Region（前胸部皮様瘻孔）

生下時から存在する皮内硬結と陥凹で，ごく一部の例外を除き"左"の胸鎖関節部に出現する[3]．病理組織像は皮表に開口する角化囊腫（瘻孔）で，瘻孔壁には毛器官や脂腺器官が付着し，瘻孔内には角化物と毛幹を伴う（図 4-8-5）．Dermoid cyst of the skin の亜型とされる[4]．

B. 毛包峡部に類似する囊腫

顆粒層を伴わない，外毛根鞘性角化/峡部型角化（trichilemmal keratinization/isthmic keratinization）を特徴とする囊腫である．

Follicular Cyst, Isthmus-Catagen Type

被髪頭部に好発する囊腫であり，外毛根鞘性角化と好酸性の緊密な角化物が特徴であり，しばしば石灰化やコレステロール裂隙を伴う（第2章-6を参照→110頁）．

Proliferating Trichilemmal Tumors

Follicular cyst, isthmus-catagen type と同様だが，増殖性変化の強い腫瘍性病変である（第2章-19を参照→138頁）．

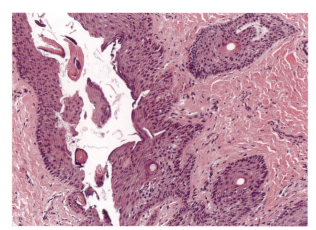

図 4-8-4 Auricular sinus
囊腫壁に複数の毛器官が付着している．

Vellus Hair Cyst

軟毛毛包の漏斗部の閉塞により発症する．直径1～5mm程度の小丘疹が孤立性あるいは多発性に出現する．囊腫の基本構築は follicular cyst, infundibular type に類似するが，囊腫内には角化物に加え，多数の軟毛の断面がみられる（第2章-7を参照→112頁）．

Dermoid Cyst of the Skin（皮膚皮様囊腫）

眼窩上縁外側に好発する．表皮や毛包漏斗部上皮に類似した囊腫壁をもつ角化囊腫であり，囊腫内には毛幹を含む．また囊腫壁には，毛器官や脂腺器官，エクリン器官，アポクリン器官などを伴う（図 4-8-3）．皮膚表面への開口はない．

Auricular Sinus（耳瘻孔）

第1鰓溝の癒着不全により，主に耳珠の前方に形成される盲管である．拡張した毛包漏斗部様の角化囊腫に毛器官や脂腺器官を伴う（図 4-8-4）．

C. 脂腺導管に類似する囊腫

顆粒層がほとんどなく，内腔に面して好酸性で鋸歯状の角質を伴う囊腫壁からなる．

Steatocystoma

脂腺導管に類似する囊腫状の過誤腫である．真皮や皮下脂肪組織に被覆表皮との連続性を伴わない囊腫状の病変を形成する．囊腫壁は顆粒層を欠く，数層の扁平上皮細胞で構成されており，囊腫の内腔に面して好酸性の鋸歯状の角層を伴っている．囊腫内には角化物や皮脂を伴い，さまざまな大きさの脂腺小葉が囊腫壁内あるいは囊

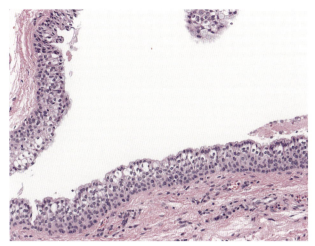

図 4-8-6　Bartholin gland cyst
移行上皮で構成された囊腫壁が観察される．

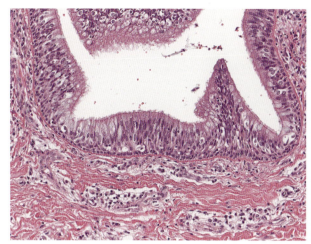

図 4-8-7　Bronchogenic cyst
多列線毛上皮で構成された囊腫壁である．

腫壁に近接して存在する（第3章-5を参照→177頁）．

Cutaneous Keratocyst/Sebaceous Duct Cyst（皮膚角化囊腫/脂腺導管囊腫）

Nevoid basal cell carcinoma syndrome/Gorlin-Goltz syndrome（母斑性基底細胞癌症候群）に随伴することもある皮膚病変である．Steatocystomaと同様に脂腺導管に類似した上皮で構成されるが，脂腺小葉は伴わない．

Intratarsal Keratinous Cyst of the Meibomian Gland（Meibom 腺瞼板内角化囊腫）

上眼瞼の瞼板に固着する囊腫状病変を形成する．脂腺導管に類似した囊腫壁であるが，糸状（string-like）の角化物や線維性の被膜を伴う．脂腺小葉や毛を伴わない．

D．エクリン器官あるいはアポクリン器官に類似する囊腫[5]

Eccrine Hidrocystoma

眼窩周囲に好発する単発あるいは多発性の囊腫状丘疹で，透明感があり（translucent），蒼白調（pale blue）を呈する．真皮に分布する，2層の好酸性の細胞質をもつ立方状の上皮細胞で構成される囊腫であり，しばしばエクリン腺と近接する．

Apocrine Gland Cyst

外周側の筋上皮細胞と断頭分泌を伴う内腔側の腺上皮細胞の2層で構成される．囊腫壁の増殖性変化が目立つと apocrine cystadenoma（アポクリン囊胞腺腫）と呼ばれることもある．

E．Bartholin 器官に由来する囊腫

Bartholin Gland Cyst（Bartholin 腺囊腫）

出産可能年齢の女性で，Bartholin 器官の導管の閉塞により生じる．囊腫壁は，扁平上皮，移行上皮，円柱上

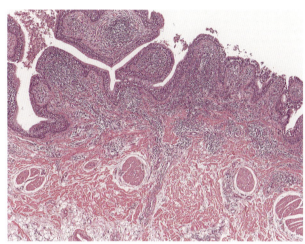

図 4-8-8　Bronchogenic cyst
囊腫壁の周囲には平滑筋束が分布している．

皮などで覆われている[6]（図 4-8-6）．

F．発生異常による囊腫（構成要素が通常の皮膚成分でない囊腫）

Bronchogenic Cyst（気管原性囊腫）

気管原基の異常出芽や分離・迷入により生じる疾患である．前胸部や頸切痕（suprasternal notch）に，通常は生下時から存在する．立方状や円柱状の多列線毛上皮で構成されるが，線毛を伴わない立方状や円柱上皮，扁平上皮も出現することがある（図 4-8-7）．しばしば杯細胞（goblet cells）が混在する．囊腫の周囲に平滑筋（図 4-8-8）を伴うことも特徴である．

Lateral Cervical Cyst/Branchial Cyst（側頸囊胞/鰓性囊胞）

第2, 3鰓溝の遺残であり，胸鎖乳突筋の前縁に沿って出現することが多い．非角化型重層扁平上皮や多列線毛あるいは円柱上皮で覆われ，周囲にはリンパ濾胞様構

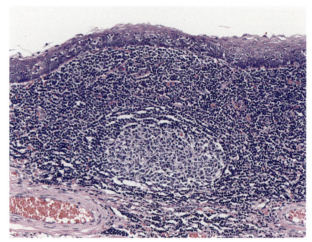

図 4-8-9　Lateral cervical cyst
非角化型重層扁平上皮で構成された嚢腫壁と周囲のリンパ濾胞を伴う密なリンパ球の浸潤がみられる.

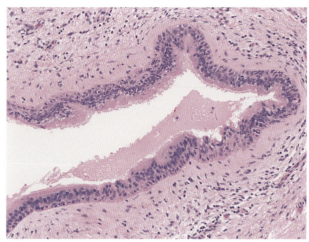

図 4-8-10　Median cervical cyst
多列線毛上皮で構成された嚢腫壁である.

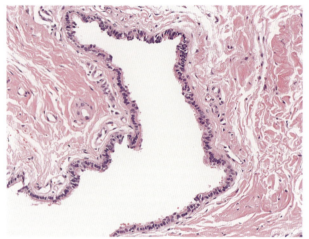

図 4-8-11　Cutaneous ciliated cyst
線毛上皮で構成された嚢腫壁である.

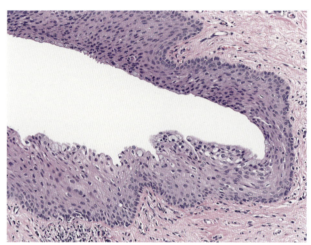

図 4-8-12　Median raphe cyst
移行上皮で構成された嚢腫壁である. 細胞質にムチンを容れた上皮細胞も混在している.

造を伴う密な炎症細胞浸潤がある(図 4-8-9).

Median Cervical Cyst/Thyroglossal Duct Cyst(正中頸嚢胞/甲状舌管嚢腫)

甲状腺原基の遺残物であり, 舌骨から甲状軟骨の間の頸部正中部に出現する. 呼吸器上皮型の多列線毛上皮あるいは重層扁平上皮で覆われる. 嚢腫周囲や嚢腫壁に甲状腺組織が存在することがある(図 4-8-10).

Cutaneous Ciliated Cyst(皮膚線毛嚢腫)

Müller管の遺残物に関連した病変であり, 女性の下肢に好発する. 線毛上皮で構成された嚢腫であり, 嚢腫内には好酸性の顆粒状物質(debris)を含む(図 4-8-11).

Median Raphe Cyst(正中縫線嚢腫)

若い男性の陰茎の腹側に生じる. 亀頭に好発するが, 会陰や陰嚢にも出現することがある. 嚢腫壁は, 移行上皮, 重層扁平上皮, 粘液腺上皮, 線毛上皮などさまざまであり, しばしばこれらが混在する[6](図 4-8-12).

G. 偽性嚢腫

上皮による裏打ちのない嚢腫様病変である.

Ganglion Cyst(ガングリオン嚢腫)

手足や, ときに肘や膝の関節部, 特に手関節背側部に好発する結節状病変である. 穿刺するとゼリー状の粘液が排出される. 皮下脂肪組織の偽性嚢腫である. 膠原線維の増加による嚢腫様構築を形成する. 腔内にはムチン(ムコイド)が貯留している(図 4-8-13).

Digital Mucous Cyst(指趾粘液嚢腫)

指趾のDIP関節背側から後爪郭にかけて半球状の透明感のある丘疹を呈する. 穿刺するとゼリー状の粘液が排出される. 真皮での著明なムチンの沈着あるいは貯留とときに嚢腫様構築を伴う(図 4-8-14). ムチンの貯留した領域を取り囲んで肉芽組織が形成される.

Mucous Cyst of the Lip(口唇粘液嚢腫)

下口唇や頬粘膜に発生する. 小唾液腺の排出管の損傷

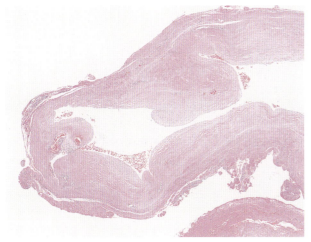

図 4-8-13　Ganglion cyst
ムチンの貯留した線維性の厚い壁のある囊腫様病変である．

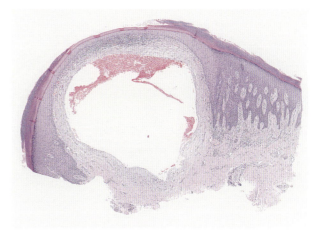

図 4-8-14　Digital mucous cyst
ムチンの貯留した囊腫様の空隙と周囲の肉芽組織がみられる．

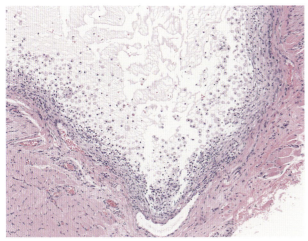

図 4-8-15　Mucous cyst of the lip
ムチンの貯留した囊腫様の空隙と周囲の肉芽組織がみられる．

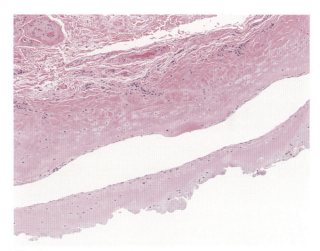

図 4-8-16　Pseudocyst of the auricle
耳介軟骨内の裂隙と変性した軟骨細胞が観察される．

の結果，ムチンの貯留した囊腫様の領域を取り囲んで，出血や肉芽組織の形成を伴う（図 4-8-15）．

Pseudocyst of the Auricle（耳介偽囊腫）

若年から中年の男性の耳介上部に好発する病変であり，外傷による耳介軟骨内の裂隙である（図 4-8-16）．

Metaplastic Synovial Cyst（化生性滑液囊腫）

関節および滑膜とは無関係に，外傷部や手術創部などの真皮や皮下脂肪組織に発生する．病理組織学的には，過形成性の滑膜に類似した囊腫様病変である（図 4-8-17）．

参考文献

1) Egawa K, et al: Detection of human papillomavirus and eccrine ducts in palmoplantar epidermoid cysts. Br J Dermatol 132: 533-542, 1995
2) Patterson JW: Weedon's Skin Pathology. pp511-512, Churchill Livingstone Elsevier, London, 2016
3) 松永若利，他：先天性前胸部皮下皮様瘻孔（仮称）．西日皮膚　56：34-38，1994
4) Muto J, et al: Congenital dermoid fistula of the anterior chest region. Clin Exp Dermatol 29: 96-97, 2004

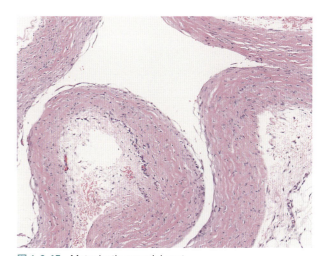

図 4-8-17　Metaplastic synovial cyst
一部に滑膜に類似した被覆のある囊腫様の病変である．

5) Patterson JW: Weedon's Skin Pathology. pp519-520, Churchill Livingstone Elsevier, London, 2016
6) Calonje E, et al: Diseases of the anogenital skin. In McKee PH (ed): McKee's Pathology of the Skin, 4th ed. pp437-519, Saunders Elsevier, Philadelphia, 2012

9 クレーター状構築をみたら

概要

臨床病理学的にクレーター状構築を呈する腫瘍としては keratoacanthoma（KA）およびそれが悪性転化した keratoacanthoma with squamous cell carcinoma component（KA with SCC component）が代表的であるが，その他にも，良性病変として，crateriform verruca（クレーター状疣贅），crateriform seborrheic keratosis（クレーター状脂漏性角化症），さらには悪性腫瘍として，crateriform actinic keratosis（クレーター状日光角化症），crateriform Bowen's disease（クレーター状 Bowen 病），crateriform squamous cell carcinoma（crateriform SCC）（クレーター状有棘細胞癌），infundibular squamous cell carcinoma（infundibular SCC）が挙げられる[1]．

Crateriform verruca，crateriform seborrheic keratosis，crateriform actinic keratosis，crateriform Bowen's disease，crateriform SCC は臨床病理学的にクレーター状構築を呈するという特徴があるものの，生物学的動態は通常型のそれぞれと同様である．ちなみに，crateriform SCC は crateriform actinic keratosis が進展して生じることが多い．

臨床的事項

頻度 クレーター状構築をもつ病変 380 例の検討では，KA 56.3％，crateriform verruca 20.0％，KA with SCC component 11.8％，crateriform seborrheic keratosis 3.2％，crateriform Bowen's disease 3.2％，crateriform SCC（crateriform actinic keratosis を含む）2.9％，infundibular SCC 2.6％であった[1]．

好発年齢・性 いずれも中高年に好発するが，特に悪性腫瘍は 70 歳以上に多い．Crateriform SCC を除いて，男性に多い．

好発部位 クレーター状構築を呈する病変はいずれも顔面に最も多く発生する．

臨床像の特徴 いずれの病変も中央に角栓を容れたドーム状あるいはクレーター状の結節である．臨床上の鑑別点として，crateriform verruca では角栓部に点状出血を伴うことがある（図4-9-1）．Crateriform seborrheic keratosis ではしばしばダーモスコピーで面皰様開孔や稗粒腫様嚢腫が確認される．悪性腫瘍ではクレーター状構築が非対称で潰瘍を伴うこともあるが，対称性となることもあり，臨床所見だけではしばしば鑑別が難しい（図 4-9-2～4-9-4）．

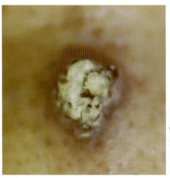

図 4-9-1 Crateriform verruca
辺縁には病変の立ち上がりがあり，中央には角栓と点状出血がある．

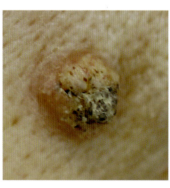

図 4-9-2 KA
左右対称で中央に角栓を容れた結節である．

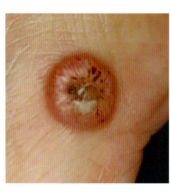

図 4-9-3 KA with SCC component
辺縁はクレーター状にやや隆起し，中央に角栓を伴う結節である．

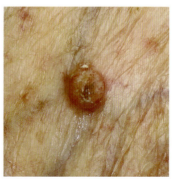

図 4-9-4 Crateriform SCC
中央に角栓を容れたクレーター状結節である．

表 4-9-1 クレーター状構築を呈する疾患の病理組織学的鑑別点

疾患名		鑑別に有用な病理組織学的特徴					
		発育様式	辺縁部の構築	中心部の構築	Large pale-pink cells	異型角化細胞	その他の所見
KA	early	対称性 / 内方外方発育	下方への増殖	多数の胞巣	＋（胞巣深部に限局して）	＋（胞巣辺縁のみ）	毛包漏斗部分化主体
	well-developed		下方への増殖	多数の胞巣	＋＋（胞巣全体に）	±（胞巣辺縁のみ）	毛包峡部分化主体
	regressing/regressed		下方への増殖目立たず	表皮は菲薄化	±（少ない）	－〜±（胞巣辺縁のみ）	毛包漏斗部分化主体
KA with SCC component		非対称性	浸潤性		＋〜＋＋（KA成分は核異型は軽度，SCC成分では核異型は顕著）	＋＋（SCC成分に）	KAの一部にSCC成分
Crateriform verruca		対称性 / 外方発育	胞巣辺縁平滑，下方への発育なし	胞巣の大きさ均一	しばしば類似細胞＋	－〜±（胞巣辺縁のみ）	粗大なケラトヒアリン顆粒，表皮稜の集中像，コイロサイトーシス
Crateriform seborrheic keratosis			胞巣辺縁平滑，下方への発育なし		－	－	基底細胞様細胞の増殖，偽角化嚢腫
Crateriform actinic keratosis		主に外方発育	胞巣辺縁平滑，下方への発育なし		しばしば類似細胞＋	＋＋（表皮内にのみ）	actinic keratosis の所見
Crateriform Bowen's disease		非対称性 / 内方外方発育	胞巣辺縁平滑，下方への発育なし		－（ときに類似細胞＋）	＋＋（表皮内にのみ）	Bowen's disease の所見
Crateriform SCC			浸潤性			＋＋（病変全体）	毛包漏斗部峡部分化なし
Infundibular SCC			浸潤性		±〜＋	＋＋（毛包間表皮を除く病変全体）	隣接するいくつかの毛包漏斗部に連続するSCC

KA：keratoacanthoma, SCC：squamous cell carcinoma

病理組織形態学的事項[2]

いずれのクレーター状構築を示す疾患も，病変辺縁には口唇状突出（epidermal lip）が，病変中央には角栓や痂皮が観察されるうえに，細胞学的所見に関しても共通する点が多い．これらの疾患を鑑別するのはしばしば非常に難しいが，鑑別上で重要となってくる病理組織学的特徴を疾患ごとにまとめて記す（表 4-9-1）．

■ KA（図 4-9-5）

腫瘍細胞は毛包漏斗部あるいは毛包峡部の毛包角化細胞への分化を示し，これらの分化を示す領域にはそれぞれ層状角化と large pale-pink cells（図 4-9-5b）が観察される．毛包漏斗部への分化は早期／増殖期（early stage/proliferative stage）と消失期（regressing stage）に，毛包峡部への分化は最盛期（well-developed stage）に主体となる．また，腫瘍胞巣辺縁にはしばしば異型のある角化細胞が出現し，深部に発育するにしたがって腫瘍胞巣と間質との境界が不整形になることがある（第2章-20を参照→141頁）．

■ KA with SCC Component

KAの一部にSCCが発生したものである．両成分の境界が不明瞭で区分するのが困難な例は keratoacantho-

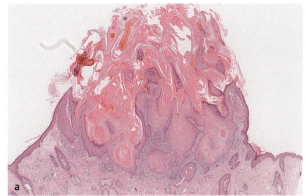

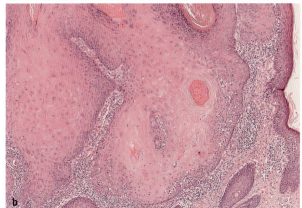

図 4-9-5 KA
a：中央に角栓を容れたクレーター状構築である．
b：増殖する細胞の主体は large pale-pink cells である．

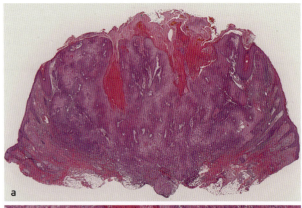
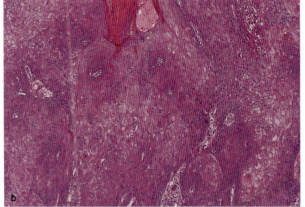

図 4-9-6　KA-like SCC
a：やや左右非対称なクレーター状構築で皮下にまで浸潤している．
b：角化細胞の極性の乱れや核異型があり，large pale-pink cells よりも好酸性の強い有棘細胞様細胞で構成されている．

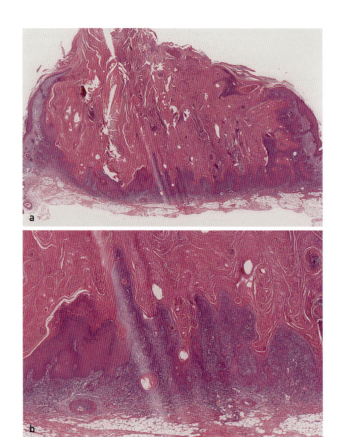

図 4-9-7　KA with malignant transformation
a：やや左右非対称なクレーター状構築である．
b：右側は SCC，左側は KA の成分で，両者の境界は明瞭である．

ma-like squamous cell carcinoma(KA-like SCC)(図 4-9-6)，両成分の境界が比較的明瞭でそれぞれの領域を容易に認識できる例は KA with malignant transformation(図 4-9-7)と区別されることもある．SCC の領域では腫瘍胞巣内部にまで明らかな細胞異型が観察される（第 2 章-20 を参照→141 頁）．

■ **Crateriform Verruca**（図 4-9-8）

Verruca（疣贅）としての特徴的な所見，すなわち，粗大なケラトヒアリン顆粒，表皮稜の集中像，コイロサイトーシス（koilocytosis）などがみられるが，その一方で KA の large pale-pink cells に類似したやや淡い好酸性の細胞質をもつ角化細胞が出現することもある．KA との鑑別点としては，crateriform verruca では，① 上皮胞巣の大きさは均一であること，② 病変の下端は周辺の正常表皮と同じ高さであり，内方発育が目立たないこと，③ 上皮胞巣の辺縁が平滑であること，④ 上皮胞巣辺縁の角化細胞に細胞異型がみられないこと，などが挙げられる．

■ **Crateriform Seborrheic Keratosis**（図 4-9-9）

病変は主に基底細胞様細胞から構成されており，KA で出現するような large pale-pink cells はみられない．また，しばしば偽角化囊腫（pseudohorn cyst）を伴う．

■ **Crateriform Actinic Keratosis**

浸潤癌にまで進展していなくともクレーター状あるいはそれに近い疣状の病変を形成することがある．この病変では隆起部の表皮内やその周辺の平坦な表皮内に actinic keratosis の病理組織学的所見がみられる．すなわち，表皮基底層から順に異型角化細胞が置換するように増殖し，病変内で既存の基底層が保たれることはない．腫瘍胞巣辺縁は平滑である．腫瘍細胞はしばしば淡好酸性細胞質を比較的豊富に有する．真皮浅層には弾性線維の変性が目立つ．

■ **Crateriform Bowen's Disease**（図 4-9-10）

病変の表皮内に Bowen's disease の病理組織学的所見がみられる．すなわち，表皮全層性に異型角化細胞が増殖し，異型細胞の核は密に重積しており（clumping cells），しばしば部分的あるいは全体的に既存の表皮基底層が保たれている．腫瘍胞巣辺縁は crateriform actinic keratosis と同様に平滑である．

■ **Crateriform SCC**（図 4-9-11）

クレーター状構築を示す SCC であるが，この多くは actinic keratosis から進展した浸潤癌である．そのため，

9 クレーター状構築をみたら

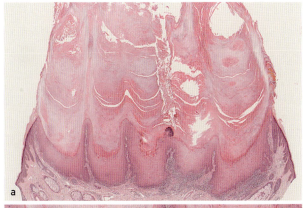
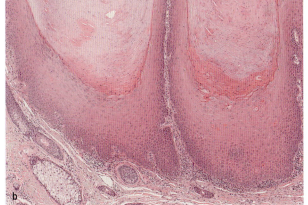

図 4-9-8　Crateriform verruca
a：辺縁では口唇構造と表皮が規則正しく肥厚し，内方発育は目立たない．表皮稜の集中像もある．
b：一部に淡い好酸性の細胞質をもつ角化細胞がある．

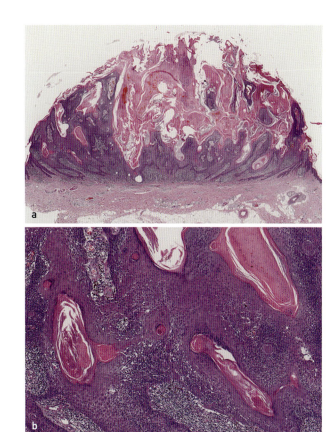

図 4-9-9　Crateriform seborrheic keratosis
a：中央に角栓があるクレーター状病変で，下方への発育はみられない．
b：表皮は基底細胞様細胞の増殖で肥厚している．偽角化嚢腫もある．

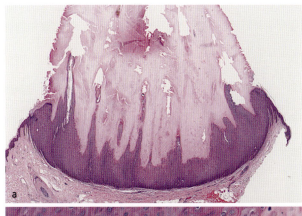
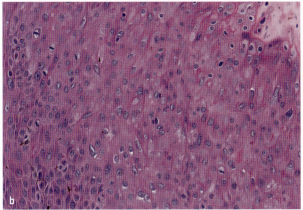

図 4-9-10　Crateriform Bowen's disease
a：中央に角栓を伴うクレーター状病変である．
b：核の重なり合いが目立ち，核分裂像もある．

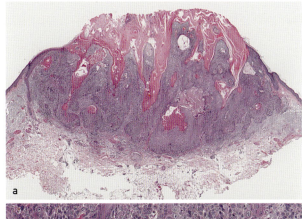
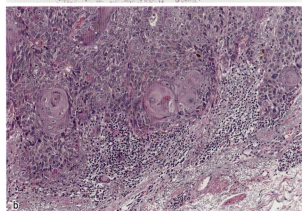

図 4-9-11　Crateriform SCC
a：クレーター状病変であるが，病変を構成している腫瘍胞巣は不整形である．
b：異型角化細胞が真皮網状層に浸潤している．癌真珠もある．

病変内や病変の辺縁のどこかに actinic keratosis などの SCC *in situ* の所見が残っている．腫瘍細胞は通常の SCC と同様に細胞異型を示し，毛包漏斗部分化所見（層状角化）や毛包峡部分化所見（典型的な large pale-pink cells）は明らかでない．

■ Infundibular SCC[3]（図 4-9-12）

毛包漏斗部あるいは毛包峡部の毛包角化細胞への分化を示す SCC である．この点で KA と共通しているが，infundibular SCC では病変全体が悪性領域であり，KA に相当するような異型の乏しい腫瘍成分はみられない．ただし，infundibular SCC の少なくとも一部の症例は，悪性転化した KA が KA 成分を失うまでに発育した腫瘍である可能性も指摘されており，概念として KA with SCC component と重複する部分もある．病理組織学的には，腫瘍胞巣が，隣接するいくつかの毛包漏斗部に連続しながら浸潤発育し，被覆表皮にはほとんど腫瘍成分は観察されない（第2章-28 を参照→164 頁）．

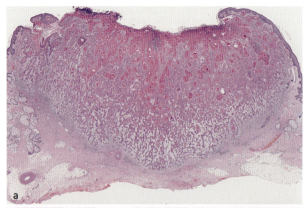
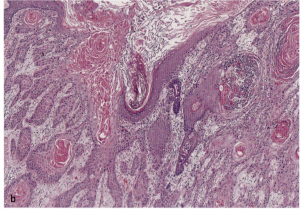

図 4-9-12　Infundibular SCC
a：クレーター状の構築で，隣接するいくつかの毛包漏斗部から SCC の腫瘍胞巣が拡がるように発育している．
b：既存の毛包漏斗部に連続しながら異型角化細胞が浸潤増殖し，一部には管状や嚢腫状の毛包漏斗部様構造を形成している．
（Ogita A, et al: Histopathological diagnosis of epithelial crateriform tumors: Keratoacanthoma and other epithelial crateriform tumors. J Dermatol 43: 1321-1331, 2016 より）

参考文献

1) Ogita A, et al: Histopathological diagnosis of epithelial crateriform tumors: Keratoacanthoma and other epithelial crateriform tumors. J Dermatol 43: 1321-1331, 2016
2) Ogita A, et al: Clinicopathological study of crateriform verruca: Crateriform epithelial lesions histopathologically distinct from keratoacanthoma. J Dermatol 43: 1154-1159, 2016
3) Misago N, et al: Crater/ulcerated form of infundibular squamous cell carcinoma: A possible distinct entity as a malignant (or high-grade) counterpart to keratoacanthoma. J Dermatol 42: 667-673, 2015

あとがき

　私と他の執筆者10名とは以前より，国内外の学会や研究会で頻回に顔を合わせ，互いに難解症例を相談し合ったり，共同で研究したりする間柄でした．そのため，今回の企画時から執筆時，あるいは校閲時にかけて，さらには最終校正時に至るまで，忌憚のない意見交換をすることができました．第三者からは執拗とも捉えられかねない内容だったかもしれませんが，そのような議論を重ねることで本書の内容は本筋を見失うことなく深化し，着実に整っていったと感じます．貴重な時間を本書の準備に最大限捧げてくださった執筆者全員にまずは心から感謝いたします．

　また，本書の刊行にあたっては，執筆者以外にも多くの方々にお世話になりました．スウェーデンのKarolinska University Hospitalで皮膚病理診断業務を共にしている，Britta Krynitz先生，Karen Blessing先生，Linda Ternestedt先生とは日常的に多くの症例を共有する関係にあり，実際に彼らから見せていただいた症例をいくつか本書に使用させていただきました．また，そのような本書への直接的な恩恵だけでなく，日頃からの彼らの心遣いにもこの場を借りて深甚の謝意を表したいと思います．さらには，チェコ共和国のCharles UniversityおよびBioptical LaboratoryのDmitry V. Kazakov先生からは新しい国際分類を準備されている立場からいくつかの助言をいただくことができました．また，氏の著書である『Cutaneous Adnexal Tumors』は本書でも大いに参考にさせていただきました．海南病院の石川操先生および病理検査技師の皆様，板橋中央臨床検査所の石川由起雄先生および病理検査技師の皆様からは多大なる協力をいただいて，数多くの症例を本書に提供していただきました．医学書院の天野貴洋さんらには遠方とのやり取りであることをまったく感じさせない迅速かつ的確な仕事をしていただき，執筆者一同を終始助けていただきました．これらのお世話になった方々には本当に感謝の念に堪えません．それからスウェーデンで過ごす多くの時間を本書の準備に割くことになり，家族の協力なくして本書の刊行をみることはなかったと思います．妻の志信，娘の瑞来と智咲にあらためて感謝の意を表したいと思います．

　ところで私がまだ駆け出しの病理医だった頃，当時京都大学にいらした真鍋俊明先生，そして，札幌皮膚病理診断科にいらした木村鉄宣先生から皮膚病理の手ほどきを受け，そこで皮膚病理学の真髄に触れることができました．私が今，皮膚病理学に専門性をおいているのは両氏からの影響が最も大きいところだと思います．また皮膚以外にも，脳腫瘍，甲状腺，びまん性肺疾患，腎生検，前立腺，骨髄，軟部腫瘍の診断病理学に関して——ここで全員のお名前を挙げることは控えさせていただきますが——それらの領域の大家と呼ばれるような諸先輩方から懇切丁寧に系統的に教えていただいた時期がありました．私は現在，皮膚病理診断にだけ携わる身にありますが，これらの経験すべてが今の私の病理診断の礎になっていることに疑う余地はありません．

あとがき

　さて，私からも本書の特徴について簡単に触れたいと思います．本書は皮膚付属器腫瘍に特化した比較的コンパクトな和文の専門書です．しかしながら，世の中に数多くある英文成書のいずれにも劣らない高水準な内容に仕上がっており，皮膚付属器腫瘍診断に実際に携わっている専門家にとっても十分に読み応えのある良書になったと自負します．そして学術的に詳しい内容の記述を盛り込んだだけでなく，なるべく実践的な側面を取り入れるようにも努めました．本書が皮膚付属器腫瘍診療での実際の多くの問題に解決の糸口を与えてくれるだろうと信じています．本書の刊行によって日本の皮膚病理診療の発展に多少なりとも貢献することができたならば，先の諸先輩方から受けた恩にわずかながら報いることができたような気になり，幸いに思います．

　また，諸先輩方がかつての私に知的興奮を体感する機会を与えてくださったように，本書が読者のどなたかに皮膚病理学の玄奥を魅せることになったならば，それは望外の喜びであります．

雪解けに春の訪れを感じる，スウェーデン・ストックホルムにて
2018年3月吉日

後藤啓介

索引

- 主要な説明のある頁は**太字**で示した．
- 同義語・類義語に関しては，本書で主に採用している用語を矢印で添えた．

数字・欧文

数字・ギリシャ文字

34βE12　56, 219
α/β hydrolase domain containing protein 5　171
β-catenin　104, 135, 160

A

accessory mammary gland　12 → supernumerary mammary tissue
accessory tragus　116
acne vulgaris　122
acrosyringeal adenomatosis　15 → syringofibroadenomatous hyperplasia
acrotrichium　99
actinic keratosis　106, 179, 228
── , crateriform type　240-244
adamantinoid trichoblastoma　127 → trichoblastoma, adamantinoid type
Adamson's fringe（Adamsonの房飾り）　98
adenocystic carcinoma of the skin　76 → mucinous carcinoma of the skin
adenoid cystic carcinoma　9, 34, 35, 69, **71-72**, 93, 154, 208
adenoma of the nipple　56 → nipple adenoma
adenomatoid tumor　70
adenomyoepithelioma of the skin → primary cutaneous adenomyoepithelioma
adenosis　56
── , sclerosing　56
adenosquamous carcinoma of the skin　89 → squamoid eccrine ductal carcinoma
adipophilin　171, 173, 174
aggressive digital papillary adenocarcinoma　81 → digital papillary adenocarcinoma
aggressive digital papillary adenoma　81 → digital papillary adenocarcinoma
androgen receptor (AR)　86, 171, 191, 222, 227
angiofibroma　123 → fibrous papule, angiofibroma
anogenital mammary-like apparatus　**4**, 58
anogenital mammary-like glands　4 → anogenital mammary-like apparatus
apocrine adenocarcinoma　67 → apocrine carcinoma
apocrine apparatus　**3-4**
── , apocrine ducts　3
── , apocrine glands　3, 4
── , ductal portion of apocrine apparatus　3
── , secretory glandular portion of apocrine apparatus　3
apocrine carcinoma　**67-69**, 231-234
apocrine cystadenoma　36, 237 → tubulopapillary cystic adenoma with apocrine differentiation, apocrine cystadenoma
apocrine gland cyst (AGC)　14, 36, 80, 81, 111, 237 → tubulopapillary cystic adenoma with apocrine differentiation, apocrine gland cyst (AGC)
apocrine hidradenocarcinoma　63 → hidradenocarcinoma
apocrine hidradenoma　26 → hidradenoma
apocrine hidrocystoma　36 → apocrine gland cyst
apocrine type mixed tumor of the skin　**43-45**, 46, 159, 201, 202
── , lipomatous variant　43
apocrine type mixed tumor of the soft tissue → myoepithelial tumors, mixed tumor of the soft tissue
apocrine type poroid neoplasms　24 → benign poroid neoplasms
apoeccrine apparatus　2
atheroma　107 → follicular cyst, infundibular type
auricular sinus　236
axillary tail of Spence　13

B

Bartholin gland cyst（Bartholin 腺囊腫）　237
basal cell carcinoma (BCC)　75, 103, 106, 129, **152-159**, 179, 184, 200, 201, 220-227
── , adamantinoid type　156
── , adenoid type　72, 153
── , balloon cell type　158
── , basosquamous carcinoma　152, 157
── , carcinoid-like pattern　158
── , clear cell type　158
── , cystic type　154
── , giant cell type　158
── , granular cell type　158
── , fibroepitheliom of Pinkus → fibroepithelioma of Pinkus
── , fibroepitheliomatous type → fibroepithelioma of Pinkus
── , infiltrative type　152
── , infundibulocystic type　106, 114, 155
── , keratotic type　154
── , labyrinthine/sinusoidal pattern　158
── , metatypical type　157
── , micronodular type　152
── , monster cell type　158
── , morphoeic/infiltrative type　31, 75, 106, 129, **220-223**
── , rippled pattern　158
── , signet-ring cell type　158
── , small nodular type　152
── , solid type　153
── , spindle cell type　158
── , superficial type　131, 147, 152
── with ductal differentiation　158
── with glandular differentiation　158
── with matrical differentiation　159, 160
── with myoepithelial differentiation　159
── with neuroendocrine differentiation　159
── with sarcomatoid/metaplastic change　158
── with sebaceous differentiation　159, 201
basal cell epithelioma　152 → basal cell carcinoma (BCC)
basal cell tumor with eccrine differentiation　73 → microcystic adnexal carcinoma (MAC)
basalioma　152 → basal cell carcinoma
basaloid follicular hamartoma　**114-115**, 155
basaloid follicular hyperplasia　179 → sebaceous mantle hyperplasia
basophilic cells　132
basosquamous carcinoma　152 → basal cell carcinoma, basosquamous carcinoma
BCA-225　171
benign poroid neoplasms　**21-25**, 62, 70, 192, 212
── , apocrine type　25
── , dermal duct tumor　21-25
── , hidroacanthoma simplex　21-25, 228
── , pigmented　23
── , poroid hidradenoma　21-25
── , poroma　21-25
BerEP4　7, 11, 62, 69, 74, 75, 86, 103, 105, 106, 128, 149, 159, 173, 200, 202, 222, 230
Birt-Hogg-Dubé syndrome　184, 185

索引

blue gray corneocytes　98, 100, 134
borderline sebaceous neoplasm　195 →
　　sebaceous borderline neoplasm
Borst-Jadassohn 現象　228
Bowen's disease　62, 106, 228, 240-243
―, crateriform type　240-244
bowenoid change　23
branchial cyst　237
bronchogenic cyst　237
Brooke-Spiegler syndrome　32, 125

C

c-KIT → CD117
CA15-3　171
CA19-9　7, 215
calcifying epithelioma　132 →
　　pilomatricoma
calcifying epithelinoma of Malherbe　132
　　→ pilomatricoma
calcifying epitheliocarcinoma of Malherbe
　　160
calretinin　208
carcinoid-like pattern　191
　　→ basal cell carcinoma, carcinoid-like
　　pattern
　　→ sebaceoma, carcinoid-like pattern
carcinoid tumor of the skin → low-grade
　　neuroendocrine carcinoma of the skin
　　(LGNECS)
carcinoma ex cylindroma　65 →
　　malignant neoplasms arising from
　　preexisting spiradenoma, cylindroma,
　　and spiradenocylindroma
carcinoma ex spiradenocylindroma　65
　　→ malignant neoplasms arising from
　　preexisting spiradenoma, cylindroma,
　　and spiradenocylindroma
carcinoma ex spiradenoma　65 →
　　malignant neoplasms arising from
　　preexisting spiradenoma, cylindroma,
　　and spiradenocylindroma
CD5　209, 210
CD8(C8/144B)　103, 104
CD23　208
CD34　52, 98, 103-105, 136, 140, 163, 185, 227
CD56　106, 159, 222
CD117
　　9-11, 25, 62, 67, 69-72, 208, 209, 215
CDX2　208, 219
CEA　7, 171, 214, 219, 222
cellular neurothekeoma　51
ceruminous adenocarcinoma　68
ceruminous adenoma　68
chondroid lipoma　51
chondroid syringoma
　　―, apocrine type (with tubular, branching lumina)　43 → apocrine type mixed tumor of the skin
―, eccrine type (with small tubular lumina)　41 → eccrine type mixed tumor of the skin
chromogranin A　106, 159, 222
CK5/6　208, 219
CK7　4, 7, 35, 42, 67, 69, 71, 78, 79, 86, 90, 159, 171, 173, 191, 202, 208-210, 218, 219, 230, 233
CK15　10, 103, 104, 171-173, 191, 208, 222
CK17　7, 103, 104, 113, 159, 163, 172, 202
CK19　7, 35, 159, 222
CK20　11, 69, 74, 86, 105, 106, 128, 159, 172, 192, 208, 218, 219, 222, 227
clear cell acanthoma　228
clear cell change　30
clear cell eccrine hidradenocarcinoma
　　63 → hidradenocarcinoma
clear cell hidradenocarcinoma　63 →
　　hidradenocarcinoma
clear cell hidradenoma　26, 137, 210 →
　　hidradenoma, clear cell type
clear cell myoepithelioma　26 →
　　hidradenoma
clear cell papulosis　87, 228
clear cell renal cell carcinoma
　　28, 64, 207, 210
clear cell squamous cell carcinoma　163
　　→ squamous cell carcinoma, clear cell
　　type
clear cell syringoma　31 → syringoma,
　　clear cell type
clonal type seborrheic keratosis　228 →
　　seborrheic keratosis, clonal type
columnar type trichoblastoma　127 →
　　trichoblastoma, columnar type
comedo　109
congenital panfollicular nevus　117, 131
congenital vellus hamartoma　116
cornoid lamella　20
Cowden's disease　136
crateriform actinic keratosis　240 →
　　actinic keratosis, crateriform
crateriform seborrheic keratosis　240 →
　　seborrheic keratosis, crateriform
crateriform squamous cell carcinoma
　　(crateriform SCC)　240 → squamous
　　cell carcinoma, crateriform
crateriform verruca　240 → verruca,
　　crateriform verruca
cribriform carcinoma　69 → primary
　　cutaneous cribriform carcinoma
cribriform type trichoblastoma　127 →
　　trichoblastoma, cribriform type
cutaneous ciliated cyst　238
cutaneous conventional myoepithelioma
　　46 → myoepithelial tumors, cutaneous
　　conventional myoepithelioma
cutaneous digital papillary
　　adenocarcinoma　81 → digital
　　papillary adenocarcinoma
cutaneous keratocyst　177, 237

cutaneous lymphadenoma　127 →
　　trichoblastoma, cutaneous lymphadenoma
cutaneous myoepithelioma　46 →
　　myoepithelial tumors, cutaneous
　　conventional myoepithelioma
cutaneous syncytial myoepithelioma
　　46, 48 → myoepithelial tumors,
　　cutaneous syncytial myoepithelioma
cuticle　3
cylindrocarcinoma　65 → malignant
　　neoplasms arising from preexisting
　　spiradenoma, cylindroma, and
　　spiradenocylindroma
cylindroma　32, 65
cystic trichoblastoma　131 →
　　trichoblastoma, cystic type
cystosarcoma phyllodes　53 → phyllodes
　　tumors

D

D2-40　10, 208, 233
decapitation secretion　2, 5, 14, 25, 26, 33,
　　37, 43, 58, 67, 77, 81, 90, 111, 158, 206, 233
dermal duct tumor　21 → benign poroid
　　neoplasms, dermal duct tumor
dermal papilla　97
dermoid cyst of the skin
　　108, 111, 177, 236
dermoid fistula of anterior chest region
　　236
desmoplastic trichilemmoma　136 →
　　trichilemmoma, desmoplastic type
desmoplastic trichoepithelioma (DTE)
　　31, 74, 106, 125, 149, 220 →
　　trichoblastoma, desmoplastic
　　trichoepithelioma (DTE)
digital mucous cyst　238
digital papillary adenocarcinoma
　　29, 68, **81-83**
dilated pore　108, **109**, 122, 148, 235
　―― of Winer　109 → dilated pore
dirty necrosis　78, 207
DOG1　7, 8
double extramammary Paget's disease
　　84 → extramammary Paget's disease,
　　double
ductal carcinoma *in situ* (DCIS)　56
ductal hyperplasia　56
　――, atypical　56
　――, usual　56

E

EBER　209, 210
eccrine acrospiroma　26 → hidradenoma
eccrine angiomatous hamartoma　**17-18**
eccrine apparatus　**2-3**
　――, ductal portion of eccrine apparatus
　　2

248

eccrine ductal carcinoma with squamous differentiation　89 → squamoid eccrine ductal carcinoma
eccrine ducts　2, 3
eccrine epithelioma　73 → microcystic adnexal carcinoma (MAC)
eccrine glands　3
——, eccrine ducts　2, 3
——, secretory glandular portion of eccrine apparatus　3
eccrine hidrocystoma　14, 38, 237
eccrine nevus　17
eccrine porocarcinoma　60 → porocarcinoma
eccrine poroma　21 → benign poroid neoplasms, poroma
eccrine spiradenoma　32 → spiradenoma
eccrine syringofibroadenoma (Mascaro)　15 → syringofibroadenomatous hyperplasia
eccrine syringofibroadenomatosis　15 → syringofibroadenomatous hyperplasia
eccrine type mixed tumor of the skin　41-42, 46, 78
ectopic sebaceous glands　168, 175-176
——, Fordyce's condition　175
——, Fordyce's disease　175
——, Fordyce's granules　175
——, Fordyce's spots　175
——, Meibomian glands → Meibomian glands
——, Montgomery's tubercles　175
——, Tyson's glands　175, 176
EMA　7, 9-11, 14, 25, 46, 49-51, 56, 62, 69, 74, 78, 81, 87, 106, 159, 171-173, 200, 202, 215, 222
endocrine mucin-producing sweat gland carcinoma (EMPSGC)　76, 79-80
epidermal cyst　107 → follicular cyst, infundibular type
epidermal lip　141, 150, 241
epidermal nevus　184
epidermoid cyst　107 → follicular cyst, infundibular type
epithelioid hemangioendothelioma　52
epithelioid malignant peripheral nerve sheath tumor　52
epithelioid sarcoma　52
epithelioid schwannoma　51
erosive adenomatosis　56 → nipple adenoma
eruptive keratoacanthoma　144 → keratoacanthoma, eruptive
eruptive syringoma　30 → syringoma, eruptive
extramammary Paget's disease (EMPD)　40, 84-87, 216-219, 228, 229
——, double　84
——, fibroepithelioma-like change　86
——, primary cutaneous　40, 84-87, 216-219

——, secondary　86, 216-219
——, triple　84
extraskeletal myxoid chondrosarcoma　50

F

Favre-Racouchot syndrome　122
fibroadenoma　53
——, juvenile type　55
fibroepithelial tumor　53
fibroepithelial unit (FEU)　126, 154, 221, 226
fibroepithelioma-like change　86 → extramammary Paget's disease, fibroepithelioma-like change
fibroepithelioma of Pinkus　16, 101, 105, 106, 147, 152, 154, 155
fibrofolliculoma/trichodiscoma　124, 179, 185-187
fibrous papule　123-124, 185
——, angiofibroma　123, 185
——, clear cell type　124
——, epithelioid type　124
——, granular cell type　124
——, perifollicular fibroma　123, 185
—— of the face　123 → fibrous papule
—— of the nose　123 → fibrous papule
florid papillomatosis　56 → nipple adenoma
follicular bulb　98
follicular cyst
——, infundibular type　107-108, 111, 112, 235
——, isthmic-catagen type　108, 110-111, 236
——, ossifying trichilemmal cyst　110
——, verrucous trichilemmal cyst　111
follicular germinative cells　99
follicular infundibulum　103
follicular papilla　97
follicular porokeratosis　20 → porokeratosis, follicular type
follicular squamous cell carcinoma　164 → squamous cell carcinoma, infundibular
follicular stela　99
follicular stem　98
follicular streamer　99 → follicular stela
folliculo-sebaceous cystic hamartoma (FSCH)　119, 120-121
folliculocentric basaloid proliferation　179 → sebaceous mantle hyperplasia
Fordyce's condition　175 → ectopic sebaceous glands
free sebaceous glands　175 → ectopic sebaceous glands

G

ganglion cyst　238
Gardner's syndrome　107
GATA3　9, 105, 208, 219

GCDFP15　219
ghost cells　133
glassy membrane　98
glomus tumor　51
glypican 3　208
Gorlin-Goltz syndrome　107, 237 → nevoid basal cell carcinoma syndrome

H

hair　96
hair bulb　97, 104
hair cortex　97
hair cuticle　97
hair follicle nevus　116-117
hair germ　96
hair matrix　97
hair medulla　97
hair papilla　97
hair root　97
hair shaft　96
Henle 層　98
hepatocellular carcinoma　207, 208
hidradenocarcinoma　13, 28, 63-64, 82, 140
hidradenocarcinoma papilliferum *in situ*　58
hidradenoma　25, 26-29, 35, 59, 64, 79, 82, 137
——, clear cell type　26, 27
——, solid cystic type　26
—— of the breast　29
hidradenoma papilliferum　38, 58-59
hidroacanthoma simplex　21, 228 → benign poroid neoplasms, hidroacanthoma simplex
hidrocystoma　14
→ apocrine gland cyst
→ eccrine hidrocystoma
histiocytoid carcinoma of the eyelid　90 → primary signet-ring cell/histiocytoid carcinoma of the eyelid
histiocytoid carcinoma of the skin → primary signet-ring cell/histiocytoid carcinoma of the eyelid
HMFG1　171
HMFG2　171
human papilloma virus (HPV)-related epidermoid cyst (HPV 関連類表皮嚢腫)　235
Huxley 層　98
hybrid cysts　113

I

indian file arrangement　206
infundibular squamous cell carcinoma　210 → squamous cell carcinoma, infundibular
infundibuloma　109
inner root sheath　97
intercellular canaliculi　3, 7, 206

索引

intracytoplasmic lumen　26, 61, 90
intraductal papilloma　56
intratarsal keratinous cyst of the Meibomian gland　177, 237
invasive pilomatrixoma　160 → pilomatrical carcinoma
inverted follicular keratosis(IFK)
　　　　　　　　　　150-151, 201
irritated seborrheic keratosis　151 → seborrheic keratosis, irritated type
isthmic keratinization　98, 110 → trichilemmal keratinization

J
Jadassohn 現象　228
juvenile fibroadenoma　55 → fibroadenoma, juvenile type
juxta-clavicular beaded lines　178

K
keratoacanthoma(KA)
　　　　　　　　141-146, 164, 240-244
―――, eruptive　144
―――, keratoacanthoma-like squamous cell carcinoma(KA-like SCC)
　　　　　　　　141-146, 240-242
―――, subungual　144, 146
――― centrifugum marginatum　144
――― with malignant transformation
　　　　　　　　141-146, 240-242
――― with squamous cell carcinoma component(KA with SCC component)
　　　　　　　　141-145, 240-242

L
labyrinthine/sinusoidal pattern　190
　→ basal cell carcinoma
　→ sebaceoma
laminin-332γ2　223
large pale-pink cells
　　　　　　141-145, 164, 165, 241, 242
lateral cervical cyst　237
linear porokeratosis　20 → porokeratosis, linear type
lipid droplet-associated proteins　171
lipomatous mixed tumor of the skin　43
　→ apocrine type mixed tumor of the skin, lipomatous variant
low-grade neuroendocrine carcinoma of the skin(LGNECS)　91
low-grade sebaceous carcinoma　195 → sebaceous borderline neoplasm
lower segment of hair follicle　103
luminal cells　3

M
malignant acrospiroma　63 → hidradenocarcinoma
malignant cylindroma　65 → malignant neoplasms arising from preexisting spiradenoma, cylindroma, and spiradenocylindroma
malignant dermal duct tumor　60 → porocarcinoma, malignant dermal duct tumor
malignant eccrine poroma　60 → porocarcinoma, malignant eccrine poroma
malignant hidroacanthoma simplex
　60, 228 → porocarcinoma, malignant hidroacanthoma simplex
malignant melanoma
　　　　9, 52, 134, 135, 216-219, 228-230
―――, amelanotic　21
―――, superficial spreading melanoma　86
malignant mixed tumor　43
malignant neoplasms arising from preexisting spiradenoma, cylindroma, and spiradenocylindroma　**65-66**
malignant nodular hidradenoma　63 → hidradenocarcinoma
malignant pilar tumor　138 → proliferating trichilemmal tumors(PTTs)
malignant pilomatricoma　160 → pilomatrical carcinoma
malignant poroid hidradenoma　60 → porocarcinoma, malignant poroid hidradenoma
malignant proliferating trichilemmal cyst　138 → proliferating trichilemmal tumors(PTTs)
malignant rhabdoid tumor　52
malignant spiradenocylindroma　65 → malignant neoplasms arising from preexisting spiradenoma, cylindroma, and spiradenocylindroma
malignant spiradenoma　65 → malignant neoplasms arising from preexisting spiradenoma, cylindroma, and spiradenocylindroma
malignant syringoma　73 → microcystic adnexal carcinoma(MAC)
mammary analogue secretory carcinoma(MASC)of salivary glands　88
mammary-like gland adenoma　58 → hidradenoma papilliferum
mammary lobular carcinoma　90
mammary Paget's disease　228
mammary-type invasive carcinomas of the vulva　68
mammary-type secretory carcinoma of the skin　88 → secretory carcinoma of the skin
mantle adenoma　180 → sebaceous mantleoma

mantle hyperplasia　179 → sebaceous mantle hyperplasia
matrical carcinoma　160 → pilomatrical carcinoma
matrical cells　97, 104, 132
matrix carcinoma　160 → pilomatrical carcinoma
median cervical cyst　238
median raphe cyst　39, 238
Meibom 瞼板内角化嚢腫 → intratarsal keratinous cyst of the Meibomian gland
Meibomian glands(Meibom 腺)　168, 175
Melan A　219
melanocytic nevus　87, 228
Merkel cell carcinoma(Merkel 細胞癌)
　　　　　　　　　　106, 208, 211, 228
metaplastic synovial cyst　239
metastatic clear cell renal cell carcinoma
　28, 64, 210 → clear cell renal cell carcinoma
metastatic papillary thyroid carcinoma
　58 → papillary thyroid carcinoma
metastatic pilomatrixoma　160 → pilomatrical carcinoma
metastatic squamous cell carcinoma　210
→ squamous cell carcinoma, metastatic
microcystic adnexal carcinoma(MAC)
　　　　　　　　73-75, 106, 129, 220, 231
―――, solid carcinoma　74
―――, syringomatous carcinoma　74
microinvasive squamous cell carcinoma
　106 → squamous cell carcinoma, microinvasive
milium　235
milium-like syringoma　31 → syringoma, milium-like
mixed tumor of the skin
―――, apocrine type　43 → apocrine type mixed tumor of the skin
―――, eccrine type　41, 78 → eccrine type mixed tumor of the skin
mixed tumor of the soft tissue　46 → myoepithelial tumors, mixed tumor of the soft tissue
mixed tumor of the vagina　46
Montgomery's tubercles　175 → ectopic sebaceous glands, Montgomery's tubercles
morphoeic/infiltrative basal cell carcinoma
　→ basal cell carcinoma, morphoeic/infiltrative type
mucinous carcinoma of the skin
　　　　　　　　　42, 68, **76-78**, 79, 80
mucoepidermoid carcinoma　27, 64, **92**
mucous cyst of the lip　238
Muir-Torre syndrome　141, 188, 195
MYB　9, 10, 35
mycosis fungoides　228
myoepithelial tumors　11, **46-52**, 83
―――, cutaneous conventional myoepithelioma　46-52

―, cutaneous myoepithelial carcinoma　46, 47
―, cutaneous syncytial myoepithelioma　48, 51
―, mixed tumor of the soft tissue　46, 50
―, parachordoma　48, 50
―, soft tissue myoepithelioma　46-52
―, soft tissue myoepithelial carcinoma　46-52
myoepithelioma　42, 44 → myoepithelial tumors
myoepithelioma-like tumor of the vulvar region　51
myotonic dystrophy　132

N

napsin A　208, 233
necrosis en masse　23, 28, 63, 160, 199, 229
nerve sheath myxoma　51
nevoid basal cell carcinoma syndrome　107, 237
nevus comedonicus　109, 122, 149
nevus comedonicus syndrome　122
nevus sebaceus　36, 125, 136, **181-184**, 188, 189
nipple adenoma　**56-57**
NKX3.1　208
nodular elastosis with cysts and comedones　122
nodular hidradenocarcinoma　63 → hidradenocarcinoma
nodular hidradenoma　26 → hidradenoma

O

organoid nevus　181 → nevus sebaceous
ossifying fibromyxoid tumor　50
ossifying trichilemmal cyst　110 → follicular cyst, ossifying trichilemmal cyst
outer root sheath　98

P

p16　209, 210
p40　7, 10, 11, 233
p63　7, 8, 10, 35, 42, 44, 49, 56, 58, 67, 69, 70, 78, 79, 81, 86, 208, 209, 219, 233
Paget 現象　228
Paget's disease
　→ extramammary Paget's disease
　→ mammary Paget's disease
pagetoid Bowen's disease（Paget 様 Bowen 病）　86
pagetoid dyskeratosis（Paget 様異角化症）　87, 228
panfolliculoma　**130-132**
papillary adenoma　56 → nipple adenoma
papillary eccrine adenoma　36 → tubulopapillary cystic adenoma with apocrine differentiation
papillary hidradenoma　58 → hidradenoma papilliferum
papillary thyroid carcinoma　58
parachordoma　46, 48 → myoepithelial tumors, parachordoma
PAX2　208, 210
PAX8　208, 210
perforating pilomatricoma　134 → pilomatricoma, perforating
perifollicular connective tissue sheath　98
perifollicular fibroma　123 → fibrous papule, perifollicular fibroma
perilipin　171
peripheral cells　3
PHLDA1　222, 227
phyllodes tumors　53
pigmented pilomatricoma　134 → pilomatricoma, pigmented
pigmented poroid neoplasm　23 → benign poroid neoplasms, pigmented
pilar cyst　110 → follicular cyst, isthmus-catagen type
pilar sheath acanthoma　109, 131, 147, **148**, 235
pilomatrical carcinoma　135, **160-161**
pilomatricoma　130, **132-135**, 160
―, perforating　134
―, pigmented　134
―, proliferating　134
pilomatrix carcinoma　160 → pilomatrical carcinoma
pilomatrixoma　132 → pilomatricoma
Pinkus 線維上皮腫　152 → fibroepithelioma of Pinkus
pleomorphic adenoma　43
polymorphous sweat gland carcinoma　93
porocarcinoma　10, **60-62**, 64, 70, 82, 106, 201, 212
―, malignant dermal duct tumor　60
―, malignant eccrine poroma　60
―, malignant hidroacanthoma simplex　60
―, malignant poroid hidradenoma/poroid hidradenocarcinoma　60
poroid hidradenocarcinoma　60 → porocarcinoma, malignant poroid hidradenoma
poroid hidradenoma　21, 22, 27 → benign poroid neoplasms, poroid hidradenoma
poroid neoplasms　21-25, 192 → benign poroid neoplasms
porokeratosis　20
―, follicular type　20
―, linear type　20
porokeratotic adnexal ostial nevus（PAON）　**19-20**
porokeratotic eccrine and hair follicle nevus（PEHFN）　19 → porokeratotic adnexal ostial nevus（PAON）
porokeratotic eccrine ostial and dermal duct nevus（PEODDN）　19 → porokeratotic adnexal ostial nevus（PAON）
poroma　16, 21, 201 → benign poroid neoplasms, poroma
primary carcinoid tumor of the skin　91 → low-grade neuroendocrine carcinoma of the skin（LGNECS）
primary cutaneous adenoid cystic carcinoma　**71-72**
primary cutaneous adenomyoepithelioma　46
primary cutaneous apocrine carcinoma　67, 209 → apocrine carcinoma
primary cutaneous carcinoid tumor　91 → low-grade neuroendocrine carcinoma of the skin（LGNECS）
primary cutaneous cribriform apocrine carcinoma　69 → primary cutaneous cribriform carcinoma
primary cutaneous cribriform carcinoma　**69-70**, 72
primary cutaneous mucinous carcinoma　76 → mucinous carcinoma of the skin
primary cutaneous myoepithelioma　46 → myoepithelial tumors, cutaneous conventional myoepithelioma
primary cutaneous secretory carcinoma　88 → secretory carcinoma of the skin
primary low-grade neuroendocrine carcinoma of the skin　91 → low-grade neuroendocrine carcinoma of the skin（LGNECS）
primary signet-ring cell/histiocytoid carcinoma
― of the axilla　90 → primary signet-ring cell/histiocytoid carcinoma of the eyelid
― of the eyelid　90
Pringle's disease　123 → tuberous sclerosis
progesterone receptor membrane component 1　171
proliferating isthmic cystic carcinoma　138 → proliferating trichilemmal tumors（PTTs）
proliferating pilomatricoma　134, 160 → pilomatricoma, proliferating
proliferating trichilemmal cyst　138 → proliferating trichilemmal tumors（PTTs）
proliferating trichilemmal cystic squamous cell carcinoma　138 → proliferating trichilemmal tumors（PTTs）
proliferating trichilemmal tumors（PTTs）　110, **138-140**, 163
PSA　11, 208, 219, 233
pseudocyst of the auricle　239

索引

R

racemiform type trichoblastoma 127 → trichoblastoma, racemiform type
reactive eccrine syringofibroadenoma 15 → syringofibroadenomatous hyperplasia
reticulated acanthoma with sebaceous differentiation 188
retiform perineurioma 51
retiform type trichoblastoma 127 → trichoblastoma, retiform type
rippled pattern 159, 190
　→ basal cell carcinoma, rippled pattern
　→ sebaceoma, rippled pattern

S

S100 protein 219
sclerosing adenosis 56 → adenosis, sclerosing
sclerosing adnexal neoplasms 11, 106, 220
sclerosing epithelioid fibrosarcoma 52
sclerosing papilloma 56
sclerosing sweat duct carcinoma 73 → microcystic adnexal carcinoma (MAC)
sebaceoma 35, 183, **189-192**, 194, 195, 202
　――, carcinoid-like pattern 190, 191
　――, labyrinthine/sinusoidal pattern 190, 191
　――, rippled pattern 190
　―― with atypia 195 → sebaceous borderline neoplasm
sebaceous adenoma 178, 192, **193-194**, 195
sebaceous borderline neoplasm 192, 194, **195-196**
　――, superficial type 197-199
sebaceous carcinoma 62, 106, 192, 194, 195, **197-200**, 202, 228
　――, remains unresolved 195 → sebaceous borderline neoplasm, superficial type
sebaceous duct cyst 177, 237
sebaceous ducts 168
sebaceous epithelioma 189 → sebaceoma
sebaceous gland hyperplasia 176, **178**, 184, 194
sebaceous lobules 168
sebaceous mantle hyperplasia 115, **179**
sebaceous mantleoma 179, 180
sebaceous mantles 168
sebocytes 168
sebomatricoma 189, 193
seborrheic keratosis 25, 150, 184, 201, 240-243
　――, clonal type 228
　――, crateriform 240-242
　――, irritated type 151
　―― with sebaceous differentiation 188
secondary extramammary Paget's disease 86, 216-219 → extramammary Paget's disease, secondary
secondary hair germ 99
secretory carcinoma of the skin 88
shadow cells 133
sheath cuticle 98
signet-ring cell carcinoma of the eyelid 90 → primary signet-ring cell/histiocytoid carcinoma of the eyelid
signet-ring cell carcinoma/histiocytoid of the skin 90 → primary signet-ring cell/histiocytoid carcinoma of the eyelid
Sister Mary Joseph's nodule 206, 231
small nodular type trichoblastoma 127 → trichoblastoma, nodular type
soft fibroma 152, 185
soft tissue myoepithelial carcinoma 46-52 → myoepithelial tumors, soft tissue myoepithelial carcinoma
soft tissue myoepithelioma 46-52 → myoepithelial tumors, soft tissue myoepithelioma
solid carcinoma 74 → microcystic adnexal carcinoma, solid carcinoma
solid cystic hidradenoma 26 → hidradenoma, solid cystic type
SOX10 7, 9-11, 35, 71, 72, 208, 209, 233
specific follicular stroma 154, 224, 226
spindle cell epithelioma 46
spiradenocarcinoma 65 → malignant neoplasms arising from preexisting spiradenoma, cylindroma, and spiradenocylindroma
spiradenocylindrocarcinoma 65 → malignant neoplasms arising from preexisting spiradenoma, cylindroma, and spiradenocylindroma
spiradenocylindroma 32, 65
spiradenoma 32, 65
　―― with adeno(myoepithelio)matous component 34
squamoid eccrine ductal carcinoma 89
squamous cell carcinoma (SCC) 10, 138, 140, 159, 162, 164, 165, 200, 210-212, 228, 240-244
　――, clear cell type 162
　――, crateriform 240, 242, 243, 244
　――, infundibular **164-165**, 210, 240
　――, keratoacanthoma (KA) with malignant transformation 141-146, 240-242 → keratoacanthoma (KA) with malignant transformation
　――, keratoacanthoma with squamous cell carcinoma (SCC) component 141-146, 240-242 → keratoacanthoma, with squamous cell carcinoma (SCC) component
　――, keratoacanthoma-like squamous cell carcinoma (KA-like SCC) 141-146, 240-242 → keratoacanthoma, keratoacanthoma-like squamous cell carcinoma (KA-like SCC)
　――, metastatic 210
　――, microinvasive 106
　―― in situ 153, 163
squamous eddies 62, 110, 111, 136, 137, 150, 151
squamous syringometaplasia 62
steatocystoma 108, 112, **177**, 236
　――, multiplex 177
　――, simplex 177
subareolar duct papillomatosis 56 → nipple adenoma
subungual keratoacanthoma 144, 146 → keratoacanthoma, subungual
sudoriferous angioma 17 → eccrine angiomatous hamartoma
superficial basal cell carcinoma 131, 147 → basal cell carcinoma, superficial type
superficial spreading melanoma 86 → malignant melanoma, superficial spreading melanoma
supernumerary mammary tissue **12**
supramatrical cells 97, 104, 133
synovial sarcoma 52
syringocystadenocarcinoma papilliferum (SCAcP) 36, 37
　―― in situ 86
syringocystadenoma papilliferum 36-40 → tubulopapillary cystic adenoma with apocrine differentiation, syringocystadenoma papilliferum
syringofibroadenomatous hyperplasia 15-16
syringoma **30-31**, 74, 231
　――, clear cell type 31
　――, eruptive 30
　――, milium-like 31
syringoma-like proliferation in alopecia 31
syringomatoid carcinoma 73 → microcystic adnexal carcinoma (MAC)
syringomatous carcinoma 73 → microcystic adnexal carcinoma (MAC)
syringomatous tumor 57

T

tadpole-like 30, 231
terminal hair 96
Thomsen-Friedenreich antigen 171
thread-like bridging strands 68, 69
thyroglobulin 208
thyroglossal duct cyst 238
trichilemmal carcinoma 100, 105, **162-163**
trichilemmal cyst 110 → follicular cyst, isthmus-catagen type
trichilemmal keratinization 98, 108, 110
trichilemmoma **136-137**, 150, 151
　――, desmoplastic type 136, 137
trichoadenoma 149
trichoblastic carcinoma 224
trichoblastic carcinosarcoma 158
trichoblastoma (TB) 45, 106, **125-129**, 130, 159, 183, 201, 224

——, adamantinoid type　127, 128
——, columnar type　127, 128 → trichoblastoma, desmoplastic trichoepithelioma（DTE）
——, cribriform type　127 → trichoblastoma, trichoepithelioma
——, cutaneous lymphadenoma　127 → trichoblastoma, adamantinoid type
——, cystic type　131
——, desmoplastic trichoepithelioma（DTE）　31, 74, 106, 125, 127-129, 149, 163, 220
——, racemiform type　127, 128
——, retiform type　126, 127
——, trichoepithelioma　125, 127, 128, 159
——, trichoepithelioma multiplex　125
——, trichogerminoma　128
——, nodular type　127
trichodiscoma　124, **185-187** → fibrofolliculoma/trichodiscoma
trichoepithelioma　125, 127, 128, 159 → trichoblastoma, trichoepithelioma
trichofolliculoma　108, 116, **118-119**, 120, 131
trichogerminoma　128 → trichoblastoma, trichogerminoma
trichohyaline granules　98
tricholemmoma　136 → trichilemmoma
tricholemmomal carcinoma　162 → trichilemmomal carcinoma
triple extramammary Paget's disease　84 → extramammary Paget's disease, primary cutaneous, triple
TTF-1　91, 208, 233
tuberous sclerosis　123
tubular adenoma　36 → tubulopapillary cystic adenoma with apocrine differentiation, tubular papillary adenoma
tubular apocrine adenoma　36 → tubulopapillary cystic adenoma with apocrine differentiation, tubular papillary adenoma
tubular papillary adenoma　36 → tubulopapillary cystic adenoma with apocrine differentiation, tubular papillary adenoma
tubulopapillary cystic adenoma with apocrine differentiation　**36-40**, 80
——, apocrine cystadenoma　36, 237
——, apocrine gland cyst（AGC）　36-40
——, tubular papillary adenoma（TPA）　36-40, 44, 70, 231
——, syringocystadenoma papilliferum　36-40, 58, 184
tumor of follicular infundibulum　114, 131, **147**, 188
Turner's syndrome　132
Tyson's glands　175, 176 → ectopic sebaceous glands, Tyson's glands

V

vellus hair　96
vellus hair cyst　100, **112**, 113, 177, 236
verruca　150, 184, 201, 240-243
——, crateriform verruca　240-243
——, verruca vulgaris（VV）　150, 184, 201
verrucous epidermoid cyst　235
verrucous trichilemmal cyst　111 → follicular cyst, verrucous trichilemmal cyst
villin　219
vimentin　7, 29, 44, 64, 192, 208, 210

和文

あ

アデノマトイド腫瘍　70
アポクリン型皮膚混合腫瘍　**43-45**
アポクリン癌　**67-68**
アポクリン器官　**3-4**, 7
——, アポクリン管　3, 5
——, アポクリン腺　3, 5
アポクリン腺嚢腫　36 → アポクリン分化を伴う管状乳頭状嚢胞状腺腫, アポクリン腺嚢腫
アポクリン分化を伴う管状乳頭状嚢胞状腺腫　**36-40**
——, アポクリン腺嚢腫　36
——, 管状乳頭状腺腫　36
——, 乳頭状汗管嚢胞腺腫　36
悪性黒色腫　9, 55, 134, 216, 228
——, 表在拡大型　86
悪性単純性汗棘細胞腫　228
悪性ラブドイド腫瘍　52

い

胃癌　207
異所性脂腺　168, **175-176**
陰影細胞　133

え

エクリン汗嚢腫　14
エクリン器官　**2-3**, 7
——, エクリン管　2, 5
——, エクリン腺　3, 5
エクリン血管腫様過誤腫　**17-18**
エクリン母斑　17
円柱腫　**32-35**, 65
遠心性環状ケラトアカントーマ　144 → ケラトアカントーマ, 遠心性環状

か

ガングリオン嚢腫　238
化生性滑膜嚢腫　239
塊状壊死　23, 28, 63, 64, 160, 199, 229
外陰部の乳腺型浸潤癌　68
外周細胞　3
外毛根鞘　98
外毛根鞘癌　**162-163**
外毛根鞘腫　**136-137**, 163
——, 線維形成性　136, 163
外毛根鞘性角化　98, 108, 110
滑膜肉腫　52
汗管癌　74
汗管腫　**30-31**
汗管線維腺腫様過形成　**15-16**
汗管様腫瘍　57
汗孔角化症　20, 125
——, 毛包性　20

汗孔癌　**60-62**, 212
汗孔腫　21 → 良性汗孔新生物, 汗孔腫
汗孔新生物　21 → 良性汗孔新生物
汗腺腫　**26-29**
——, 澄明細胞　137
汗腺腫癌　**63-64**
肝細胞癌　207
管腔細胞　3
管状乳頭状腺腫　36 → アポクリン分化を伴う管状乳頭状嚢胞状腺腫, 管状乳頭状腺腫
眼瞼原発印環細胞/組織球様癌　**90**

き

気管原性嚢腫　237
基底細胞癌　**152-159**
——, アダマンチノーマ様型　156
——, 角化型　154
——, 基底有棘細胞癌　152
——, 結節型　152
——, 脂腺分化を伴う　159, 200
——, 充実型　153
——, 小結節型　152
——, 腺様型　153
——, 導管分化を伴う　158
——, 肉腫様/化生性変化を伴う　158
——, 嚢腫型　154
——, 表在型　152
——, 毛母分化を伴う　159

索引

基底細胞癌
　——, モルヘア/浸潤型
　　　31, 75, 106, 129, 152, 220
　——, 漏斗部嚢腫型　155
基底細胞様毛包過誤腫　114-115
基底有棘細胞癌　152 → 基底細胞癌, 基底有棘細胞癌
偽性嚢腫　235
峡部型角化　98, 108, 110
菌状息肉症　228
筋緊張性ジストロフィー　132
筋上皮細胞　5
筋上皮腫瘍　46-52
　——, 皮膚合胞体筋上皮腫　46
　——, 傍脊索腫　48

く

クレーター状 Bowen 病　240
クレーター状脂漏性角化症　240
クレーター状日光角化症　240
クレーター状有棘細胞癌　240
クレーター状疣贅　240
グロームス腫瘍　51

け

ケラトアカントーマ　141-146
　——, 遠心性環状　144
　——, 爪甲下　144
　——, 発疹性　144
毛　96
　——, 毛幹部　96
　——, 毛球部　97, 104 → 毛包, 球部
　——, 毛根部　97
　——, 毛小皮　97
　——, 毛髄　97
　——, 毛乳頭　97 → 毛包, 毛乳頭
　——, 毛皮質　97
　——, 毛母基　97
血管線維腫　123
結合組織性毛根鞘　98

こ

コレステロール結晶痕　139
口唇状突出　141, 241
口唇粘液嚢腫　238
孔細胞汗腺腫　21 → 良性汗孔新生物, 孔細胞汗腺腫
甲状舌管嚢腫　238
甲状腺乳頭癌　58
　——, 転移性　58
好塩基性細胞　132
肛門外陰部乳腺様器官　4, 5, 7, 58
高分子サイトケラチン　219
硬化性腺症　56
硬化性乳頭腫　56
硬化性皮膚付属器腫瘍　11, 106, 220
硬化性類上皮線維肉腫　52
硬毛　96

骨外性粘液様軟骨肉腫　50
骨化性外毛根鞘嚢腫　110
骨化性線維粘粘液性腫瘍　50

さ

細胞間小管腔　3, 7, 8, 206
細胞質内管腔　26, 61, 90
鰓性嚢胞　237

し

シスター・ジョセフの小結節　206, 231
指趾乳頭状腺癌　81-83
指趾粘液嚢腫　238
脂腺癌　197-200
脂腺器官　168
脂腺系境界悪性新生物　195-196
脂腺細胞　168
脂腺腫　189-192
脂腺小葉　168, 171
脂腺腺腫　193-194
脂腺増殖症　178
脂腺導管　168, 171
脂腺導管嚢腫　177, 237
脂腺嚢腫　177
脂腺母斑　181-184
脂腺マントル　168, 172
脂腺マントル過形成　179-180
脂腺マントル腫　179
脂肪滴関連タンパク　171, 173, 191, 200
脂漏性角化症　150, 184, 201
　——, 脂腺分化を伴う　188
　——, 被刺激型　151
耳介偽嚢腫　239
耳垢腺腺癌　68
耳垢腺腺腫　68
耳瘻孔　236
色素細胞母斑　87, 228
色素性毛母腫　134 → 毛母腫, 色素性
終毛　96
充実性癌　74
女性外陰部筋上皮腫様腫瘍　51
小皮　3
硝子膜　98
鞘小皮　98
上皮内乳頭状汗管嚢胞腺癌　86
上毛母細胞　97, 104
上毛母細胞様細胞　133
神経鞘粘液腫　51
浸潤性乳癌　56
真皮汗管腫瘍　21 → 良性汗孔新生物, 真皮汗管腫瘍
尋常性痤瘡　122
尋常性疣贅　150, 184, 201

せ

正中頸嚢胞　238
正中縫線嚢腫　39, 238
生毛　96

軟毛　96
先天性軟毛過誤腫　116
先天性汎毛包母斑　117, 131
穿孔性毛母腫　134 → 毛母腫, 穿孔性
腺症　56
線維形成性外毛根鞘腫　136, 163 → 外毛根鞘腫, 線維形成性
線維形成性毛包上皮腫
　　31, 74, 106, 125, 149, 220 → 毛芽腫, 線維形成性毛包上皮腫
線維上皮性単位　126, 226
線維性丘疹　123-124
線維腺腫　53-55
線維性毛包腫　185-187
前胸部皮様瘻孔　236

そ

爪甲下ケラトアカントーマ　144 → ケラトアカントーマ, 爪甲下
増殖性外毛根鞘性腫瘍　138-140
増殖性毛母腫　134, 160 → 毛母腫, 増殖性
側頭嚢胞　237

た

ターバン腫瘍　32
多型汗腺癌　93
多発性毛包上皮腫　125 → 毛芽腫, 多発性毛包上皮腫
大腸癌　207
脱毛症における汗管腫様増殖　31
単純性汗棘細胞腫　21 → 良性汗孔新生物, 単純性汗棘細胞腫
淡明細胞型腎細胞癌　28, 207
　——, 転移性　28
断頭分泌　2, 4, 5, 14, 25, 26, 33, 37, 43, 58, 67, 77, 81, 90, 111, 158, 233

ち

膣混合腫瘍　46
澄明細胞汗腺腫　137 → 汗腺腫, 澄明細胞
澄明細胞性丘疹症　87, 228
澄明細胞性棘細胞腫　228

てと

低異型度皮膚神経内分泌癌　91
転移性甲状腺乳頭癌　58 → 甲状腺乳頭癌, 転移性
転移性腺癌　10, 40, 70, 75, 78, 209, 231
転移性淡明細胞型腎細胞癌　28 → 淡明細胞型腎細胞癌, 転移性
トリコヒアリン顆粒　98

な

内分泌性粘液産生性汗腺癌　79-80
内毛根鞘　98
軟骨様脂肪腫　51

和文索引

軟性線維腫　152, 185
軟部組織筋上皮腫瘍　**46-52**
軟毛　96
軟毛嚢腫　112

に

二次性乳房外 Paget 病　86, 216 → 乳房外 Paget 病，二次性
二次毛芽　99
日光角化症　106, 228
乳癌　67, 207, 209
乳管上皮過形成　56
乳管内乳頭腫　56
乳腺小葉癌　90
乳頭状汗管嚢胞腺腫　36 → アポクリン分化を伴う管状乳頭状嚢胞状腺腫，乳頭状汗管嚢胞腺腫
乳頭状汗腺腫　**58**
乳頭腺腫　56
乳房外 Paget 病
　――，二次性　86, 216
　――，皮膚原発性　**84-87**, 216
乳房の腋窩尾部　13

ねの

粘表皮癌　27, **92**
嚢腫と面皰を伴う結節性弾性線維変性症　122

は

ハイブリッド嚢腫　**113**
稗粒腫　235
稗粒腫様汗管腫　31
反転性毛包角化症　**150-151**
汎毛包腫　**130-131**

ひ

皮膚角化嚢腫　177, 237
皮膚筋上皮腫瘍　**46-52**
皮膚原発性乳房外 Paget 病　84-87, 216 → 乳房外 Paget 病，皮膚原発性
皮膚原発性粘液癌　**76-78**
皮膚原発腺筋上皮腫　46
皮膚合胞体筋上皮腫　46 → 筋上皮腫瘍，皮膚合胞体筋上皮腫
皮膚篩状癌　**69-70**
皮膚線毛嚢腫　238
皮膚腺様嚢胞癌　**71-72**
皮膚粘表皮癌　**92**
皮膚皮様嚢腫　108, 111, 177, 236
皮膚分泌癌　**88**
皮膚リンパ腺腫　127 → 毛芽腫，皮膚リンパ腺腫
非浸潤性乳管癌　56

微小嚢胞性付属器癌　**73-75**, 220
表皮内毛包　99
表皮母斑　184

ふへ

富細胞性神経莢腫　51
副耳　116
副乳　**12-13**
扁平上皮様エクリン管癌　89

ほ

母斑性基底細胞癌症候群　107, 237
紡錘形細胞上皮腫　46
傍鎖骨部数珠状線　178
傍脊索腫　48 → 筋上皮腫瘍，傍脊索腫
発疹性ケラトアカントーマ　144 → ケラトアカントーマ，発疹性

まめ

マントル腺腫　180
面皰　109
面皰母斑　**122**
面皰母斑症候群　122

も

毛芽　96, 103
毛芽細胞　99
毛芽腫　**125-129**, 224
　――，エナメル上皮腫様　127
　――，結節型　127
　――，総状花序型　127
　――，線維形成性毛包上皮腫（柱状型）　31, 74, 106, 125, 149, 220
　――，多発性毛包上皮腫　125
　――，皮膚リンパ腺腫　127
　――，網状型　127
　――，毛胚腫　128
　――，毛包上皮腫（篩状型）　125, 224
毛管　96
毛幹部　96 → 毛，毛幹部
毛器官　96
毛球部　97, 104 → 毛包，球部
毛根部　97 → 毛，毛根部
毛小皮　97 → 毛，毛小皮
毛鞘棘細胞腫　**148**
毛髄　97 → 毛，毛髄
毛乳頭　97 → 毛包，毛乳頭
毛胚腫　128 → 毛芽腫，毛胚腫
毛盤腫　**185-187**
毛皮質　97 → 毛，毛皮質
毛母癌　**160-161**
毛母基　97
毛母細胞　97, 104
毛母腫　**132-135**

　――，色素性　134
　――，穿孔性　134
　――，増殖性　134, 160
毛包　96
　――，下部　103
　――，幹部　98
　――，球部　98
　――，峡部　103
　――，毛乳頭　97
　――，漏斗部　103
毛包開大腫　**109**
毛包脂腺アポクリンユニット　96
毛包脂腺性嚢腫性過誤腫　**120-121**
毛包腫　116, **118-119**
毛包上皮腫　125, 224 → 毛芽腫，毛包上皮腫
毛包腺腫　**149**
毛包嚢腫　107, 110
　――，峡部-退縮期型　**110-111**
　――，疣贅状外毛根鞘嚢腫　111
　――，漏斗部型　**107-108**
毛包母斑　**116-117**
毛包漏斗部型有棘細胞癌　164 → 有棘細胞癌，毛包漏斗部型
毛包漏斗部腫瘍　**147**
網状神経周皮腫　51

ゆよ

有棘細胞癌　164, 212
　――，毛包漏斗部型　**164-165**
疣贅状外毛根鞘嚢腫　111 → 毛包嚢腫，疣贅状外毛根鞘嚢腫
葉状腫瘍　**53-55**

ら

らせん腺円柱腫　**32-35**
らせん腺腫　**32-35**, 65
らせん腺腫，円柱腫，らせん腺円柱腫由来悪性腫瘍　**65-66**

り

良性汗孔新生物　**21-25**
　――，汗孔腫　21
　――，孔細胞汗腺腫　21
　――，真皮汗管腫瘍　21
　――，単純性汗棘細胞腫　21

る

類上皮型悪性末梢神経鞘腫　52
類上皮型神経鞘腫　51
類上皮血管内皮腫　52
類上皮肉腫　52